北京大学医学核心教材
普通高等教育本科规划教材

供本科预防医学类及相关专业用

营养与食品卫生学教程

主　审　李　勇

主　编　马冠生　朱文丽

副主编　王军波　许雅君

编　委（按姓名汉语拼音排序）

郭子侠　北京市卫生健康委员会
李　迪　北京大学人民医院
李　宁　国家食品安全风险评估中心
柳　鹏　北京大学人民医院
马冠生　北京大学公共卫生学院
隋海霞　国家食品安全风险评估中心
王军波　北京大学公共卫生学院
徐美虹　北京大学公共卫生学院
许雅君　北京大学公共卫生学院
闫少芳　北京大学公共卫生学院
张玉梅　北京大学公共卫生学院
张召锋　北京大学公共卫生学院
朱文丽　北京大学公共卫生学院

编写秘书　樊　蕊

北京大学医学出版社

YINGYANG YU SHIPIN WEISHENGXUE JIAOCHENG

图书在版编目（CIP）数据

营养与食品卫生学教程 / 马冠生，朱文丽主编．—北京：北京大学医学出版社，2020. 5

ISBN 978-7-5659-2136-0

Ⅰ．①营… Ⅱ．①马… ②朱… Ⅲ．①营养学 - 医学院校 - 教材 ②食品卫生学 - 医学院校 - 教材 Ⅳ．① R15

中国版本图书馆 CIP 数据核字（2019）第 276716 号

营养与食品卫生学教程

主　　编：马冠生　朱文丽

出版发行：北京大学医学出版社

地　　址：（100191）北京市海淀区学院路 38 号　北京大学医学部院内

电　　话：发行部 010-82802230；图书邮购 010-82802495

网　　址：http: //www.pumpress.com.cn

E-mail：booksale@bjmu.edu.cn

印　　刷：北京瑞达方舟印务有限公司

经　　销：新华书店

责任编辑：靳　奕　　**责任校对**：靳新强　　**责任印制**：李　啸

开　　本：850 mm × 1168 mm　1/16　　**印张**：14　　**字数**：404 千字

版　　次：2020 年 5 月第 1 版　2020 年 5 月第 1 次印刷

书　　号：ISBN 978-7-5659-2136-0

定　　价：35.00 元

北京大学医学教材预防医学系列教材编审委员会

前言

随着全球政治、经济、气候、土壤、建成环境、生活方式等的变化与发展，食物相关的健康与疾病负担越来越重，甚至出现了新的食物问题。因此，从营养和食品安全的角度探索如何通过食物途径促进个体、群体健康乃至环境可持续发展具有重要的意义。

本教材的主要适用人群是预防医学专业（长学制或五年制）本科生，因此教材采用逐步进阶的方式来提高学生的专业素养：其一，是在契合相关培养方案和目标、培养公共卫生与预防医学核心能力、覆盖公卫执业医师考试大纲等要求基础上，构建营养与食品卫生学科较完整的专业理论体系，这是基本要求。其二，是重点关注领域内热点和前沿问题，同时适当突出本学科特色，引导学生进行学科探索的兴趣，为本科阶段后的专业选择进行铺垫。其三，将课程内容与国内外营养与食品安全实践有机整合在一起，逐步培养学生从公共卫生角度解决实际问题的思维和能力。

本教材完全贴合教学实际，融合大课讲授和实习教学内容，让二者相辅相成。各章节形式也尽可能符合教学过程，如设置了课前导读、课后拓展等模块。教材还配备部分电子学习资源，拓展学生视野；将紧密联系的学科分支进行了整合，如“基础营养”“食物营养”与“营养与疾病”整合为“食物、营养与健康”，避免分开论述时的知识点交叉重复现象；采用案例分析等形式，促进知识内化为能力。

“满则盈，敝则新，少则得，多则惑”，正因如此，才有了我们这次尝试——编写贴合实际教学过程的精小教材。但由于编者的专业方向、知识结构和认知水平方面的局限性，本书可能存在不尽如人意之处，请广大读者不吝指正！

向组织、参与教材编写的全体教师和出版社致以诚挚的感谢！

编者

2020 年 1 月

目录

第一章　绪　论

课程导入

获取足量的安全而有营养的食物是维持生命和促进健康的关键。良好的营养能够使人群的健康得到改善、免疫系统更完善、妊娠和分娩更安全、罹患非传染性疾病的风险更低，且更加长寿；健康的儿童学习成绩较好；健康的人有较强的生产力，更有能力创造逐渐打破贫穷饥饿恶性循环的机会。因此任何形式的营养不良都是人类健康的重大问题。2017 年全球疾病负担分析显示，膳食因素分别导致了 22% 的全死因死亡和 15% 的伤残调整寿命年的损失（DALYs），主要原因是高钠摄入、全谷物不足和水果摄入不足。中国亦是同样，膳食因素甚至"贡献"更大，分别为 30.2%（全死因死亡）和 21.3%（DALYs）。

安全的食品供应可支持国家的经济、贸易和旅游，维持粮食和营养保障并支持可持续发展，而含有有害细菌、病毒、寄生虫或化学物质的不安全的食品可导致从腹泻到癌症等 200 多种疾病。食品安全、营养和粮食保障有着千丝万缕的联系，不安全的食品造成疾病和营养不良的恶性循环，尤其影响到婴幼儿、老人和病人；而营养不足加重食源性疾病的易感性。

营养是维护人类生存和健康的物质基础，没有营养作为基础，人类就不能生存，更谈不上健康与发展。人类自身不能合成所需要的绝大部分营养物质，只能从食物中获取。在人类找寻、获取食物，直至烹调、制作食物的过程中，人们开始研究食物，探索食物中含有的物质及其对健康的影响等，这样逐步形成了营养学、食品卫生学等学科。

作为预防医学下的二级学科，"营养与食品卫生学"在名称上把营养放在前面，食品卫生放在后面，但是作为食物，首先应该是卫生的、安全的，在此基础上，才能谈及合理营养和促进健康。本章将阐述食物相关概念、营养与食品卫生学科的发展，以及国内外食物相关政策发展。

第一节　食物相关基本概念

《中华人民共和国食品安全法》（简称《食品安全法》）对食品的定义是："各种供人食用或者饮用的成品和原料以及按照传统既是食品又是中药材的物品，但是不包括以治疗为目的的物品。"食品包括普通食品、新食品原料、保健食品、转基因食品、食品添加剂等。普通食品（食物）可以根据其来源和营养学特点进一步分为谷类、薯类和淀粉类、干豆类、蔬菜类、菌藻类、水果类、坚果和种子类、油脂类、畜肉类、禽肉类、乳类、蛋类、水产类、特殊膳食用食品、休闲食品、速食食品、饮料和冷饮类、含酒精饮料、调味品类等。

食物（food）具有两大基本特性，即营养性（nutritious）和安全性（safe）。食物中有多种化学成分，其中具有特定生理作用，能维持机体生长、发育、活动、生殖以及正常代谢所需的物质被称为营养素（nutrient），包括蛋白质、脂类、碳水化合物、矿物质及维生素等。人体从外界环境摄取食物，经过消化、吸收和代谢，利用其有益物质，供给能量、构成和更新身体组织，以及调节生理功能的全过程称为营养（nutrition）。《中华人民共和国食品安全法》规定了食品的安全性，即“无毒、无害，符合应当有的营养要求，对人体健康不造成任何急性、亚急性或者慢性危害”。多种食物按照一定数量和比例组成健康膳食（diet），后者是合理营养和良好健康的物质基础。

1948 年联合国在《世界人权宣言》（the Universal Declaration of Human Rights）中首次提出食物权（the right to food）：“人人有权享受为维持本人和家庭成员的健康和福利所需的生活水准，包括食物”。联合国于 1966 年将其载入《经济、社会及文化权利国际公约》（International Covenant on Economic，Social and Cultural Rights），目前已有 164 个缔约国承诺确认“人人有免受饥饿之基本权利”。1999 年联合国经济、社会和文化权利委员会进一步明确，当每个男子、女子、儿童，不论单独还是同其他人一起，在任何时候都拥有获得足够食物的实际和经济条件或获得食物的手段时，就实现了充足食物权（the right to adequate food）。食物权也是保障个体经常、持久、自由地、以符合自己民族文化传统的方式、直接或通过用钱购买获得适当质量和数量的足够食物，从而保证个人和集体的身心健康、愉快而有尊严、无忧无虑地生活的权利，包括免于饥饿权、适度营养权、食物安全权、食物文化权等。

食物安全（food security，亦称食物保障、粮食安全、粮食保障）是实现充足食物权的先决条件。当所有人在任何时候都能够在物质上和经济上获得足够的、安全的和富有营养的食物，来满足其积极和健康生活的膳食需要及食物偏好时，才实现了食物安全。决定食物安全的四大要素是可提供（availability）、可获得（access）、可利用（utilization）和稳定（stability）。2018 年全球食物不安全（food insecurity）率为 26.4%，其中重度不安全率为 9.2%。

食物权和食物安全的实现要基于可持续食物体系基础上。食物体系（food system）包括食物的生产、加工、运输、贮存、烹饪和消费全过程，及与之密切相关的物理环境和社会文化环境。可持续食物体系能保证这一代人以及子孙后代食物安全和食物权的可持续发展。

第二节　营养与食品卫生学学科发展

营养与食品卫生学是建立在生物学、基础医学和临床医学等基础之上，从预防医学的角度研究营养和食物（饮食）与人类健康关系的科学，是预防医学的一个组成部分。本学科具有很强的科学性、社会性和应用性，与国计民生关系密切。其任务是介绍营养与食品卫生学的理论知识，从而保证人体获得合理营养及卫生质量良好的食品服务，以达到增进健康、增强体质及预防疾病的目的。

营养学和食品卫生学之所以同属于一个二级学科，是因为它们都是研究食物与人体健康的关系。二者的区别在于营养学是研究食物的营养价值、人体对营养素的需要以及改善人体营养的措施；而食品卫生学则是研究食物的安全性，即食品中的有害因素对人体健康的影响及其预防控制措施。通俗地说，营养学是研究食物“好”的一方面（营养），而食品卫生学则是研究食物“坏”的一方面（安全），二者既有相互联系又有明显区别。与营养与食品卫生学最密切相关的学科是食品科学（food science），主要关注食品体系内原料的性能，以及合成品的组分、结构、特性、功能及各种变化的规律和机制等。

一、食品卫生学

食品卫生学（food hygiene）是研究食品中可能存在的危害人体健康的因素及其预防措施、提高食品卫生质量、保护食用者安全的科学。学科内容包括应用食品化学、微生物学、毒理学和流行病学等方法，研究食品中有害因素的来源、性质作用、含量水平、监督检测和预防管理，以提高卫生质量、预防食源性疾病及其他危害、确保消费者的健康。

由于食物是维持生命所必需的，饮食和食物加工烹调也是伴随人类的进化而最早出现的实用技术，因此，可以说食品卫生学是在人类开始探索哪些适合作为人类的食物时就开始建立，并随着人类社会的发展而逐步发展起来的。

（一）食品安全与食品卫生

食品安全（food safety），指食品无毒、无害，符合应当有的营养要求，且对人体健康不造成任何急性、亚急性或者慢性危害。食品卫生（food hygiene），为确保食品消费者的安全，在食品生产、加工、储存、运输和销售过程中所采取的各种必要条件和措施。二者侧重点不同，食品安全是结果安全与过程安全的完整统一，食品卫生更侧重于过程安全；二者范围也不同，食品安全包括食物的种植（养殖）、加工、包装、储存、运输、销售、消费等环节的安全，食品卫生通常不包括种植（养殖）的安全。由此可见，食品安全包含食品卫生。

“民以食为天”，食品是人类赖以生存的物质基础，食品质量与安全问题是关系到人类健康和国计民生的重大问题。目前，全球范围内食品安全问题均较为突出，如食源性疾病的种类和数量不断增加、恶性食品污染事件连续发生、食品生产、加工新技术与新工艺带来的新危害不断出现，以及由于食品安全与卫生质量而引起的国际贸易纠纷有增无减等。严重的食品污染事件可能引起大量消费者急性发病乃至死亡，如大肠杆菌 O157 : H7 先后引起数万人食物中毒；又如牛海绵状脑病（俗称疯牛病）传染人类引起的克 - 雅脑病，虽引起的病例不多，但病死率很高，社会影响极大；许多化学污染物可造成大范围的食品污染，进而对人体健康产生严重的潜在危害，如二噁英污染、农药和兽药残留等。某些食品污染事件的发生虽然最初常局限于某一国家或地区，但由于食品贸易的全球性和广泛性，可迅速波及其他国家和地区，造成全球性的影响。

食品安全问题所造成的经济损失是巨大的，如美国每年约有 7 200 万人（占总人口的 30% 左右）发生食源性疾病，造成至少 3 500 亿美元的损失。英国自 1986 年公布发生疯牛病以后，1987—1999 年间证实的疯牛病病牛达 17 万头之多，使其养牛业、饲料业、屠宰业、牛肉加工业、奶制品工业、肉类零售业等都受到严重打击，仅禁止进出口一项，英国每年就损失数十亿美元。比利时发生的二噁英污染事件不仅造成了该国的动物性食品被禁止上市并被大量销毁，而且导致许多国家禁止其动物性产品的进口，据估计直接经济损失达数十亿欧元。

食品的安全性是相对的。随着现代食品生产、加工技术的发展，越来越多的添加物进入食品。人们在享受美味的同时，也被安全性问题所困扰。为了给公众提供各类食品安全的科学证据，使其正确认识安全性问题，开展及时、有序的食品安全风险分析至关重要。

食品安全风险分析（risk analysis）是由风险评估、风险管理和风险交流三部分共同构成的一个评价过程。食品安全风险评估是指对食品、食品添加剂、新食品原料和食品相关产品中的生物性、化学性和物理性危害或条件对人体健康可能造成的不良影响所进行的科学评估，包括危害识别、危害特征描述、暴露评估和风险特征描述 4 个步骤。食品安全风险管理是依据风险评估的结果，同时考虑社会、经济等方面的有关因素，对各种管理措施方案进行权衡、选择，然后实施的过程，其产生的结果包括制定食品安全标准、准则和其他建议性措施。食品安全风险交流是指风险评估者、风险管理者及社会相关团体公众之间各个方面的信息交流，包括信息传递机制、信息内容、交流的及时性、所使用的资料、信息的使用和获得、交流的目的、信息的可靠性和意义。

（二）学科起源

在远古时代，人类没有充足的食物。食物的获取需要靠猎取，能猎取到食物，意味着能有食物食用，在那时，不可能形成一日三餐这样有规律的饮食。当然，那个时候，人类的健康不能得到保障，寿命也是较短的。随着猎取食物技术和工具的发展，人类能猎取到较多的食物，甚至食物会出现剩余。如何保存这些剩余的食物成为一个急需解决的问题，随之，各种保存食物的方法应运而生。

在我国，大约 3 000 年前的周朝就设置了“凌人”专门负责食物的冷藏防腐。在当时，虽然还不知道食物腐败的原因和过程，但在生活实践中，人们已经总结出来通过加热、冷藏、盐腌或发酵等方法可以防止食物的腐败。在古典食品卫生学中对食物中毒也给予了极大的重视，如《唐律》中就有“肉腐败、焚，违者杖九十。如故与人食，致死者，绞”。的记载。孙思邈的《千金翼方》对于鱼类引起的组胺中毒及处理方法，就已经有很准确的描述：“食鱼面肿烦乱，芦根水可解”。

在西方，直到发现食物腐败与微生物作用之间的关系以前，食品卫生学属于古典的食品卫生学的范畴，也有许多相关的古籍文献记载和管理制度，如公元前 400 年希波克拉底的《论饮食》以及中世纪古罗马等国设立的专管饮食卫生的“市吏”等。进入 19 世纪后，随着微生物的发现和认识的不断深入，食品卫生学才真正进入了现代自然科学的发展阶段。巴斯德发现微生物繁殖导致腐败的发生，以及沙门氏菌食物中毒病原物的确认等，为现代食品卫生学的发展奠定了基础。

在资本主义市场经济发展的早期阶段，食品掺假伪造等十分猖獗，为了防止食品掺假造假，西方一些国家制定了食品卫生法，如 1851 年法国的《取缔食品伪造法》、1860 年英国的《防止饮食掺假法》和 1906 年美国的《联邦食品、药品与化妆品法》等。食品卫生立法不仅保证了消费者的权益，还促进了食品企业间的有序竞争和优胜劣汰。在这个时期，食品卫生学主要研究的内容包括食品腐败变质、细菌性食物中毒和食品掺假伪造等。

20 世纪 40 年代以后，特别是最近几十年，工农业生产、食品科学加工、制造技术得到迅速发展。由于环境污染物的急剧增加、食品生产工艺的发展和使用原材料的不断增多，食品污染已成为公众关注的焦点问题。分析化学、生物化学、分子生物学、微生物学、毒理学、流行病学、生物统计学等相关学科的发展，进一步拓宽了现代食品卫生学的发展和研究领域。例如，有机氯农药、有机磷、氨基甲酸酯、除虫菊酯等农药的大量生产和使用，促进了食品农药残留分析检测和危害评价，也就是食品毒理学的发展；20 世纪 60 年代初，英国的 10 万只火鸡中毒死亡事件，导致了黄曲霉毒素的发现，从而促进了霉菌毒素污染食品的研究；塑料、涂料、橡胶等人工高分子材料和大量食品添加剂在食品工业中的广泛应用，促使相应的食品卫生学检测和评价技术快速发展；远红外线和微波加热、食品辐照与各种食品加工新技术和工艺等在食品工业中的广泛应用，也促进了对使用这些工艺和技术加工食品的安全性研究。

（三）学科内容

现代食品卫生学的主要研究内容包括食品污染与预防、各类食品的卫生问题、食源性疾病与预防、食品卫生监督管理等。

1．食品污染与预防 主要研究食品中可能存在的有害因素的种类、性质、来源和污染食品的程度，对人类健康的影响及其作用机制，以及这些有害因素和影响的发生发展规律及其预防控制措施。

2. 各类食品的卫生问题 根据各类食品的特点，研究其主要的、易出现的和特有的卫生学问题，并提出针对性的预防控制与有效的监督管理措施。

3. 食源性疾病与预防 研究各种食物中毒和其他食源性疾病的发生原因和发病机制、流行病学特点、临床表现和预防控制措施。食物中毒和其他食源性疾病的现场调查处理以及抢救治疗也是食品卫生学的主要内容。

4. 食品卫生监督管理 加强食品卫生监督管理是保证食品安全的有效手段。在食品卫生学研究基础上制定的各类食品卫生法规和标准是食品卫生监督管理的依据，而食品卫生监督管理就是对食品卫生质量和食品生产过程是否符合相应的食品卫生法规标准进行监督评价，并对违法违规和不符合食品卫生标准者提出纠正要求并进行适当的处罚。

近几十年来，随着全球范围内对食品安全与人类健康关系的关注不断加强，食品卫生学也得到了前所未有的发展。另一方面，随着科学技术的发展，现代食品卫生学和其他相关学科的关系日益密切，学科交叉与融合已成为发展的必然。在食品生物化学、食品理化检验学、食品微生物学、食品毒理学、食品污染及其控制、食源性疾病及其预防等传统分支学科的基础上，现代食品卫生学又衍生出食品分子生物学、食品微生态学、食品（保健）功能学、食品免疫学、食品生产加工过程卫生学等新兴学科和交叉学科，进一步拓宽了现代食品卫生学的研究领域。

（四）学科发展

目前食品卫生学的发展有以下几个主要趋势和特点。

1. 食品安全与人类健康关系的研究向宏观和微观两方面不断深入。宏观方面如研究食品卫生与食品生产发展的关系，积极参与国家和地区食品生产及食品工业发展政策与规划的制定，研究全球性和地区性环境污染对各类食品可能造成的污染、对人类健康的危害及其控制措施，研究食品安全和食品法规标准对国际食品贸易的影响以及技术壁垒问题；微观方面主要是在食品污染物与人体健康关系的研究以及食源性疾病的发生机制研究等领域不断向细胞、分子水平深入。

2. 随着食品工业的快速发展和新技术的不断引入，对转基因食品（基因工程食品）、保健（功能）食品、新资源食品、强化食品、方便食品和快餐食品，以及各种食品添加剂和食品包装材料的安全性评价和危险性评估已成为目前食品卫生研究的热点。

3. 食品卫生监督管理由以往对终末产品的卫生学检测与评价为主（即食品的卫生学指标和安全性评价是否符合相应的法规标准要求），转向以对食品生产条件、生产工艺过程的卫生学管理为重点，即从政府卫生部门的卫生监督为主转向食品企业自身的卫生管理为主。良好生产规范（good manufacturing practice，GMP）和危害分析与关键控制点（hazard analysis critical control points，HACCP）的概念已为现代食品生产企业所接受，并在发达国家和许多发展中国家普遍实施。符合 GMP 要求并实施 HACCP 管理的食品生产企业所生产的食品，其卫生质量应能达到相应的法规标准要求。这样可在很大程度上减少由于食品卫生质量不合格而造成的浪费以及由于食品抽检产生的不可避免的食品卫生不合格产品漏检而对人体造成的危害。因此，食品卫生监督管理方面的研究与工作重点也应做出相应的调整。

4. 随着国际贸易和全球一体化进程的发展，各国的卫生法规、标准、管理办法、企业卫生规范等应逐渐尽可能地接近或尽可能采用国际标准，以消除由于各国所特有的卫生标准等而形成的非关税贸易壁垒；而合理、可行、能满足人类健康要求并能为大多数国家接受的国际标准应建立在充分的科学研究基础上。另一方面，危险性评估（risk assessment）的原则与方法在制定卫生标准过程中已越来越受到重视。因此，目前食品卫生学的研究重点和发展趋势也包括使用危险性评估的方法对各种食品污染物和转基因食品等的安全性进行全面和深入细致的评价，并在此基础上制定或修订国际食品卫生标准。

二、营养学

人类为了生存、生活和劳动，必须从外界摄取饮食。因此，自从有人类以来便有了对饮食营养的探索。在漫长的生活实践中，人类对营养的了解逐渐由感性的经验上升到理性的科学认识，营养科学也应运而生。随着社会的进步和科学的发展，营养学也得到不断的进步和完善。

营养学（nutrition，science of nutrition，nutriology，dietetics）是研究人体健康和食物之间关系的科学。营养学研究可分为食物营养（food nutrition）、人体营养（human nutrition）、公共营养（public nutrition）三大领域。研究内容主要包括食物中的各种营养素及其他膳食成分、这些物质对人体健康与疾病的作用和关系、这些物质之间的相互作用、不同条件下人体对营养素的需要量，在人体食入、消化、吸收、转运、利用、排泄食物时这些物质的各过程，保存与强化食物中营养素含量的方法及合理膳食结构的科学依据，以及饮食行为、营养教育与改善、食物与营养政策等。

营养学属于自然科学的范畴，是预防医学的组成部分，具有较强的实践性。营养学不是一门孤立的学科，它与分子生物学、生物化学、食物化学、生理学、医学、药学、食品科学、农业科学、心理学、社会学、经济学等学科之间有着密切的联系。在现实生活中，从指导个人或群体合理安排饮食、保健防病，到参与指导国家食物生产、食品加工改善及促进社会经济发展等各个领域，营养学的应用无处不在。

（一）学科起源

营养学的形成和发展与国民经济和科学技术水平紧密相连。中国作为一个文明古国，在营养学的形成和发展过程中做出了不可磨灭的贡献。早在 3 000 多年以前，中国古代的西周时期，官方医政制度就把医学分为四大类：食医、疾医、疡医、兽医，并把食医列为诸医之首。“掌和王之六食、六饮、百馐、百酱、八珍之奇”（《周礼・天官》），他们是专事饮食营养的医生。他们也可以说是人类有史以来最早的营养师。这说明在那个时期中国就认识到饮食对健康的重要性。2 000 多年前的中医经典著作《黄帝内经・素问》中提出“五谷为养、五果为助、五畜为益、五菜为充”的膳食建议，可以说是世界上最早的“膳食指南”。唐代著名医学家孙思邈在饮食养生方面强调顺其自然，避免“太过”和“不足”的危害，并且明确提出了“食疗”的概念，指出就食物的功能而言，食用和药用同等重要，“用之充饥则谓之食，以其疗病则谓之药”。此后历代医书中均有关于饮食营养与健康的论述。在《神农本草经》和《本草纲目》等医学著作中记载了数百种食物的性质及其对人体健康的影响。这些都反映了我国古代在营养学方面的成就。

在国外，关于营养方面的记载最早出现于公元前 400 多年前的著作中。当时西方居民经常将食物用作化妆品或药物。《圣经》中就曾有用肝汁治疗眼部疾病的记载。公元前 400 年，古希腊著名学者希伯克拉底（Hipocrates）认识到了膳食营养对健康的重要性，提出了健康只有通过适宜的饮食和卫生才能得到保障，并提出“食物即药”的观点，这与中国古代“药食同源”的说法不谋而合。但是我们也应该认识到，限于历史背景，无论是东方还是西方，古人对营养的认识都只能是根据感性经验而得出假说，缺乏近代科学理论的支持，所以不能形成独立的学科。只有在自然科学发展到一定阶段后，人们对营养的朴素认识才能上升为理论，从而形成具有现代科学意义的独立科学。

18 世纪中叶，随着文艺复兴和工业革命的兴起，自然科学特别是物理、化学等快速发展，科学家开始用化学手段来认识、解释自然界的现象。法国科学家拉瓦锡（Lavoisier，1743—1794）首先阐明了生命过程是一个呼吸过程，并提出呼吸是氧化燃烧的理论。此后，德国化学家，农业化学和营养化学奠基人之一李比希（Liebig，1803—1873）通过动物生理学研究将不同食品按照功能进行了分类，并提出机体营养过程是对蛋白质、脂肪和碳水化合物的氧化，并开始进行有机分析。之后，李比希的学生 Voit 创建了氮平衡学说，Voit 的一名学生 Rubner 确定了碳水化合物、脂肪和蛋白质的能量系数，而另一名学生 Lusk 则研究了基础代谢和食物热效应，并撰写了经典著作 *The Science of Nutrition*。这师生三代的连续研究，为把营养学引进现代科学发展的轨道做出了卓越的贡献。

19 世纪到 20 世纪中叶，是发现和研究各种营养素的鼎盛时期。1810 年，亮氨酸被发现；1911 年，维生素 B_1 被发现；1948 年，维生素 B_{12} 被发现。到 20 世纪 50 年代，研究者共识别和定性了 40 多种营养素，并对其吸收、利用及生理功能进行比较系统的研究。

20 世纪 30 年代，微量元素成为营养学研究的重点，研究者认为世界各地出现的某些原因不明的疾病可能与微量元素有关。20 世纪 60 ～ 70 年代，随着化学分析技术的灵敏度和精确度的提高，陆续发现了一些微量元素对人体健康的重要意义，对贫血、地方性甲状腺肿以及克山病等的防治起到了重要的作用。20 世纪中后期，随着分子生物学的发展，人们从微观水平阐明营养素生理功能的机制，进而深入探讨各种营养相关疾病的发病机制和防治措施。20 世纪末至 21 世纪初，植物化学物的发现以及其对健康的影响成为营养学研究的一个新热点，包括多酚类、黄酮类、植物雌激素以及硫化物的发现以及它们对健康以及慢性疾病防治的重要作用。总之，目前营养学已经进入了重视和深入研究膳食中各种化学成分与预防疾病（特别是某些慢性疾病）的新时期。

营养学研究在微观领域不断深入的同时，在宏观领域也取得了很大的进展。自 1941 年美国首次提出推荐的膳食营养供给量（recommended dietary allowance，RDA）以来，世界上许多国家陆续建立和提出了本国的营养素供给量以及相应的膳食指南，作为人群合理营养的科学依据，并逐渐进行修订和完善。在第二次世界大战后的 60 年间，各国逐渐建立和完善了营养调查方案，并利用植物性蛋白质资源、食品强化以及遗传工程改造食用动植物等手段来改善公众的食物营养状况。

（二）学科发展

随着社会发展和科学技术的进步，营养学的概念也正在逐渐发生转变，从“营养充足”转向“营养最佳”。之前营养学强调温饱以防止饥饿，强调食品安全来保证生存；而现在应强调食品可能有促进健康的作用，包括改善健康（生理和心理两方面）和减少疾病。人类预期寿命在增加、老龄人口在增加、医疗费用在增加、人们对高水平生活质量的期望在增强，这些趋势使人们逐渐从重视延长寿命转到重视生活质量，这也是促进营养学概念的转变原因之一。

营养学已经形成了一个系统的、包含多个研究领域的独立学科。近年来，在宏观和微观领域的研究工作都取得了长足的发展和深入。在微观研究领域，现代营养学就像现代医学一样立足于还原论（由整体到器官、器官到组织、组织到细胞、细胞到生物大分子），逐渐把对营养素生理功能的由整体器官水平认识推进到亚细胞和分子水平，如叶酸、维生素 B_{12} 与出生缺陷以及心血管疾病的关系研究已经深入到分子水平。在宏观研究领域，对各种营养素生理功能的认识逐渐趋于完善和系统化。

营养学的发展有以下几个主要趋势和特点。

1. 挑战与机遇并存 随着社会经济和科学技术的飞速发展、人类生活水平的迅速提高和健康意识也日益增强，营养学正面临着营养缺乏和营养过剩的双重挑战。此外随着人类基因组测序工作的完成，把浩瀚的基因组信息应用于现代营养学研究正为这门学科带来一个巨大的挑战和新的增长点。与此同时，人类基因的研究成果及相应的分子生物学技术在营养学研究中的应用，也将为解决现有的和未来的营养学问题带来新的手段和机遇。

2．宏观与微观并重 以分子营养学的手段阐述各种营养相关疾病的发病机制，探讨营养素与基因之间的相互作用，并从分子水平利用营养素来预防和控制营养相关性疾病，已成为营养学研究的热点之一。另外，营养学研究的最终目的是增进人类的健康，因此将营养科学有效地应用于人类的生活实践，加强社区营养及必要的社会营养措施的研究，开展营养宣传教育、普及营养科学知识等宏观营养研究的内容也具有同等重要的意义。

3．整体与个体的结合 随着基因组营养学的诞生，研究者逐渐开始关注整个机体、整个系统或整个生物功能分子水平上的通路的轮廓（profile）变化，而非单个或几个孤立生物学标志物的改变。其主要内容是在分子水平上及人群水平上研究膳食营养与基因的交互作用及其对人类健康的影响，建立基于个体基因组结构特征上的膳食干预方法和营养保健手段，提出更具个性化的营养政策。精准营养 使营养学研究的成果能够更有效地应用于疾病的预防，达到促进人类健康的目的。因此 21 世纪的营养学研究将出现社会营养与个体营养并重的局面。社会营养面向的是整个人群，它研究的是危害人群的较大的营养学问题；而个体营养则是基于基因组学技术来研究饮食对个体基因和蛋白表达及代谢调节的影响，侧重于个体差异的分子理论，其研究结果可用于指导农业食品生产，并能为大规模人群试验、疾病防治提出理论依据。

4．传统与现代融合 中国传统营养学经历了几千年的历史沿革，形成了独特的理论体系，具有极其丰富的科学内涵和独特优势。传统营养学是自然科学与社会科学的交叉产物，其研究特点为以医食同源、药食同用思想为基础，注重整体饮食营养观、辨体与辨证饮食营养观和脾胃为本饮食营养观、人体是以五脏为中心的有机整体和人与自然界相统一的观念，遵循因地制宜、因时制宜、因人制宜的原则等。近年来，以美国为首的一些发达国家也把传统医学作为补充和替代医学。因此，中西医结合、交叉渗透、相辅相成是 21 世纪营养学发展的又一趋势。

5．主流与分支交叉 近年来，随着营养科学的深入发展和向各个领域的渗透，一些与营养学密切相关的边缘分支学科应运而生，如营养心理学、营养地理学、生态营养学等。这些相关的边缘学科分别从心理学、地理学、生态学等多种领域对营养学问题进行探讨和阐述，与营养学的完善和发展起到相辅相成的作用。此外，儿童、孕妇、老年、特殊生活和劳动条件人群合理营养和膳食结构的研究等也是 21 世纪营养学研究的重要内容之一。

第三节　食物营养政策与法规

在各国政府改善国民健康的决策中，宏观营养研究起着不可替代的作用。政府推行农业经济政策、食品经济政策以及其他必要的行政措施，使营养学更富于宏观性和社会实践性。营养立法也已经在许多国家得到实施。

一、食物与营养政策

1992 年世界卫生组织（WHO）在第一届国际营养大会上提出维多利亚宣言，把合理营养、均衡膳食放在健康的首位，2014 年第二届国际营养大会通过《营养问题罗马宣言》，承诺消除全球范围内的饥饿问题及一切形式的营养不良，尤其是 5 岁以下儿童食物不足、发育迟缓、消瘦、体重不足和超重现象；消除妇女和儿童贫血及其他微营养素缺乏病；扭转超重肥胖的上升趋势；减少所有年龄组中膳食相关非传染性疾病的负担。在此基础上，联合国宣布 2016—2025 年为“营养问题行动十年”，并制定了 6 项全球营养目标和 9 项非传染性疾病控制自愿性目标。希望配合着《2030 年可持续发展议程》，实现“到 2030 年时，消除饥饿，让所有人，特别是穷人和境况脆弱者，包括婴儿，全年都有安全、营养丰富和足够的食物”。

我国自新中国成立以来，针对不同时期食物生产和供应形势采取了一系列食物营养政策，如粮食系统统销、85 面粉（小麦出粉率为 85%）、92 米（100 kg 糙米碾磨出 92 kg 白米）、副食凭证供应等，在稳定社会、保障人民基本食物营养需求方面起到了良好作用。20 世纪 80 年代以后，我国食物发展速度加快，食物结构显著改善，但食物消费中的不平衡状况日益显露出来，营养过剩与营养缺乏并存的状况有加剧的趋势。90 年代是我国居民消费水平向小康迈进的重要发展阶段，食物供需状况迅速变化，是调整食物结构的关键时期，也是有利时机。为此国务院于 1993 年审议通过《九十年代食物结构改革与发展纲要》，根据食物消费需求，确定食物发展目标，及时地引导我国食物结构的改革和调整，促进食物生产与消费的协调发展，并尽快建立起科学、合理的食物结构。

为实现我国在第一届国际营养大会上承诺的营养目标，1997 年 12 月 5 日国务院办公厅发布了《中国营养改善行动计划》，根据疾病情况确定营养目标。通过保障食物供给、落实适宜的干预措施、减少饥饿和食物供给、降低热能 - 蛋白质营养不良的发生率，来预防、控制和消除微量营养素缺乏病；通过正确引导食物消费、优化膳食模式、促进健康的生活方式、全面改善居民的营养状况，来预防与营养有关的慢性病。

之后经过《中国食物与营养发展纲要（2001—2010 年）》的过渡（根据营养改善需要调整食物生产加工计划），进入《中国食物与营养发展纲要（2014—2020 年）》阶段，即根据保障食物供给、营养均衡发展、生产与消费统筹协调的需要确定工作目标；构建供给稳定、运转高效、监控有力的食物数量保障体系，构建标准健全、体系完备、监管到位的食物质量保障体系，构建定期监测、分类指导、引导消费的居民营养改善体系；把重点产品、重点区域、重点人群作为突破口，着力推动食物与营养发展方式转变，着力营造厉行节约、反对浪费的良好社会风尚，着力提升人民健康水平，为全面建成小康社会提供重要支撑。

为推进健康中国建设，提高人民健康水平，根据党的十八届五中全会战略部署，国务院制定了《“健康中国 2030”规划纲要》。这也是全面提升中华民族健康素质、实现人民健康与经济社会协调发展的国家战略，是积极参与全球健康治理、履行《2030 年可持续发展议程》国际承诺的重大举措。其战略目标是到 2030 年，促进全民健康的制度体系更加完善，健康领域发展更加协调，健康生活方式得到普及，健康服务质量和健康保障水平不断提高，健康产业繁荣发展，基本实现健康公平，主要健康指标进入高收入国家行列。

为贯彻落实《“健康中国 2030”规划纲要》中五个领域的十三项指标，《健康中国行动（2019—2030 年）》中将其分解为十五项重大行动，进行了具体的目标落实。国务院制定了《国民营养计划（2017—2030 年）》，以期到 2030 年，营养法规标准体系更加健全、营养工作体系更加完善、食物营养健康产业持续健康发展、传统食养服务更加丰富、“互联网 + 营养健康”的智能化应用普遍推广、居民营养健康素养进一步提高、营养健康状况显著改善。

二、食品营养法规

从 20 世纪 80 年代起，我国社会各界认识到营养立法的必要性。虽然经过多年的呼吁和准备，但营养立法仍然条件未成熟。2010 年卫生部率先发布《营养改善工作管理办法》，为改善居民营养状况而开展的预防和控制营养缺乏、营养过剩和营养相关疾病等工作制度进行了规定，包括营养监测、营养教育、营养指导、营养干预等。

在食品卫生方面，我国已建立较为完善的法律体系，包括法律（如《中华人民共和国食品安全法》）、行政法规（如《中华人民共和国食品安全法实施条例》）、地方性法规、自治条例和单行条例、行政规章（如《学校食品安全与营养健康管理规定》）、食品卫生标准以及其他规范性文件。第一部《中华人民共和国食品卫生法（试行）》于 1982 年由全国人大常委会通过；1995 年《中华人民共和国食品卫生法》通过；2009 年《中华人民共和国食品安全法》通过，并于 2015 年修订（2018 年修正）。《食品安全法》要求在中华人民共和国境内从事食品生产和加工、食品销售和餐饮服务等活动均需遵守此法律，对食品安全风险监测与评估、食品安全标准、食品生产经营、食品检验、食品进出口、食品安全事故处置、监督管理、法律责任等进行了规定。

小　结

安全而营养的食物是个体、家庭、社会、国家乃至星球健康与发展的基础。本章主要介绍了以食物为核心的基本概念，以食物为主要研究对象的营养学和食品卫生学学科发展，以及以实现合理营养、促进健康为目标的国际和国内相关政策发展。

思考题

1．简述营养学和食品卫生学两个学科的异同点。
2．简述什么是食物权，并以农村儿童为例，分析影响其实现充足食物权的主要阻碍因素。

拓展延伸

19 世纪至 20 世纪早期，营养学在生物学科范畴内得到极大发展。20 世纪后半叶至今，随着政治、经济和文化的全球化，以及生物科学和生物技术的新突破，人口和疾病流行有了新趋势，这些变化均推动营养学科构建一个新的概念框架——将生物科学与环境学、社会科学有机整合在一起。新营养科学将遵循伦理和社会生态原则，分析和评估影响健康与疾病的所有决定因素，并采取有效行动；尊重历史、传统、文化和人权，并致力于制定和维持旨在保护人类、生存和物质世界的政策和方案，而不仅仅是个体的合理营养。

（马冠生　李　勇）

参考文献

1．Leitzmann C，Cannon G．The New Nutrition Science project．Public Health Nutr，2005，8(6A)：667-804.
2．Fogelholm M．Nutrition recommendations and science：next parallel steps．J Sci Food Agric，2016，96（4）：1059-1063.

第二章　食物、营养与健康

课程导入

合理营养是健康的基础。营养不良是指由于个体摄取的能量或营养素不均衡（缺乏或过剩），从而导致营养不足（生长迟缓、消瘦、低体重）、微量营养素缺乏、超重或肥胖以及膳食相关非传染性疾病。营养不良是全球范围内疾病和死亡的首要原因，覆盖至少1/3人口，属全球性问题。2016—2025年是联合国营养问题行动十年（The UN Decade of Action on Nutrition），旨在全球范围内消除饥饿、预防所有形式的营养不良，在所有年龄组扭转超重、肥胖不断上涨的趋势并减轻与饮食有关的非传染性疾病负担，减少整个食物链中的粮食损失和浪费，以促进粮食安全、可持续发展等。

思考：为什么在很多国家和地区，甚至同一个体，会同时存在营养不良的双重负担？

合理营养是促进机体健康与发展的关键，而平衡膳食是合理营养的物质基础。食物中含有人体所需的多种营养素以及生物活性物质，不同种类食物具有不同的营养特点，因此健康膳食模式是由多种食物按一定比例组成的。本章重点描述人体所需主要营养素的生理功能、缺乏、过量对人体健康和慢性非传染性疾病的影响，以及各类食物及其所组成膳食模式的特点，系统阐述营养素 - 食物 - 膳食模式与健康的关系。

第一节　蛋白质与健康

蛋白质（protein）是生命的物质基础。蛋白质是由氨基酸以肽键连接而成的大分子有机物。各种各样的蛋白质、氨基酸和小分子肽类（寡肽 / 低聚肽）在人体内都有重要的生理作用。

一、氨基酸与蛋白质分类

蛋白质含碳（50% ～ 55%）、氢（6% ～ 8%）、氧（20% ～ 30%）、氮（15% ～ 18%）等。蛋白质分子是生物大分子，分子量从5 000至数百万道尔顿（Dalton，Da）。

（一）氨基酸及其分类

氨基酸是组成蛋白质的基本单位，其中构成年人体蛋白质的氨基酸有20种，其结构和功能如表2-1所示。根据机体氨基酸的需求程度，营养学上可以将氨基酸分为必需氨基酸、非必需氨基酸、条件必需氨基酸。

1. 必需氨基酸（essential amino acid，EAA）　是指人体内不能合成或合成速度不能满足机体需要，必须从食物中直接获得的氨基酸。构成年人体蛋白质的必需氨基酸有 9 种，即异亮氨酸、亮氨酸、赖氨酸、蛋氨酸、苯丙氨酸、苏氨酸、色氨酸、缬氨酸和组氨酸。组氨酸是婴儿的必需氨基酸，成年人需要较少，故也称为婴儿必需氨基酸。

2．非必需氨基酸（nonessential amino acid） 是指人体能自身合成，不需通过食物供给的氨基酸。这部分氨基酸在营养和代谢上的重要性与必需氨基酸相同，并非身体不需要，只是可由碳水化合物的代谢物或由必需氨基酸合成碳链，进一步由氨基转移反应引入氨基生成。

3．条件必需氨基酸（conditionally essential amino acid） 是指人体在创伤、感染及某些消耗性疾病状态下，一些本可自身合成但不能满足机体需要，必须从食物中获得的氨基酸，如精氨酸和谷氨酰胺。此外，半胱氨酸和酪氨酸在人体内分别由蛋氨酸和苯丙氨酸转变而成，如果膳食中能直接提供半胱氨酸和酪氨酸，则人体对蛋氨酸和苯丙氨酸的需要可分别减少 30% 和 50%。

表2-1　人类所需的18种氨基酸的结构与功能

功能类型	名称	英文，缩写	特点
脂肪族氨基酸	甘氨酸	glycine，Gly	小的 R 基，使得肽键可以大角度弯曲
	丙氨酸	alanine，Ala	可以脱氨成丙酮酸，并用于葡萄糖合成
	缬氨酸 *	valine，Val	支链氨基酸，可在肌肉中代谢
	亮氨酸 *	leucine，Leu	更疏水的支链氨基酸，可在肌肉中代谢
	异亮氨酸 *	isoleucine，Leu	更疏水的支链氨基酸，可在肌肉中代谢
含硫氨基酸	半胱氨酸 **	cysteine，Cys	为谷胱甘肽的合成所必需，在慢性病时合成受限
	蛋氨酸 *	methionine，Met	转化为 S- 腺苷蛋氨酸（SAM）——通用的甲基供体，蛋氨酸可调节甲基化
羟基氨基酸	丝氨酸	serine，Ser	羟基磷酸化以激活蛋白质或使蛋白质失活
	苏氨酸 *	threonine，Thr	调节磷酸化作用
芳香族氨基酸	苯丙氨酸 *	phenylalanine，Phe	转化为酪氨酸以合成去甲肾上腺素、肾上腺素和多巴胺
	酪氨酸	tyrosine，Tyr	转化为神经介质以合成去甲肾上腺素、肾上腺素和多巴胺
	色氨酸 *	tryptophan，Trp	转化为神经介质——血清素，并转变为烟酸
环状氨基酸	脯氨酸	proline，Pro	脯氨酸允许三股螺旋，在胶原被羟化以形成交联
碱性氨基酸	赖氨酸 *	lysine，Lys	是蛋白质羟化的位点，亲水，可用于发信号
	组氨酸 **	histidine，His	亲水，在信号蛋白中结合锌
	精氨酸	arginine，Arg	在尿素循环中形成，为合成一氧化氮信号途径所必需
酸性氨基酸	天冬氨酸	aspartic acid，Asp	采用第二个氮以形成天冬酰胺（asparagine，Asu）
	谷氨酸	glutamic acid，Glu	采用第二个氮以形成谷氨酰胺（glutamine，Glu）

注：* 标记的是必需氨基酸，** 标注的是婴儿所必需的氨基酸。

（二）氨基酸模式和限制氨基酸

氨基酸模式（amino acid pattern），指蛋白质中各种必需氨基酸的构成比例，用来反映人体蛋白质以及各种食物蛋白质在必需氨基酸的种类和含量上存在的差异。其计算方法是将该种蛋白质中的色氨酸含量定为1，分别计算出其他必需氨基酸的相应比值，这一系列的比值就是该种蛋白质的氨基酸模式（表2-2）。

食物蛋白质与人体蛋白质的氨基酸模式越接近，必需氨基酸被机体利用的程度就越高，食物蛋白质的营养价值越高。有些食物蛋白质中一种或几种必需氨基酸相对含量较低，影响了其他氨基酸被利用，称为限制氨基酸（limiting amino acid）。其中相对含量最低的为第一限制氨基酸。植物性蛋白质中，赖氨酸、蛋氨酸、苏氨酸和色氨酸含量相对较低，为植物性蛋白质的限制氨基酸。谷类食物的赖氨酸含量最低，为谷类食物的第一限制氨基酸。

实际应用中，可通过蛋白质互补作用（protein complementary action）来提高蛋白质的营养价值，即将两种或两种以上的食物蛋白质混合食用的方法，使其中所含的必需氨基酸之间取长补短、相互补充，达到较好的比例。

表2-2　人体和几种食物中蛋白质氨基酸模式

氨基酸	人体	全鸡蛋	牛奶	牛肉	大豆	面粉	大米
异亮氨酸	5.0	3.2	3.4	4.4	4.3	3.8	4.0
亮氨酸	9.8	5.1	6.8	6.8	5.7	6.4	6.3
赖氨酸	7.5	4.1	5.6	7.2	4.9	1.8	2.3
蛋氨酸 + 半胱氨酸	3.7	3.4	2.4	3.2	1.2	2.8	2.3
苯丙氨酸 + 酪氨酸	6.3	5.5	7.3	6.2	3.2	7.2	3.8
苏氨酸	3.8	2.8	3.1	3.6	2.8	2.5	2.9
缬氨酸	6.5	3.9	4.6	4.6	3.2	3.8	4.8
色氨酸	1.0	1.0	1.0	1.0	1.0	1.0	1.0

引自：孙长灏．营养与食品卫生学．8版．北京：人民卫生出版社，2017.

（三）氨基酸池与必要氮损失

未经消化的蛋白质不易吸收。有时某些抗原、毒素蛋白可少量通过黏膜细胞进入体内，产生过敏、毒性反应。一般，食物蛋白质水解成氨基酸或短肽（如二肽/三肽等）后方能被吸收。食物蛋白质和肽类的消化自胃开始，在胃酸及多种蛋白酶的作用下水解成氨基酸及短肽后，在小肠被吸收。

食物蛋白质经消化而吸收的氨基酸（外源性氨基酸）与体内组织蛋白质分解产生的氨基酸（内源性氨基酸）混在一起，分布于人体各组织、器官和体液中，参与代谢。这些游离氨基酸统称为氨基酸池（amino acid pool），也称为氨基酸代谢库（amino acid metabolic pool）。氨基酸池中游离氨基酸大部分来自体内蛋白质水解，如来自于肠道脱落的黏膜细胞和消化液等，每天约有70 g。这种蛋白质中的氮称为内源性氮，其中大部分被消化和重吸收，而未被吸收的氮由粪便排出体外。

机体每天由于皮肤、毛发和黏膜的脱落，肠道菌体的死亡，以及孕妇月经的失血等损失约20 g以上的蛋白质。这种氮排出是机体完全不摄入蛋白质时机体不可避免的氮消耗，包括通过粪便、尿和皮肤排出的氮，称为必要氮损失/必然丢失氮（obligatory nitrogen loss，ONL）。

（四）氮平衡

机体的蛋白质代谢（合成与分解）处于动态平衡状态，摄入氮和排出氮亦处于动态平衡状态，这种摄入氮和排出氮的平衡关系称为氮平衡（nitrogen balance，NB）。氮平衡是研究蛋白质代谢和反映机体蛋白质营养状况的重要指标，可用下式表示：

$$NB = I - E = I - (F+U+S)$$

式中I代表摄入氮；E代表排出氮，包括粪氮（F）、尿氮（U）以及其他途径（表皮细胞、毛发、各种分泌物、月经失血和射精等）排出氮（S）。

正常成年人应维持氮平衡。摄入氮大于排出氮为正氮平衡。生长发育期的儿童、孕妇、康复期的患者及需要增加肌肉的运动员等，应保持适当的正氮平衡。摄入氮小于排出氮为负氮平衡，饥饿状态、消耗性疾病患者及老年人等一般处于负氮平衡。通过收集受试者的膳食和粪尿，测定机体摄入氮量及排出氮量（包括经皮肤损失的氮）来研究蛋白质代谢和机体氮平衡的情况。

二、蛋白质的生理功能

（一）结构材料

蛋白质是构成年人体细胞、组织、器官结构的主要物质，人体内蛋白质含量约占体重的16%。人体细胞中除水分外，蛋白质约占细胞内物质的80%。成年人体内每日有1% ～ 3%的蛋白质需要更新。儿童、青少年、孕妇、乳母身体和组织、器官的生长发育，机体各种损伤修复，消耗性疾病的恢复，以及成年人体内细胞和组织的更新都需要蛋白质。

（二）维持正常的生理功能

蛋白质的特殊结构和性质，决定其在体内的多种生理功能。

1．构成蛋白质类酶　参与催化体内物质代谢、转移和生理生化过程，如消化酶、过氧化物酶、胆碱乙酰化酶等。

2．构成蛋白质/肽类激素　参与调节各种代谢活动和生理生化反应，如生长激素、胰岛素、甲状腺素等。

3．构成抗体　特异的球蛋白，具有免疫保护作用。它能识别外源性物质，并与之结合使其失活，使机体免于病原的侵袭，如免疫球蛋白。

4．构成细胞膜和血液中的转运体　如携带和运输氧的血红蛋白，运载维生素A、铁等营养素所需的专用结合蛋白。

5．构成细胞膜上及细胞内的各种受体　参与化学信号的传递，如细胞因子等。

6．核蛋白、染色质的主要成分　含有脱氧核糖核酸的核蛋白等。

7．维持体液渗透压和酸碱度　如血液中的白蛋白、球蛋白参与调节和维持体内的酸碱平衡、胶体渗透压、水分在体内的正常分布等。当蛋白质丢失过多可引起水肿。

8．参与和维持肌肉收缩　如肌动球蛋白、肌钙蛋白、肌动蛋白等。

9．提供特殊氨基酸　如蛋白质中蛋氨酸是体内最重要的甲基供体，很多含氨氮物质如肌酸、松果素、肾上腺素、肉碱等在生物合成时须由蛋氨酸提供甲基；牛磺酸是一种氨基磺酸，在出生前后中枢神经系统和视觉发育中起关键作用；精氨酸能增加淋巴因子的生成与释放，刺激外周血单核细胞对促细胞分裂剂的胚胎细胞样转变的作用等，以增强免疫功能。某些氨基酸组成的神经递质，参与神经冲动的传导。

（三）供给能量

蛋白质在体内可被代谢分解，释放出能量。当碳水化合物、脂肪提供的能量不能满足机体需要时，蛋白质可被代谢水解，释放能量，1 g蛋白质在体内产生约16.7 kJ（4 kcal）的能量。供能并非蛋白质的主要功能。

三、肽

肽是分子结构介于氨基酸和蛋白质之间的一类化合物，由 2 ～ 50 个氨基酸分子通过肽键连接而成，是蛋白质的结构域功能片段。通常将 2 ～ 3 个氨基酸组成的肽称为短肽 / 小肽，少于 10 个氨基酸的肽称为寡肽，含 10 ～ 50 个氨基酸的肽称为多肽。

近年来研究发现，肽不仅是机体内具有特征标识和活性功能的最小单位。外源性肽还可以通过独立的吸收转运途径，高效率地进入机体。因此，当机体由于疾病或其他因素对蛋白质 / 氨基酸吸收不良时，可通过摄入蛋白质水解物或含有相应氨基酸的肽类化合物起到保障机体营养的作用。

（一）吸收与转运特点

肽的吸收具有速度快、耗能低、不易饱和的特点，且肽在体内的运转不存在竞争性与抑制性。

1．吸收特点　①吸收速度快，由于肽转运蛋白在肽的吸收、转运过程中的重要作用，肽的吸收比游离氨基酸更快。②肽转运蛋白对底物具有广泛的适应性，能够转运包括寡肽、肽类似物及非肽化合物等在内的多种化合物。目前已经发现的寡肽转运蛋白至少有 5 种，分别是肽转运蛋白 1（PepT1）、肽转运蛋白 2（PepT2）、肽转运蛋白 3（PepT3）、大鼠的肽 / 组氨酸转运蛋白（PHT1）和人的肽 / 组氨酸转运蛋白（hPHT）。目前转运蛋白中研究最为广泛的是 PepT1 和 PepT2，二者都是质子依赖的寡肽转运蛋白（proton-dependent oligopeptide transporters，POT）家族的成员。PepT1 是高容量 / 低亲和力的转运蛋白，主要在消化道中表达，在肾中也有少量表达；PepT2 则是低容量 / 高亲和力的转运蛋白，主要是分布在肾中。

2．转运特点　短肽与氨基酸在体内运转不存在竞争性与抑制性。小肠细胞吸收游离氨基酸和吸收短肽的机制不同。短肽转运系统是一种非 Na^+ 依赖系统，吸收速度快、耗能低、不易饱和、吸收能力强。各种短肽在体内的转运也不存在竞争或抑制。

（二）生理功能

近年来，研究发现直接从肠道吸收进入血液的寡肽对人体具有重要意义。主要体现在以下两个方面。

1．营养作用　①小分子肽类作为氨基酸的供体，提供普遍的营养作用，直接参与蛋白质代谢，纠正患者由于糖代谢异常、机体消耗增加、摄入减少等原因引起的营养不良；②肽较蛋白质分子小，因此过敏程度较轻；③肽与氨基酸具有不同的转运蛋白，且高吸收效率等特点，在临床营养支持中应用广泛，例如丙氨酰谷氨酰胺二肽肠外营养制剂。

2．生理调节作用　一些小分子肽类作为机体功能蛋白的有效肽段，具有多种生物活性，主要功能包括：①免疫调节，例如 κ- 酪蛋白，αs_{1}- 酪蛋白及 β- 酪蛋白酶解后得到的免疫调节肽，对免疫系统具有双向调节作用。抗菌肽也称生物抗生素，由生物体中分离获得，具有强碱性、热稳定性及广谱抗菌等特点。②清除自由基，组成肽链的氨基酸 R 基具有吸附和清除自由基的作用，可保护细胞膜、使之免受氧化损伤，防止红细胞溶血，促进高铁血红蛋白的还原，减轻炎症反应。例如谷胱甘肽是由谷氨酸、半胱氨酸和甘氨酸通过肽键缩合而成，因其分子中含有一个活泼的巯基（-SH），而具有很强的清除自由基作用。③促进矿物质吸收，如酪蛋白磷肽（casein phosphopeptide，CPP）具有促进钙、铁溶解和吸收的特性，其可在 pH 为 7 ～ 8 的条件下与钙、铁离子形成可溶性络合物，明显延缓和阻止难溶性磷酸盐结晶的形成，从而增加远端回肠的钙、铁吸收率。④降血压，如从玉米、大豆、海鲜贝类及其他食品中降解而来的寡肽，具有显著的血管紧张素转化酶（angiotensin Ⅰ-converting enzyme，ACE）的抑制作用，也将这类降压肽称为 ACE 抑制肽。⑤其他生物学功能，如促进生长发育、抗血栓形成、降低血压、降胆固醇、抑制病毒、抗癌等作用。

四、食物蛋白质营养学评价

营养学上主要从食物蛋白质的含量、消化利用率和食物蛋白质中必需氨基酸的含量及其相互比值 3 个方面来评价食物蛋白质的营养价值。

（一）食物蛋白质含量

食物蛋白质含量测定一般采用凯氏定氮法。由于多数蛋白质的平均氮含量为 16%，故将测得的含氮量乘以 6.25，即可得到食物蛋白质含量（粗蛋白质含量）。

（二）食物蛋白质的消化率

蛋白质消化率用来反映蛋白质的消化程度，可通过动物实验和人体试验测定。

$$\text{蛋白质消化率（\%）} = \frac{\text{食物氮} - \text{（粪氮} - \text{粪代谢氮）}}{\text{食物氮}} \times 100\%$$

在测定蛋白质消化率时同时测定粪代谢氮，并按上述公式计算出的消化率称为真消化率。但由于测定粪代谢氮较为困难，故在实际测定时常常按下述公式计算表观消化率。

$$\text{表观消化率（\%）} = \frac{\text{食物氮} - \text{粪氮}}{\text{食物氮}} \times 100\%$$

（三）食物蛋白质的利用率

衡量蛋白质利用率的指标主要包括生物价、蛋白质净利用率、蛋白质功效比值、氨基酸评分等。

1．生物价（biological value，BV） 储存的蛋白质占吸收蛋白质的比例，表示蛋白质吸收后在体内储存的程度。生物价越大，说明其利用率越高。

$$\text{蛋白质生物价} = \frac{\text{食物氮} - \text{（粪氮} - \text{粪代谢氮）} - \text{（尿氮} - \text{尿内源性氮）}}{\text{食物氮} - \text{（粪氮} - \text{粪代谢氮）}} \times 100\%$$

尿内源性氮指受试者完全不吃含蛋白质的食物时从尿中排出的氮。粪代谢氮及尿内源性氮均可在试验开始第一阶段进食无氮膳食期间测得。

2．蛋白质净利用率（net protein utilization，NPU） 储存的蛋白质占摄入蛋白质的比例，表示摄入的蛋白质被机体储存的程度。此指标结合蛋白质消化率来评估蛋白质的利用情况。

$$\text{蛋白质净利用率（\%）} = \text{生物价} \times \text{消化率}$$

$$= \frac{\text{氮储存量}}{\text{氮吸收量}} \times \frac{\text{氮吸收量}}{\text{氮摄入量}} \times 100\% = \frac{\text{氮储存量}}{\text{氮摄入量}} \times 100\%$$

3．蛋白质功效比值（protein efficiency ratio，PER） 摄入每克蛋白质使动物体重增加的克数，可反映蛋白质满足机体生长发育需要的程度。

$$\text{蛋白质功效比值（PER）} = \frac{\text{动物体重增加（g）}}{\text{摄入蛋白质（g）}} \times 100$$

PER的测定是以含10%待评价蛋白质的饲料喂饲刚断乳的雄性大鼠4周，通过每日称量给食量和剩食量从而求得摄入蛋白质的总量，再与4周动物增重比较而计算出。同一种蛋白质在不同实验条件下测出的PER常有较大差异。为便于比较和评价，实验时常使用标化酪蛋白作为对照组，并将该组的PER定为2.5，再把实验组所得的PER换算为对照组的PER为2.5时的数值，即

$$\text{待测蛋白质相对 PER} = \frac{\text{实验组 PER}}{\text{对照组 PER}} \times 2.5$$

4．氨基酸评分（amino acid score，AAS）　食物蛋白质的必需氨基酸含量及其比值与标准的氨基酸模式的比较。AAS通常是以生物学价值最高的鸡蛋蛋白质作为参考蛋白质，计算得到每克待评价食物蛋白质中每种必需氨基酸的含量占等量参考蛋白质中该氨基酸含量的百分数，并以最低的氨基酸（第一限制氨基酸）得分作为此待评价蛋白质的氨基酸评分，如稻米的AAS为67，玉米的AAS为49。

$$\text{氨基酸评分} = \frac{\text{待评价蛋白质中某种必需氨基酸含量（mg/g 蛋白质）}}{\text{参考蛋白质中同种必需氨基酸含量（mg/g 蛋白质）}} \times 100$$

使用氨基酸评分法评价蛋白质的营养价值时，由于没有考虑蛋白质的消化率，所以，有些蛋白质的氨基酸模式虽然较好，但很难消化，对此类食物蛋白质营养价值的估计会偏高。如使用经消化率校正的氨基酸评分（protein digestibility corrected amino acid score，PDCAAS）则能对食物蛋白质的质量做出更准确的估计，PDCAAS的计算方法是：

$$\text{经消化率校正的氨基酸评分} = \text{氨基酸评分} \times \text{真消化率}$$

五、蛋白质营养不良

（一）蛋白质缺乏

食物蛋白质被人体消化吸收后，主要用于合成新的组织（尤其是婴幼儿、青少年、孕妇、乳母）以及维持组织蛋白质分解代谢与合成代谢的动态平衡。因此，当蛋白质供给不足时，对蛋白质更新较快的组织的影响较大，首先是肠黏膜及分泌消化液的腺体受影响，结果可引起消化吸收不良、腹泻等。这也常是蛋白质营养不良的早期临床表现。随后，由于肝受到影响，蛋白质合成障碍而导致血浆白蛋白含量下降，严重者可出现水肿。最后，骨骼肌和骨髓等组织也受到影响，可出现肌肉萎缩和贫血等。但在婴幼儿时期，由于各组织均处于旺盛的生长发育阶段，严重的蛋白质缺乏亦可影响中枢神经系统的发育，引起智力障碍。此外，蛋白质营养不良的个体，免疫功能和抵抗力下降，患各种疾病的风险增加。人体蛋白质丢失≥20%时，生命活动就会被迫停止。

尽管蛋白质缺乏在成年人和儿童中都有发生，但处于生长阶段的儿童更为敏感。在蛋白质供给缺乏的国家，居民蛋白质摄入量不足，蛋白质的质量在很大程度上决定了儿童的生长情况和成年人的健康。蛋白质-能量营养不良（protein-energy malnutrition，PEM）有两种（表2-3）：一种称为Kwashiorkor，来自加纳语，指能量摄入基本满足而蛋白质摄入严重不足的儿童营养缺乏病；另一种叫Marasmus，原意即为消瘦，指蛋白质和能量摄入均严重不足的儿童营养缺乏病，患儿消瘦无力，易感染其他疾病而死亡。这两种情况可以单独存在，也可并存。也有人认为此两种营养缺乏病是PEM的两个不同阶段。

表2-3　儿童Kwashiorkor和Marasmus的特征

Kwashiorkor	Marasmus
3～13岁儿童	小于2岁的幼儿
蛋白质摄入不足	蛋白质、能量、维生素和矿物质严重缺乏或吸收功能受损
发病快，急性PEM	发展缓慢，慢性PEM
体重下降不明显	体重下降明显
肌肉部分消耗，保留部分体脂	严重的肌肉和脂肪消耗
体重是同年龄儿童平均体重的60%～80%	体重小于同年龄儿童平均体重的60%
水肿	没有明显的水肿
肿大的脂肪肝	没有脂肪肝
焦虑、易激惹、易悲伤	焦虑、淡漠
没有食欲	可能有食欲
毛发干、脆、易脱落、颜色改变	毛发稀疏、细黄、干枯、易脱落
有皮损	皮肤干、瘦、弹性差

部分来源自：Whitney E，Rolfes SR．Understanding Nutrition．11th ed．Belmont：Thomson Wadsworth，2008.

（二）蛋白质过量

蛋白质（尤其是动物性蛋白质）摄入过多会对人体产生危害。过多的动物性蛋白质摄入往往伴随有较多的脂肪和胆固醇摄入，导致肥胖和心血管疾病等发生的风险增加。另外，蛋白质摄入过多本身对人体也会产生有害影响。在正常情况下，人体内不能储存大量蛋白质，所以必须将过多的蛋白质脱氨分解，氮则由尿排出体外。这一过程需要大量水分参与，故可加重肾的负荷。而且，蛋白质在体内并不能完全氧化，可产生尿素、肌酐、尿酸、氨等小分子物质，这些物质在体内过量蓄积对人体也有危害。过多的动物性蛋白质也可因含硫氨基酸过多而加速骨骼中钙的丢失，易导致骨质疏松（osteoporosis）。摄入蛋白质过多还可能与一些癌症有关，尤其是结肠癌、乳腺癌、肾癌、胰腺癌和前列腺癌。

六、参考摄入量及食物来源

（一）蛋白质的需要量和供给量

膳食蛋白质的供给量除了考虑必要氮损失（即人体对氮的最低生理需要量）外，还必须考虑蛋白质的消化吸收和利用率，以及个体差异等因素。对于儿童、青少年等特殊人群，还应考虑其生长发育和新组织形成的需要。

理论上成年人每天摄入约30 g蛋白质就可满足零氮平衡，但从安全性和消化吸收等其他因素考虑，成年人按0.8 g/(kg·d)摄入蛋白质为宜。我国居民由于以植物性食物为主，所以成年人蛋白质推荐量为1.16 g/(kg·d)。中国成年人蛋白质的推荐摄入量（reference nutrient intake，RNI）为男性65 g/d，女性55 g/d。

（二）食物来源

蛋白质广泛存在于动植物性食物中。动物性蛋白质指来自于肉、鱼、禽、蛋、奶及其制品等食物中的蛋白质，植物性蛋白质指来自于谷类、豆类、干果及其制品等食物中的蛋白质。多数动物性蛋白质（如奶、蛋、肉类等）属于优质蛋白，大豆中的蛋白质亦为优质蛋白，且可制成多种制品，与粮食混合食用能很好地发挥蛋白质互补作用。中国营养学会建议，优质蛋白（动物性蛋白质＋大豆蛋白质）应占蛋白质供给量的 30% ～ 50%。

（徐美虹）

第二节 脂类与健康

一、脂类分类及其功能

（一）分类

脂类（lipids）分为脂肪（fats）和类脂（lipoids）。

脂肪，又称甘油三酯（triglycerides），是体内重要的储能和供能物质，约占机体脂类总量的 95%。脂肪是由一分子甘油和三分子脂肪酸（fatty acid，FA）结合而成。脂肪因其所含的脂肪酸链的长短、饱和程度和空间结构不同，呈现出不同的特性和功能。通常来自动物性食物的脂肪由于脂肪酸碳链长、饱和程度高、熔点高，常温下呈固态，称为脂；来自植物性食物中的脂肪由于不饱和程度高、熔点低，常温下多呈液态，称为油。

类脂包括磷脂（phospholipids）和固醇类（sterols）。磷脂在脑、神经和肝中含量丰富，具有亲脂性和亲水性的双重特性。按其组成结构类脂可以分为两类：一类是磷酸甘油酯，其甘油三酯中一个或两个脂肪酸被磷酸或含磷酸的基团所取代，常见有磷脂酰胆碱（卵磷脂）、磷脂酰乙醇胺（脑磷脂）、磷脂酰肌醇等，其中最重要的是卵磷脂，它是甘油三酯中一个脂肪酸被一个磷酸胆碱基团取代而形成的；另一类是神经鞘磷脂，其分子结构含有脂肪酰基、磷酸胆碱和神经鞘氨醇基团，不含甘油。神经鞘磷脂与卵磷脂并存于细胞膜上，是组成细胞膜结构的重要磷脂。人红细胞膜的磷脂中 20% ～ 30% 为神经鞘磷脂。固醇类包括胆固醇和植物固醇：胆固醇（cholesterol）在动物内脏、蛋黄等食物中含量丰富，而植物固醇（phytosterol）主要来自植物油、种子、坚果等食物。

（二）生理功能

1．提供和储存能量 当机体需要时，脂肪细胞中的脂肪酶分解甘油三酯成甘油和游离脂肪酸，和食物中被吸收的脂类一起被分解，释放出能量以满足机体的需要。当能量摄入过多时，机体就转变为脂肪储存起来。体内 1 g 脂肪可产生能量约 37.56 kJ（9 kcal）。需要注意的是，至今还未发现脂肪细胞储存脂肪的上限，人体可因不断地摄入过多能量而蓄积脂肪，导致越来越胖。

2．保温润滑作用 皮下脂肪组织可起到隔热保温的作用，维持体温的正常和恒定。脂肪组织在体内对器官还有支撑作用，可保护器官免受外力损害。腹腔大网膜脂肪在胃肠蠕动中起到润滑作用，皮脂腺分泌脂肪对皮肤也起到润滑作用。

3．机体重要组成成分 脂类是细胞维持正常结构和功能的重要成分。磷脂缺乏会造成细胞膜结构受损，使毛细血管脆性和通透性增加。胆固醇是体内许多重要物质的合成材料，如皮质醇、性激素、胆汁等。胆固醇还可转化成 7- 脱氢胆固醇，后者在皮肤中经紫外线照射下可转变成维生素 D_3。

4．内分泌作用 现已发现，脂肪组织可分泌包括肿瘤坏死因子 -α、白细胞介素 -6、胰岛素样生长因子 -1、瘦素、脂连蛋白及抵抗素等细胞因子。这些脂肪组织来源的细胞因子可参与机体的生长发育、免疫、内分泌等生理过程。脂肪组织内分泌功能的发现是近年内分泌学领域的重大进展之一。

5．促进脂溶性维生素吸收 脂溶性维生素广泛存在于各种食物脂肪中，脂肪不仅是脂溶性维生素的食物来源，也可促进它们在肠道中的吸收。

6．增加饱腹感 食物脂肪进入十二指肠时，可刺激十二指肠产生肠抑胃素，抑制胃蠕动，减缓食物由胃进入十二指肠的速度。食物中脂肪越多，胃排空速度越慢。

7．其他功能 磷脂和植物固醇可以改善脂肪的吸收利用，防止胆固醇在血管内沉积，降低血液黏度，促进血液循环，对预防心血管疾病具有一定作用。食物卵磷脂被消化、吸收后释放出胆碱，进而合成神经递质——乙酰胆碱，促进和改善神经组织的功能。

二、脂肪酸的分类及功能

（一）分类

目前已知存在于自然界的脂肪酸有40多种。脂肪酸是具有甲基端（$-CH_3$）和羧基端（-COOH）的碳氢链，其基本分子式为$CH_3[CH_2]_nCOOH$，式中n的数目大部分为2～24个。脂肪酸的命名和表达方式有多种，可以用碳原子的数目和不饱和键的数目来表示，例如棕榈酸（palmitic acid）为16个碳的饱和脂肪酸，没有不饱和键，以$C_{16:0}$表达；而油酸含有18个碳和1个不饱和键，以$C_{18:1}$表示。目前比较常用的编码体系是从脂肪酸的甲基端开始计算碳原子的排列顺序，叫作n编码体系。根据碳链的长短、饱和程度和空间结构不同，脂肪酸可以有不同的分类方法。

1．按碳链长度分类 分为含6碳以下的短链脂肪酸（short-chain fatty acid，SCFA）、含8～12碳的中链脂肪酸（medium-chain fatty acid，MCFA）和含14～24碳的长链脂肪酸（long-chain fatty acid，LCFA）。另外还有一些极长链脂肪酸（very long-chain fatty acid，VLCFA），主要分布在大脑、视网膜和精子等，食物中主要以18碳脂肪酸为主。

2．按饱和程度分类 分为饱和脂肪酸（saturated fatty acid，SFA）和不饱和脂肪酸（unsaturated fatty acid，USFA）。SFA没有不饱和键，如棕榈酸（$C_{16:0}$），USFA含有1个或多个不饱和键。根据不饱和键的数量来分类，将含有1个不饱和键的脂肪酸称为单不饱和脂肪酸（monounsaturated fatty acid，MUFA），含有2个及以上不饱和键的脂肪酸称为多不饱和脂肪酸（polyunsaturated fatty acid，PUFA）。膳食中最常见的单不饱和脂肪酸是油酸（oleic acid），膳食中最主要的多不饱和脂肪酸为亚油酸（linoleic acid）和α-亚麻酸（linolenic acid）。人体不能自身合成亚油酸和α-亚麻酸，必须通过食物补充，因此这两种脂肪酸称为必需脂肪酸（essential fatty acid，EFA）。一般植物油中含不饱和脂肪酸较多，但可可籽油、椰子油和棕榈油除外，其含有较多的MCFA（10～12碳），所以熔点低于大多数动物性脂肪。

3．按不饱和键位置分类 随着营养科学的发展，研究者发现不饱和键所在的位置影响脂肪酸的营养价值，因此又常按其不饱和键位置进行分类。不饱和键的位置可从脂肪酸分子的甲基端第1个碳原子开始编号，并以其第1个不饱和键出现的位置的不同分别称为*n*-3族、*n*-6族、*n*-9族等不饱和脂肪酸，如油酸的表达式为（18：1，*n*-9），即碳链由18个碳组成，有1个不饱和键，从甲基端数起不饱和键在第9位和第10位之间；亚油酸为18：2，*n*-6，即有两个不饱和键，第1个不饱和键从甲基端数起在第6和第7碳之间；α-亚麻酸为18：3，*n*-3，即有3个不饱和键，第一个不饱和键从甲基端数起在第3和第4碳之间。

4．按空间结构分类 根据不饱和键的空间结构不同，可分为顺式脂肪酸（cis-fatty acid）和反式脂肪酸（trans-fatty acid）。在自然状态下，大多数的不饱和脂肪酸为顺式脂肪酸，顺式结构像U型；只有少数的是反式脂肪酸（主要存在于牛奶和奶油中），反式结构像线型。

20世纪80年代，由于当时担心动物油脂中的饱和脂肪酸会增加心脑血管病的风险，植物油又有高温不稳定及无法长时间储存等问题，食品界将不饱和脂肪酸的不饱和键与氢结合变成饱和键，油类就由液态变为固态，这一过程称为氢化（hydrogenation）植物油。氢化作用一方面可以提高脂肪的抗氧化特性（饱和脂肪酸对氧化的耐受性高于不饱和脂肪酸），另一方面可以改变食物的结构，如植物油氢化后可以加工为人造奶油。在氢化过程中，有一些不饱和脂肪酸的空间结构发生变化，由顺式转化为反式，成为反式脂肪酸。反式脂肪酸的含量一般随着植物油的氢化程度的增加而增加。

（二）功能

脂肪酸在人体内发挥着特殊的营养学作用，其结构不同，所具有的功能也不同。

1．EFA 的功能

（1）构成细胞膜的组成成分：磷脂是细胞膜的主要组成成分，它是细胞膜具有流动特性的物质基础，所以 EFA 对维持细胞膜的完整性和细胞生理功能具有重要作用。

（2）合成前列腺素的前体：几乎所有细胞都能合成前列腺素，前列腺素有多种生理功能，如扩张和收缩血管、调节炎症反应和神经传导、影响肾排泄，母乳中的前列腺素可预防婴儿消化道损伤等。

（3）参与胆固醇代谢：体内约 70% 的胆固醇会与脂肪酸酯化成酯，在低密度脂蛋白和高密度脂蛋白中胆固醇与亚油酸形成亚油酸胆固醇酯，然后被转运和代谢，在防止胆固醇在血管壁上沉积具有重要作用。

EFA 缺乏会引起生长迟缓、皮肤损伤、生殖障碍以及脏器功能受损。由于 EFA 对炎症、心血管疾病、糖尿病、肿瘤等疾病的影响，近年来引起广泛关注，但 EFA 过多摄入也会导致体内有害的氧化物、过氧化物以及能量等摄入增加，对机体产生多种危害。

2．其他多不饱和脂肪酸 这类脂肪酸在体内可由 EFA 转化而来，机体在利用 EFA 合成同系列的其他多不饱和脂肪酸时，使用的酶是同一系列。由于竞争抑制作用，这一反应过程的速度较为缓慢。哺乳动物由于缺乏 Δ^{12} 或 Δ^{15} 去饱和酶，因此 *n*-3 族和 *n*-6 族的脂肪酸不能相互转换。因此，从食物中直接获得长链多不饱和脂肪酸是最有效的途径。

（1）*n*-3 族多不饱和脂肪酸：α- 亚麻酸是 *n*-3 族脂肪酸的母体。它的碳链能被延长，生成更长链的多不饱和脂肪酸，如二十碳五烯酸（eicosapentaenoic acid，EPA）和二十二碳六烯酸（docosahexenoic acid，DHA）。植物油（如亚麻籽油、紫苏籽油，含有 α- 亚麻酸）、鱼油和藻油（主要包含 EPA 和 DHA）是 *n*-3 族多不饱和脂肪酸的主要来源。DHA 是视网膜光受体中含量最丰富的多不饱和脂肪酸，是维持视紫红质正常功能和促进视网膜发育所必需的。同时 DHA 还具有促进胎儿和婴幼儿大脑发育的作用。EPA 具有降低甘油三酯和胆固醇、降低血液黏度、预防动脉粥样硬化等作用。此外，*n*-3 族多不饱和脂肪酸在高血压、冠心病、关节炎、自身免疫性疾病及肿瘤防治中具有一定作用。

（2）*n*-6 族多不饱和脂肪酸：亚油酸和花生四烯酸是 *n*-6 族多不饱和脂肪酸中最重要的脂肪酸，可调节血脂和参与磷脂组成。其中花生四烯酸是形成类二十烷酸的重要前体物质，花生四烯酸缺乏时皮肤易感染、伤口愈合减慢。此外，*n*-6 族多不饱和脂肪酸还具有促进生长发育的作用，这与类二十烷酸调节下丘脑和垂体前叶激素释放有关。

3．中、短链脂肪酸

（1）中链脂肪酸（MCFA）：是指碳原子数在 8 ～ 12 个之间的脂肪酸。食物中的脂肪含有一定量的中链脂肪酸，如椰子油含 13.9%，棕榈油含 71%，牛奶及其制品含 4.0% ～ 4.7%，人乳含 1.5% ～ 2.9%。MCFA 的特点为可直接和甘油结合酯化成甘油三酯，不需要催化剂；水溶性较好，不需要胆汁乳化，可直接被小肠吸收；无需形成乳糜微粒，可由门静脉直接进入肝，并在细胞内可快速氧化产生能量。MCFA 因其特有的营养学作用，在特殊食品（如运动员食品）生产和临床上（如用来治疗高脂蛋白血症、急性和慢性肾功能不全）受到广泛重视。但是，MCFA 在体内可很快被氧化产生较多的酮体，摄入过多会引起恶心、面部潮红、血栓性静脉炎，以及脑电图改变等问题，因此糖尿病、酮中毒、酸中毒及肝硬化等患者不宜摄入过量。

（2）短链脂肪酸（SCFA）：碳原子数在 6 个及以下的脂肪酸，包括乙酸、丙酸、丁酸等。人体内 SCFA 主要来源于食物中膳食纤维、抗性淀粉和糖醇等在结肠内被肠道微生物发酵的产物。SCFA 主要生理功能包括：①提供能量；②促进肠道上皮细胞合成；③对内源性胆固醇的合成有抑制作用；④对溃疡性结肠炎有防治作用；⑤可预防结肠肿瘤。

（三）参考摄入量及食物来源

人类膳食脂肪主要来源于动物脂肪、肉类及植物的种子。动物脂肪中 SFA 和 MUFA 含量较多，而 PUFA 含量较少；海生动物富含 PUFA，如深海鱼、贝类食物含 EPA 和 DHA 相对较多。植物油主要富含不饱和脂肪酸，普遍含有亚油酸，而紫苏子油、亚麻籽油中 α- 亚麻酸较多，但椰子油和棕榈油则富含 SFA。山茶油和橄榄油中主要含 MUFA（主要为油酸），含量达 80% 以上，棕榈油中含量也很高，约 40%。磷脂含量较多的食物主要有肝、蛋黄、大豆、小麦胚芽等。胆固醇广泛存在于动物性食物中，如肉类、鱼类、禽类、乳酪、蛋黄以及肝、肾等内脏。

机体对脂肪酸的需要不仅要有一定的数量，还应有一定的比例。《中国居民膳食营养素参考摄入量（2013 版）》推荐中国居民膳食脂肪和脂肪酸 AMDR 为：成年人总脂肪摄入量应占总能量的 20% ～ 30%，SFA 摄入量占总能量应小于 10%，*n*-6 族 PUFA 应占总能量的 2.5% ～ 9%，*n*-3 族 PUFA 应占总能量的 0.5% ～ 2.0%，亚油酸应占总能量的 4.0%，α- 亚麻酸应占总能量的 0.6%。EPA+DHA 的 RNI 为每日 0.25 ～ 2.0 g。

近年来，关于反式脂肪酸对人体的影响越来越引起人们的重视，研究发现，反式脂肪酸摄入过多可诱发心血管疾病、2 型糖尿病、肿瘤等疾病。反式脂肪酸的主要来源包括人造奶油、蛋糕、饼干、油炸食品、乳酪产品以及花生酱等。在欧美国家，反式脂肪酸的人均日摄入量，男性在 2.4 g 左右，女性在 2 g 左右。WHO 粮食与农业组织（Food and Agricultural Organization，FAO）在《膳食、营养与慢性疾病》（2003 年版）中建议“为了增进心血管健康，应该尽量控制膳食中的反式脂肪酸，最大摄入量不超过总能量的 1%”。各国政府都已行动起来控制食物中的反式脂肪酸，美国、加拿大和韩国要求食品标签中必须标注反式脂肪酸的含量，加拿大还同时出台了食品中反式脂肪酸的限量。中国国家食品安全风险评估中心发布的《我国居民反式脂肪酸摄入水平及其风险评估》报告显示，中国人通过膳食摄入的反式脂肪酸所提供的能量占膳食总能量的百分比仅为 0.16%，远低于 WHO 建议的 1% 的限值，也显著低于西方发达国家居民的摄入量。《中国居民膳食指南（2016）》中建议中国居民应远离反式脂肪酸，少吃氢化加工食品，每日反式脂肪酸摄入量不超过 2 g。

三、脂类与心血管疾病

2016 年全球因心血管疾病（cardiovascular disease，CVD）死亡的人数达到 1 760 万，占全球死亡总人数的 31%，预计到 2020 年，CVD 死亡人数将接近 2 500 万人。《中国心血管病报告 2018》推算目前我国 CVD 现患人数 2.9 亿，死亡率上升趋势也比较明显，占我国居民疾病死亡总数的 40% 以上。目前已知膳食脂肪与 CVD 的发生密切相关。

1．饱和脂肪酸（SFA） 膳食 SFA 一直被认为是 CVD 最主要的影响因素之一，过多摄入 SFA 能够通过影响血脂水平促进 CVD 的发生发展。但近期对膳食 SFA 加剧 CVD 发展的结论出现了越来越多的争议，目前有关 SFA 对 CVD 的影响尚未完全取得共识，最近的研究至少说明膳食 SFA 可能并不是导致 CVD 的首要因素。

2．单不饱和脂肪酸（MUFA） 目前普遍认为 MUFA 具有心血管保护功效，其中具有代表性的例子是地中海膳食模式对 CVD 的影响。地中海人群虽然脂肪摄入的比例相当高，供能占总能量的 30% ～ 40%，但当地人群 CVD 的发病率却很低。研究发现，地中海地区膳食用油为橄榄油，其 MUFA 的供能比例达 16% ～ 29%，因此有关 MUFA 降低 CVD 风险的功效引起了研究者的广泛重视。但是 MUFA 对 CVD 的影响尚无定论，使用膳食 MUFA 替代 SFA 还有待进一步研究。MUFA 还具有降低血压、调节胰岛素抵抗和脂肪功能紊乱等作用。

3．多不饱和脂肪酸（PUFA） 目前大多数观点认为在摄入总能量不变的情况下，增加膳食中 PUFA 的摄入量能够维护心血管健康。例如，在人群随机试验中，与 PUFA 摄入量相对较少的人群相比，当受试者摄入的 PUFA 的供能达到总能量的 10% ～ 21% 时，CVD 风险降低 17% 左右。*n*-3 族 PUFA 能够通过降低血浆甘油三酯和极低密度脂蛋白（very low density lipoprotein，VLDL）水平以及减少血小板聚集等作用，来降低 CVD 发生风险，同时还具有抑制炎症反应、保护血管等多种功效。大多数研究认为，增加 *n*-6 族 PUFA 摄入可以通过降低胆固醇和 LDL 水平，来减少 CVD 发生的风险。但有研究发现，补充过多的 *n*-6 族 PUFA 会增加炎症反应和血黏度，使 LDL 和 VLDL 更易被氧化，进而增加 CVD 发生风险，其原因可能与 *n*-6 族 PUFA 代谢通路中的花生四烯酸途径可以产生一系列与炎症反应密切相关的物质有关，如血栓素、白三烯等，尤其是在伴随着低 *n*-3 族 PUFA 摄入的情况下。因此，*n*-6/*n*-3 族 PUFA 比例是考察 PUFA 摄入量与 CVD 关系的一个重要指标，保持两者均衡摄入对人体健康至关重要。研究发现，*n*-6/*n*-3 族 PUFA 比例降低至 4：1 时，CVD 死亡率能够大大降低。然而目前在西方饮食中 *n*-6/*n*-3 族 PUFA 比例多数维持在 10：1 ～ 20：1，这些国家对膳食油脂的调控主要集中在增加 *n*-3 族 PUFA 摄入，从而控制 CVD 发生的风险。

4．反式脂肪酸 世界卫生组织和大多数国家食品健康监管行业都要求对食品中的反式脂肪酸含量进行控制，但近期有研究表明，并不是所有的反式脂肪酸都会危害心血管健康。反式脂肪酸不仅有人工合成的形式，在自然界中也存在天然反式脂肪酸，天然反式脂肪酸是反刍动物（如牛）体内的微生物产生的，人们在食用牛、羊肉及牛奶、羊奶等食品时，就会摄入少量天然反式脂肪酸。共轭亚油酸就是一种有益的反式脂肪酸，它具有一定的抗肿瘤作用。有关反式脂肪酸对健康的作用还有待进一步开展研究，现有结果表明至少并不是所有的反式脂肪酸都是有害的。

（张召锋）

第三节　碳水化合物、膳食纤维与健康

碳水化合物是最早被发现的营养素之一，是由碳、氢、氧三种元素组成的有机化合物，因分子中氢和氧原子比例与水相同（2：1）而得名。碳水化合物广泛存在于植物中，包括构成植物体结构的骨架物质如膳食纤维、果胶、黏多糖和几丁质，以及为能量代谢提供原料的物质如淀粉、糊精和糖原等。

一、碳水化合物分类及其生理功能

（一）分类

碳水化合物主要根据化学结构进行分类，FAO/WHO 于 1998 年根据化学结构及生理作用将碳水化合物分为糖（1 ～ 2 个单糖）、寡糖（3 ～ 9 个单糖）、多糖（≥ 10 个单糖，见表 2-4）。

表2-4 主要的膳食碳水化合物分类和组成

分类	亚组	组成
糖（1 ~ 2 个单糖）	单糖	葡萄糖、果糖、半乳糖
	双糖	蔗糖、乳糖、海藻糖
	糖醇	山梨醇、甘露醇
寡糖（3 ~ 9 个单糖）	异麦芽寡糖	麦芽糊精
	其他寡糖	棉子糖、水苏糖、低聚果糖
多糖（≥ 10 个单糖）	淀粉	直链淀粉、支链淀粉、抗性淀粉
	非淀粉多糖	纤维素、半纤维素、果胶

引自 FAO/WHO．carbohydrates in human nutrition，1998.

1．糖 糖类包括单糖、双糖和糖醇。

（1）单糖：是不能被水解的最简单的碳水化合物，分子中碳原子数≥ 3 的单糖因含有不对称碳原子，所以有 D- 型及 L- 型两种异构体，天然存在的单糖多为 D- 型。食物中最常见的单糖是葡萄糖和果糖，它们都含有 6 个碳原子（己糖）。葡萄糖是一类具有右旋性和还原性的醛糖，因而在工业上常称为右旋糖。果糖是无色结晶，与葡萄糖分子式相同，但结构不同。一般情况下，果糖与葡萄糖同时存在于植物中，也是机体易于吸收的单糖，如蜂蜜就含有大量的果糖。在糖类中果糖最甜，其甜度是蔗糖的 1.2 ~ 1.5 倍。

（2）双糖：双糖是由两个单糖分子以 α- 糖苷键相互连接而成的糖，常见的有蔗糖、麦芽糖、异麦芽糖、海藻糖和乳糖等。蔗糖主要来源于甘蔗和甜菜，是由 1 分子葡萄糖和 1 分子果糖结合而成。麦芽糖是由 2 分子葡萄糖结合构成。乳糖是仅存于乳制品中的碳水化合物，由 1 分子葡萄糖和 1 分子 β- 半乳糖结合而成。

（3）糖醇：是单糖还原后的产物，广泛存在于生物界特别是植物中。因为糖醇的代谢不需要胰岛素，常用于糖尿病患者膳食。在食品工业中，糖醇也是重要的甜味剂和湿润剂，目前常使用的有甘露醇、麦芽糖醇、乳糖醇、木糖醇和混合糖醇等。

2．寡糖 又称低聚糖，是由 3 ~ 9 个单糖通过糖苷键连接而成，根据糖苷键的不同而有不同名称。目前已知的几种重要的功能性寡糖有低聚果糖、低聚麦芽糖、低聚木糖、大豆低聚糖、海藻糖等。多数寡糖不能或只能部分被吸收，只能被肠道微生物所利用，产生短链脂肪酸。

3．多糖 由 10 个及以上单糖通过 1,4- 或 1,6- 糖苷键相连而成的聚合物。在酶或酸的作用下，可水解成单糖残基数不等的片段，最后成为单糖。

（1）淀粉（starch）：存在于谷物和根茎类等植物中，由葡萄糖聚合而成，因聚合方式不同分为直链淀粉（amylose）和支链淀粉（amylopectin）。直链淀粉是 D- 葡萄糖残基以 α-（1,4）糖苷键而成，呈线性结构，相对分子量为 3.2×10^4 ~ 1.6×10^5 D。直链淀粉易卷曲成螺旋形，遇碘产生蓝色反应，易老化，形成难消化的抗性淀粉。支链淀粉是树杈状结构，相对分子量为 1×10^5 ~ 1×10^6 D，遇碘产生棕色反应，易糊化，从而提高消化率。食物中直链淀粉和支链淀粉的含量变化常取决于淀粉的来源或加工方式。

（2）糖原（glycogen）：是一种动物淀粉，由葡萄糖结合而成的支链多糖，其糖苷键为 α 型，是动物的储备多糖。在动物体内以肝和骨骼肌中储量最丰富，与淀粉在植物中的作用相当。糖原在体内酶促作用下的合成和分解可维持血糖的正常水平。

（3）膳食纤维（dietary fiber）：是指来源于植物不被小肠中消化酶水解而直接进入大肠发酵的多糖和极少量木质素的总和，主要包括纤维素、木质素、果胶、抗性淀粉（resistant starch）等，以及其他不可消化的碳水化合物。纤维素是植物细胞壁的主要成分，是由数千个葡萄糖通过β-（1，4）糖苷键连接而成，纤维素在人胃肠中不被消化酶所水解。半纤维素是由戊糖和己糖连接而成的支链结构，即多聚糖。在酸性溶液中，有些半纤维素能结合阳离子。果胶是主要存在于水果中的一种多糖，含有许多甲基化羧基的果胶酸。抗性淀粉是膳食纤维的一种，是人类小肠内不能吸收、在结肠内被发酵的淀粉及其分解产物。

（二）消化吸收及生理功能

1．消化吸收　碳水化合物的消化是从口腔开始的，根据位置不同可分为两种形式：小肠消化和结肠发酵。小肠消化与维持血糖和供能有关，结肠发酵与其促进肠道健康等功能有关。小肠消化分为肠腔消化和小肠黏膜上皮细胞刷状缘上的消化。肠腔中的消化酶主要来自胰液中的α-淀粉酶即胰淀粉酶，通过水解α-(1,4)-糖苷键使淀粉变成麦芽糖、麦芽三糖（约占65%）、异麦芽糖、α-临界糊精及少量葡萄糖等。小肠黏膜上皮细胞刷状缘上含有丰富的α-糊精酶、麦芽糖酶、异麦芽糖酶、蔗糖酶及乳糖酶，这些酶分工协作，将可消化的寡糖及多糖水解为葡萄糖及少量果糖和半乳糖，从而被小肠黏膜上皮细胞吸收。单糖进入肠黏膜上皮细胞后，再进入小肠壁的毛细血管，并汇合于门静脉而进入肝，最后由下腔静脉进入体循环，运送到全身各个器官。在吸收过程中也可能有少量单糖经淋巴细胞而进入体循环。双糖在双糖酶的作用下水解成单糖形式，被小肠黏膜上皮细胞吸收。小肠内不被消化的碳水化合物到达结肠后，被结肠微生物分解，产生氢气、甲烷、CO_2和短链脂肪酸等，该过程称为发酵，可促进肠道益生菌如双歧杆菌、乳酸杆菌等的生长繁殖，从而调节肠道菌群。

2．生理功能　碳水化合物的生理功能与其摄入的食物中的碳水化合物种类和在机体内存在的形式有关。

（1）提供能量：碳水化合物是人类最经济和最主要的能量来源，通常人体每日所需的能量50%以上由碳水化合物提供。1 g葡萄糖在体内氧化可产生16.7 kJ（4 kcal）的能量，膳食纤维能够提供能量0 ～ 3 kcal/g，平均为2 kcal/g。碳水化合物在体内的储存形式是肝和肌肉中的糖原，肝约储存75 g糖原。葡萄糖在体内释放能量较快，是神经系统、心肌细胞和肌肉活动的主要能源，对维持神经系统和心脏的正常功能、增强耐力、提高工作效率都有重要意义。

（2）构成机体组成成分：碳水化合物是构成机体组织的重要物质，并参与细胞的组成和多种生理活动。碳水化合物在机体主要以糖脂、糖蛋白和蛋白多糖的形式存在，分布在细胞膜、细胞质以及细胞外基质中，广泛存在于各组织中，如脑和神经组织中含大量糖脂。糖与蛋白质结合生成的糖蛋白如黏蛋白与类黏蛋白，是构成软骨、骨和角膜、玻璃体的成分。一些具有重要生理功能的物质，如抗体、激素和某些酶（如核酸酶），也需要碳水化合物参与。

（3）血糖调节作用：碳水化合物的含量、类型、摄入总量、消化吸收速率和利用率是影响食物对于血糖的调节作用的主要因素。不同类型的碳水化合物，即使摄入的总量相同，也会产生不同的血糖反应。食物中消化快的碳水化合物可以很快被小肠吸收并升高血糖，而一些寡糖、抗性淀粉或膳食纤维，则不显著升高血糖。这是因为膳食纤维只有进入结肠经细菌发酵后才能吸收，对血糖的应答影响缓慢而平缓。因此在糖尿病患者膳食中，合理使用碳水化合物和调节碳水化合物的种类及数量至关重要。

（4）节约蛋白质作用和抗生酮作用：为了满足人体的能量需求，当碳水化合物供给不足时，机体就会动员脂肪和消耗机体蛋白质来加以弥补；而食物提供足够数量的碳水化合物时，人体首先使用碳水化合物作为能量来源，可节约蛋白质，使其继续用于组织构成，并防止机体组织蛋白质过多分解，这种作用称为节约蛋白质作用。脂肪在体内分解代谢，需要葡萄糖的协同作用。当膳食中碳水化合物供应不足时，机体脂肪或食物脂肪被动员，并加速分解为脂肪酸来供能。这一代谢过程中，由于草酰乙酸不足，脂肪酸不能彻底氧化而产生过多的酮体，酮体不能及时被氧化而在体内蓄积，以致产生酮血症和酮尿症。膳食中充足的碳水化合物可以防止上述现象的发生，因此称为抗生酮作用。

（三）参考摄入量及食物来源

碳水化合物参考摄入量制定常用其提供能量占总能量的百分比表示。《中国居民膳食营养素参考摄入量（2013 年）》中，建议除了 2 岁以下的婴幼儿外，碳水化合物提供能量应占膳食总能量的 50% ～ 65%，应含有多种不同种类的碳水化合物，限制纯能量食物如精制糖的摄入量，以保障人体能量充足和营养素的需要。中国营养学会推荐每日膳食纤维含量是 25g 左右。许多国家推荐不少于总能量的 55%，理由是极低碳水化合物的膳食，可造成膳食蛋白质的浪费和组织中蛋白质的分解加速、阳离子的丢失（如钠、钙）和脱水。

富含碳水化合物食物主要有粮谷类、薯类、豆类食物。粮谷类一般含碳水化合物 60% ～ 80%，薯类为 15% ～ 29%，豆类为 40% ～ 60%。单糖和双糖的来源主要是蔗糖、糖果、甜食、水果、蜂蜜和含糖饮料等。全谷物、蔬菜水果等富含膳食纤维，一般含量在 3% 以上。

二、膳食纤维与慢性疾病

随着人们对糖尿病等慢性病研究的深入和对膳食治疗的认识，医学界及营养学界公认膳食纤维对疾病的防治具有重要的作用，是膳食中不可缺少的重要成分。膳食纤维有益于益生菌生长，由此派生出益生元（prebiotics）的概念。益生元是指不被人体消化系统消化和吸收，能够选择性地促进宿主肠道内有益细菌（益生菌）生长繁殖的物质，通过有益菌的繁殖增多，抑制有害细菌生长，从而达到调整肠道菌群、促进机体健康的作用。

（一）膳食纤维的分类及功能

1．膳食纤维的分类 膳食纤维分为可溶性膳食纤维（soluble dietary fiber，SDF）和不可溶性膳食纤维（insoluble dietary fiber，IDF）两类。前者包括果胶、树胶和植物多糖等，后者包括纤维素、半纤维素和木质素等。

2．膳食纤维的功能 膳食纤维不仅本身具有重要的功能，而且在肠道菌群的作用下发酵所产生的短链脂肪酸（SCFA）也会发挥广泛的生物学作用。

（1）增加饱腹感：膳食纤维进入消化道内，在胃中吸水膨胀，增加胃内容物的容积，使胃排空速率减缓，延缓胃内容物进入小肠的速度，同时使人产生饱腹感，有利于减少进食量。

（2）促进排便：SDF 因其吸水性可增加粪便体积，以机械刺激使肠壁蠕动；膳食纤维可被结肠细菌发酵产生 SCFA 和气体以化学刺激肠黏膜，从而促进粪便排出；膳食纤维可增加粪便含水量，减少粪便硬度，利于排便。

（3）降低血糖和血胆固醇：膳食纤维可以减少小肠对糖的吸收，使血糖不致因进食而快速升高，可以减少体内胰岛素的释放。胰岛素可刺激肝合成胆固醇，所以减少胰岛素释放可以使肝合成胆固醇减少，从而降低血浆胆固醇水平。各种膳食纤维因可吸附胆汁酸，使脂肪、胆固醇等吸收率下降，也可达到降血脂的作用。

（4）改善肠道菌群和肠道屏障：进入大肠的膳食纤维能部分地、选择性地被肠内细菌分解与发酵，所产生的 SCFA 可降低肠道 pH，促进益生菌繁殖，从而改变肠内微生物菌群的结构，有利于修复炎性肠病患者的黏膜组织，维持危重患者的消化道黏膜屏障。

（二）膳食纤维和慢性疾病的关系

1．糖尿病 研究表明，膳食纤维可显著降低糖尿病患者空腹、餐后血糖和糖化血红蛋白水平。目前国内外糖尿病营养治疗方案中均明确推荐添加膳食纤维。膳食纤维延缓餐后血糖升高的原理至少有以下 3 种方式：①吸附葡萄糖，降低肠液中葡萄糖的有效浓度。膳食纤维对葡萄糖有一定的吸附能力，且吸附量随葡萄糖浓度的降低而减少。②抑制 α- 淀粉酶作用于淀粉，延长酶作用于淀粉的时间，降低葡萄糖的释放速率。③增加肠道菌群的丰富性和多样性。

2．心血管疾病　研究发现，SDF 摄入可以明显降低心血管疾病危险因子如 LDL-C 的水平，其机制主要是吸附肠腔内胆汁酸、减少重吸收量、增加粪便排泄、阻断胆汁酸肠肝循环，以及减少胆固醇吸收、改变肝脂质代谢和增加血浆胆固醇的清除能力等。膳食纤维可以通过调节血脂、血压、胰岛素敏感性等来影响心血管疾病的发生风险。

3．便秘和肠易激综合征　膳食纤维摄入不足，可造成大便量少、硬、排出困难。目前认为肠易激综合征发病因素之一是膳食纤维缺乏引起的肠功能改变，增加膳食纤维摄入有较好的治疗效果。

4．结直肠癌　流行病学调查表明，结直肠癌的发病率与食物中的肉类、脂肪、蛋类和总能量摄入量呈正相关，与谷类和豆类摄入量呈负相关。膳食纤维摄入减少后，大便量少，肠内水分少，致癌物质的浓度相对增高；粪便在肠内停留时间长，细菌产生的致癌物质多，与肠黏膜接触时间长。

三、血糖生成指数和血糖负荷

（一）血糖生成指数

食物血糖生成指数（glycemic index，GI），简称生糖指数，指含 50 g 碳水化合物的食物与相当量的葡萄糖或白面包在一定时间内（一般为 2 h）引起体内血糖反应水平的百分比。1981 年由 David J．Jenkins 在《美国临床营养学杂志》（*American Journal of Clinical Nutrition*）中首次提出，GI 通常反映了一种食物能够引起人体血糖升高多少的能力。一般 GI $>$ 70 为高生糖指数，55 $\sim$ 70 为中生糖指数，GI $\leq$ 55 为低生糖指数。GI 高的食物或膳食，进入胃肠后消化吸收快，葡萄糖迅速进入血液；反之则在胃肠内停留时间长，释放缓慢，葡萄糖进入血液后峰值低，血糖上升速度慢。因此 GI 值可作为糖尿病患者选择食物的参考依据，也可用于肥胖、高血压患者的膳食管理等。

理论上，影响 GI 的因素非常多，主要有以下几方面。

（1）食物中碳水化合物的类型：单糖可直接被吸收，GI 值高于多糖。支链淀粉比直链淀粉消化快，GI 值较高。增加食物中膳食纤维的含量有利于降低 GI。

（2）食物中其他成分：食物中脂肪和蛋白质能延缓食物的吸收速率，从而降低 GI。但是需要注意的是，脂肪比例增高可增加能量摄入，增加肥胖风险，蛋白质比例增高则增加肾负担，因此应按比例进行限制。

（3）食物的形状和特征：较大颗粒的食物需经咀嚼和胃的机械磨碎过程，延长了消化和吸收的时间，因此 GI 值较低。

（4）食物的加工烹饪方法：不同的加工、烹饪方法会影响食物的消化率。一般来说，加工越细的食物，越容易被吸收，GI 也越高。另外，烹调的时间也很重要，烹调时间越长，食物的 GI 也越高。

（二）血糖负荷

GI 值仅仅反映碳水化合物的“质”，并未反映出实际摄入碳水化合物的“量”，脱离碳水化合物含量及食物总体积、含水量等因素，仅关注 GI 意义不大。1997 年，美国哈佛大学学者 Salmerón 等将摄入碳水化合物的“质”和“量”结合起来，提出了一个新的概念，即血糖负荷（glycemic load，GL），它可以用来评价某种食物摄入量对人体血糖影响的幅度。其计算公式为：

GL = 摄入食物中碳水化合物的重量 × 食物的 GI 值 /100。

一般认为，当 GL ≥ 20 时为高 GL，提示食用相应重量的食物对血糖的影响明显；当 GL 为 10 ~ 20 时为中 GL，提示食用相应重量的食物对血糖的影响一般；当 GL ≤ 10 时为低 GL，提示食用相应重量的食物对血糖的影响不大。

将 GI 和 GL 应用纳入到糖尿病患者的膳食管理中，能同时定量控制膳食总能量和血糖反应，可以为糖尿病防治提供一种更科学合理的饮食、治疗方法和营养宣传教育工具。

（张召锋）

第四节　能量平衡与健康

一切生物均需要能量（energy）来维持生理功能和生命活动。食物中的产能营养素经生物氧化产生能量，以满足人体基础代谢、身体活动、食物热效应、组织生长发育等的需要。适宜能量摄入、充足身体活动是维持能量平衡的重要因素，并且有助于控制体重、预防慢性非传染性疾病，维持良好健康状况。

一、人体能量平衡

（一）概述

能量的国际单位制导出单位及中国法定计量单位是焦耳（joule，J），1J 指用 1 牛顿的力把 1 kg 物体移动 1 m 的距离所消耗的能量。常用换算单位有千焦（kilojoule，kJ）、兆焦（megajoule，MJ）。

在营养计量上，常用的另一个能量单位是卡（calorie，cal，卡路里），是指在 1 个标准大气压下，将 1g 纯水由 14.5℃升高到 15.5℃所需要的热量，所以也常被称为热量单位。常用换算单位为千卡（kilocalorie，kcal）。一般建议当以卡标示能量值时，应同时标示焦耳。1 cal = 4.184 J，1 J = 0.239 cal

（二）能量代谢

能量代谢（energy metabolism）是指机体物质代谢过程中能量的释放、转移、利用及消耗过程。

1．能量的来源与生成　人体需要的能量主要来源于食物中的产能营养素（energy source nutrient），如脂肪、碳水化合物和蛋白质等，在体内氧化产生的化学能，而化学能是通过食物链逐级传递的。太阳能是所有生命活动的能量来源，可通过植物光合作用进入生态系统，然后从植物转移到动物、人等食物链上游消费者。能量在食物链中的传递与某些营养素 / 有害物质的生物富集作用不同，为单向并且递减式传递的。这也是为什么人类的饮食行为与生态平衡密切相关。适当减少高脂肪、高糖等高能量食物摄入，实现星球健康膳食（planetary health diets）、建立可持续性食物系统（sustainable food systems），是每个地球公民的义务。

除产能营养素外，乙醇（酒精）、有机酸和膳食纤维也可以提供一定能量。每 1 g 供能物质在体内氧化产生的能量为能量系数（energy coefficient），如表 2-5 所示。供能物质氧化过程产生的能量并不能直接被机体利用，而是被腺苷三磷酸（adenosine triphosphate，ATP）的高能磷酸键捕获。之后 ATP 作为载体将能量运送到机体各组织，用来满足化学反应和机械做功所需要。ATP 的合成和降解过程即能量生成（energy generation）、能量消耗（energy expenditure）

过程，统称为能量代谢。

表2-5　食物中供能物质的能量系数

食物成分	能量系数，kJ/g（kcal/g）	食物成分	能量系数，kJ/g（kcal/g）
蛋白质	17（4）	乙醇（酒精）	29（7）
脂肪	37（9）	有机酸	13（3）
碳水化合物	17（4）	膳食纤维	8（2）

引自：GB/Z 21922—2008 食品营养成分基本术语.

2．能量的消耗　人体总能量消耗（total energy expenditure，TEE）主要用于基础代谢、身体活动、食物热效应和生长发育所需。

（1）基础能量消耗（basal energy expenditure，BEE）：指基础代谢状态下消耗的能量。基础代谢（basal metabolism，BM）是指环境温度适宜恒定（22 ~ 26℃）、空腹（禁食 10 ~ 12 h）、清醒仰卧（充足睡眠后）、无任何身体活动且精神松弛时的状态，能量消耗主要用于维持体温、心跳、呼吸等基本生命活动和生理功能。BEE 一般占 TEE 的 60% ~ 70%。基础代谢水平用基础代谢率（basal metabolism rate，BMR）来表示，即单位时间、单位体表面积或单位体重的基础代谢 [kJ/（m^2·h）、kJ/（kg·h）、kcal/（m^2·h）或 kcal/（kg·h）]。BEE 主要与生理状况（年龄、性别、体表面积）、疾病（内分泌疾病、发热、创伤）及应激状态（环境温度、心理应激）等有关。

目前估算 BEE 较为常用的是 Schofield 公式，但由于此公式基于欧美人群制定，亚洲人群和中国人用此公式存在高估可能。中国成年人 BEE 是采用中国人群实测 BEE 加权平均值（18 ~ 49 岁的男 22.3 kcal/kg、女 21.2 kcal/kg），乘以参考体重（男 66 kg、女 56 kg），计算后取整得来的，即男性 1 500 kcal/d，女性 1 200 kcal/d。50 岁以上人群 BEE 下调 5%。

（2）身体活动能量消耗（active energy expenditure，AEE）：指由骨骼肌收缩产生的、在基础代谢之上增加的能量消耗。身体活动（physical activity，PA）是影响能量消耗的主要方面，占总能量消耗的 15% ~ 30%，包括日常必需活动（obligatory activities），如职业活动、交通活动、家务活动等，以及自主活动（discretionary activities），如健身运动、休闲运动等。人体可通过调整身体活动水平（physical activity level，PAL）来增加能量消耗、维持能量平衡。PAL 等于 TEE 与 BEE 的比值（TEE/BEE），比值越大，说明身体活动水平越高。中国成年人 PAL 参考我国 TEE/BEE 实测数据以及日本标准，分为轻、中、重三个等级，对应数值分别为 1.50、1.75、2.00，并据此推荐不同的能量需要量。

（3）食物热效应（thermic effect of food，TEF）：又称食物特殊动力作用（specific dynamic action，SDA），指人体摄食后，营养素在体内消化、吸收、代谢过程中所引起的能量额外消耗现象。碳水化合物、脂肪和蛋白质的食物热效应分别为其产生能量的 5% ~ 10%、0% ~ 5%、20% ~ 30%，食物热效应同时也和进食速度、进食量等有关。多样化膳食模式的 TEF 约相当于 BEE 的 10%。

（4）生长发育：特殊生理期人群，其能量消耗还有维持组织生长发育（如儿童组织生长、生殖器官生长、孕妇体内胎儿生长及青少年乳母乳汁分泌）和能量储存的需要。

（三）能量需要量

能量需要量（energy requirement，ER）是满足上述机体总能量消耗所需的能量摄入量。ER 和年龄、性别、体重、身体活动、生长发育等因素有关。

人体总能量消耗的测定，是制定不同身体活动水平下人群能量需要量的关键和依据。常见的方法有：①直接测热法（direct calorimetry），是测量 TEE 最准确的方法。②间接测热法（indirect calorimetry），即气体代谢法，测量 BEE 和 AEE。③双标水法（doubly labeled water，DLW），常作为金标准来验证其他 TEE 测量方法。④心率监测法（heart rate monitoring，HRM），用以估计 TEE。⑤运动感应器（motion sensors）测量法，如计步器、加速度计等，用来计算 TEE 和 AEE。心率监测和运动感应器结合起来可提高预测 TEE 的准确性。⑥身体活动记录法（physical activity record/diary），连续 3 d 或 7 d 记录被调查对象 24 h 内各项身体活动及其持续时间，并根据身体活动强度、时间及体重，汇总计算出 TEE，常用于群体调查。⑦身体活动问卷（physical activity questionnaire），使用信效度较好的身体活动评价量表，如国际体力活动量表（International Physical Activity Questionnaire，IPAQ）、全球身体活动问卷（Global Physical Activity Questionnaire，GPAQ）等，粗略估计 PAL 和 TEE，简单易行，但属非定量方法。

尽管上述方法尤其 DLW 测量能量消耗相对准确，但由于对仪器设备要求较高，目前大部分国家均缺乏基础实测数据。中国人群能量需要量的推荐是基于 BEE 和 PAL，采用要因加算法（factorial approach）计算出来的估计能量需要量（estimated energy requirement，EER），即 EER = BEE × PAL。据此估算 18 ~ 49 岁轻体力活动水平的 EER 为男 2 250 kcal/d（1 500 × 1.5），女 1 800 kcal/d（1 200 × 1.5）；而中体力活动水平为男 2 600 kcal/d（1 500 × 1.75），女 2 100 kcal/d（1 200 × 1.75）。处于发育期的特殊生理人群（儿童、孕妇、乳母）还要再加上能量储存量。

（四）能量平衡

能量平衡（energy balance），即能量摄入与消耗之间的动态平衡，有助于维持体格、体成分以及必要的身体活动和良好健康状况。如果能量摄入基本满足能量需要量（EER ± 2 倍标准差，男子为 EER ± 400 kcal/d，女子为 EER ± 320 kcal/d），或者能量摄入与能量消耗基本相当（TEE ± 5%），还需要进一步评价体重或体重指数（body mass index，BMI），若稳定且在正常范围内，则为能量平衡。

体重，尤其机体脂肪含量是评价能量平衡的金标准。当能量摄入大于消耗时（正平衡），多余能量即以脂肪形式储存在体内，导致超重和肥胖；当能量摄入小于消耗时（负平衡），机体脂肪甚至蛋白质即被分解以提供能量，久之则导致消瘦和低体重。由此可见，能量不平衡是导致营养不良（malnutrition）的重要原因，目前全球范围内存在营养不良的双重负担。维持能量平衡可通过调整能量摄入和身体活动能量消耗（即吃动平衡）等途径来实现。

二、身体活动

如前所述，身体活动（physical activity，PA）是指任何骨骼肌收缩引起的高于基础代谢水平能量消耗的机体活动，包括睡眠和静态行为以外的一切日常生活活动和运动，除外面部表情肌、咀嚼肌等的运动。任何形式的身体活动只要能达到一定强度、时间并且规律进行，都会收获近期和远期的健康效益。

（一）身体活动分类

1. 按日常活动分类 可分为职业性（occupation）、交通往来（transportation）、家务性（household）和休闲性（leisure-time）身体活动四类，有目标、有计划、重复性、系统性的健身运动或运动锻炼（exercise）属于最后一类。专业运动员的竞技运动（sport training）是以增强运动能力或运动成绩为目的的身体活动，本节不重点关注。

2. 按能量代谢特点分类 可分为有氧运动和无氧运动。有氧运动（aerobic activity）指以有氧代谢为主要供能途径的身体活动，表现为身体大肌群有节奏的、较长时间的持续运动。有氧运动不仅可以促进能量消耗、控制体重，还可以改善心肺功能、降低慢性非传染性疾病风险。无氧运动（anaerobic activity）指以无氧代谢为主要供能途径的身体活动，一般为肌肉的强力收缩活动。无氧运动具有改善骨骼肌肉健康的作用。

3．按身体活动方式分类　可分为关节柔韧性活动（flexibility activity）、抗阻力活动（resistance activity）、身体平衡和协调性活动（balanced and coordinated activities）。关节柔韧性活动可预防运动损伤，身体平衡和协调性活动可预防跌倒和外伤，抗阻力活动可以改善肌肉功能、促进骨健康。

（二）身体活动强度

身体活动评价包括频率（frequency）、强度（intensity）、时间（time）、类型（type）四个基本要素，即FITT原则；另外还有身体活动量（volume）和进度（progress），统称为FITT-VP原则。

身体活动强度（intensity of physical activity）是单位时间内身体活动的能量消耗水平或对人体生理刺激的程度，可分为绝对强度和相对强度。相对强度可用个体最大摄氧量（VO_{2max}）、最大心率（HR_{max}）的百分比、个体主观感觉用力程度等表示。中等强度的心率一般定义为60% ～ 75%HR_{max}，HR_{max}粗估为220 －年龄（岁）。自我评价一般采用自觉运动强度量表，如主观运动强度等级（rating of perceived exertion，RPE）量表。

目前国际上常用的反映身体活动绝对强度的单位是代谢当量（metabolic equivalent，MET），指相对于安静休息时身体活动的能量代谢水平。1MET指每分钟每千克体重消耗3.5 ml氧气，约相当于每小时每千克体重消耗1（实际数值为1.05，约等于1）kcal能量的活动强度，即1MET = 3.5 ml/（min · kg）=1 kcal/（h · kg）。通常以1.0 ～ 1.5 METs、1.6 ～ 2.9 METs、3.0 ～ 5.9 METs、≥ 6.0 METs来定义久坐行为或静态行为（sedentary behavior）、低强度（light-intensity）身体活动、中强度（moderate-intensity）身体活动、高强度（vigorous-intensity）身体活动。中强度身体活动可以降低心血管疾病、糖尿病等慢性非传染性疾病的风险，且运动伤害风险较低；高强度身体活动具有更强的促进和预防疾病作用；低强度身体活动也有助于增加能量消耗和控制体重。

身体活动量（volume of physical activity）一般用身体活动强度与时间的乘积（MET · min）表示。首先进行24 h身体活动记录，之后查询Ainsworth BE网页上“身体活动概要”（compendium of physical activities）中各项活动的MET值，就可以计算出身体活动总能量消耗，即AEE = MET × 时间（min）× 体重（kg）。我国提出以“千步当量”定义身体活动量，1个千步当量相当于普通人中等速度（4千步 / 小时）步行10 min（约1千步），即3 MET × 10 min = 30 MET · min的身体活动量。

WHO和我国的身体活动指南均建议5 ～ 17岁儿童青少年每天至少进行60 min中、高强度身体活动，每周至少3次高强度身体活动和抗阻运动。18 ～ 64岁成年人每周至少完成150 min中强度或75 min高强度身体活动，每周至少2天进行抗阻运动。

（三）身体活动促进

随着城市化进程、交通方式和技术发展，人们的身体活动水平总体呈现下降趋势，全球范围内23%的成年人和81%的青少年身体活动不足（physical inactivity）。而缺乏身体活动是慢性非传染性疾病，如心血管疾病、糖尿病、高血压、恶性肿瘤、抑郁障碍，以及超重、肥胖等的重要危险因素。增加人群身体活动水平是WHO和我国减少慢性非传染性疾病负担的关键战略。经常参加身体活动者，还可以促进骨骼和肌肉健康、改善心肺功能、预防摔倒以及骨折。

WHO、我国以及其他国家对于全生命周期人群的身体活动均给出了适宜建议，包括活动时间、频率、强度、方式等。建议所有人——不论性别、年龄、种族、民族或收入水平，包括慢性非传染性疾病患者和非限制行动能力的人，都应进行身体活动。WHO 在《身体活动全球行动计划（2018—2030）》中，提出创建活跃社会（active society）、活跃人群（active population）、活跃环境（active environment）、活跃系统（active system）四个战略目标，以实现 2030 年全球身体活动不足率下降 15% 的目的。

三、能量过剩与肥胖

肥胖（obesity）是由于机体的能量摄入大于消耗，从而使多余的能量以脂肪形式贮存，导致体脂肪总量过多和（或）局部含量增多及分布异常，是一种由多因素引起，并对健康造成一定影响的慢性代谢性疾病。目前诊断肥胖公认的指标是体重指数（body mass index，BMI），中国成年人 BMI ≥ 24 为超重（overweight），BMI ≥ 28 为肥胖。

全球肥胖流行率在 1975—2016 年间增长近 3 倍，2016 年 18 岁及以上成年人、5 ～ 19 岁儿童青少年、5 岁以下儿童超重肥胖率分别为 39%、18% 和 6%。2012 年中国居民营养与健康状况监测结果表明，我国 18 岁及以上成年人、6 ～ 17 岁儿童青少年、6 岁以下儿童超重肥胖率达到 42.0%、16.0%、11.5%，而 2002 年分别为 29.9%、6.6%、9.2%。全球大部分国家和地区死于超重 / 肥胖的人数大于死于体重不足的人数。

肥胖是慢性非传染性疾病的最重要危险因素，如心血管疾病、糖尿病、骨骼肌肉疾病、某些恶性肿瘤等，还与呼吸系统疾病、肝胆疾病、生殖功能等有关。尤其是儿童期发生肥胖会使慢性非传染性疾病早发生、早死亡和残疾出现的概率明显增加。肥胖儿童的心理发展也会受到一定影响。2015 年全球总死亡的 7.1% 和全因伤残调整寿命年的 4.9% 归因于肥胖。

（一）膳食、身体活动与肥胖

单纯性肥胖是遗传和环境因素共同作用的结果。肥胖发生的根本原因是机体能量摄入大于消耗，使多余能量以脂肪的形式贮存。因此，影响能量平衡的膳食营养因素和身体活动也是与肥胖发生最密切相关的因素。

1．膳食营养因素　与肥胖相关的膳食营养因素包括能量和营养素摄入不均衡、膳食结构不合理、不健康饮食行为等多方面。

高脂肪、高糖等高能量食物摄入与肥胖发生密切相关。1992—2012 年中国居民膳食结构发生了较大变迁，以谷薯类为主的东方膳食模式逐渐转向西方膳食模式，脂肪供能比由 19% 快速上升到 32.9%；而富含膳食纤维的蔬菜、水果、粗杂粮等明显摄入不足，且还有下降趋势。此外参与能量代谢的微量营养素如钙、镁、铁、锌、铬、B 族维生素等，中国居民也大部分摄入不足。

除膳食结构外，不健康饮食行为如三餐不规律、不吃早餐、不合理零食、喜好含糖饮料、倾向在外就餐或外卖、进食不专注、进食速度快、去抑制进食、暴饮暴食等，均与肥胖发生有关。

当然，生命早期的喂养行为也与儿童期乃至成年期肥胖有关，如母乳喂养不足、辅食添加不合理等。

2．身体活动　身体活动不足是肥胖发生的另一个重要因素。久坐不动的生活方式、工作方式、交通方式、空气污染等因素，导致人群身体活动不足和肥胖同步流行。2013 年中国 20 ～ 69 岁居民经常锻炼（regular exercise）的概率仅为 18.7%。

增加身体活动对肥胖的影响与活动方式、强度、总量等密切相关。与无氧运动相比，有氧运动更有利于体脂肪动员分解，可显著减少内脏脂肪，并可持续改善胰岛素敏感性，降低血清甘油三酯水平。与高强度身体活动相比，中、低强度身体活动更多动员体脂肪分解以提供能量

（高强度主要消耗糖原提供能量），且容易坚持，更有利于控制体重。但适度高强度活动对于促进肥胖者骨骼肌肉健康、改善心肺功能有一定好处。与普通人群相比，肥胖人群每日活动时间和活动总量应适度增加。

此外静态活动行为时间过长、睡眠不足也与肥胖发生有关。

（二）肥胖干预策略

1．个体干预 对个体而言，肥胖的干预应贯穿全生命历程，以行为干预（饮食行为和身体活动）为基础。个体干预从胎儿期适宜生长（母亲孕期管理）、婴幼儿合理喂养、学龄前期健康饮食行为养成、学龄儿童和青少年期纠正并固化健康行为，直至成年期行为维持。对于中重度肥胖或有并发症的个体，需在充足证据基础上进行体重管理和治疗，如进食低能量膳食、进行药物或手术治疗。

2．群体干预 在群体层面，需基于社会生态模型，在人际、组织和社区、结构和环境多个水平进行综合干预，促进人群健康食物以及充足身体活动的可提供性和可获得性。群体干预包括家庭食物环境和运动环境的支持，学校政策、环境、服务、教育的支持，社区食物环境、运动环境、消费环境的构建，医疗卫生机构服务和人员能力提升，相关指南（膳食、身体活动等）的制定，食品配方改进、食品标签和营养声称完善，营养素度量法健全，食品税收调整，食品广告管理，媒体宣传等。

（朱文丽）

第五节 矿物质与健康

一、概述

人体组织中含有自然界的多种元素，其组成与地球表层元素组成基本一致。上述元素中除碳、氢、氧、氮元素外的其余元素统称矿物质。矿物质广泛存在于食物与人体内，其种类和含量与外环境中的种类和含量及膳食摄入有关。目前研究发现有 20 多种矿物质为人体生命活动所必需。

（一）矿物质的分类及特点

按照矿物质在人体内的含量分类，分为常量元素和微量元素。

常量元素（macroelements）又称宏量元素，是指在人体内含量超过体重 0.01% 的矿物质，包括钙、磷、钠、钾、氯、镁、硫。

微量元素（microelements）是指在人体内含量低于体重 0.01% 的矿物质。微量元素又分为三类：①人体必需微量元素，铁（Fe）、碘（I）、锌（Zn）、硒（Se）、铜（Cu）、钼（Mo）、铬（Cr）、钴（Co）；②人体可能必需微量元素，锰（Mn）、硅（Si）、硼（B）、钒（V）、镍（Ni）；③低剂量必需微量元素，氟（F）、铅（Pb）、镉（Cd）、汞（Hg）、砷（As）、铝（Al）、锂（Li）、锡（Sn）。

人体内的矿物质有以下特点：①体内矿物质随年龄的增加会有量的变化，但元素之间的比例变化不大。②矿物质体内的分布不均匀，如钙、磷主要分布在骨骼和牙齿，铁主要存在于红细胞，碘主要分布在甲状腺，锌主要存在于肌肉组织，钴主要分布在造血器官。这种分布与其功能密切相关。③体内矿物质不能在人体内合成，在新陈代谢过程中，每天都有一定量的矿物质经多种途径排出体外，必须从膳食和水中摄取。④矿物质之间存在协同或拮抗效应，如钙可明显抑制铁、锌吸收，镁缺乏会同时引起低血钙和低血钾，补镁后，钙、钾水平亦恢复正常。

（二）矿物质的生理功能

体内矿物质具有重要的生理功能，主要表现在以下方面。

（1）构成机体组织和细胞成分：钙、磷、钠、镁参与构成骨骼和牙齿，硫、磷参与构成某些蛋白质，铁是血红蛋白的主要成分。

（2）维持机体酸碱平衡：硫、磷、氯等酸性离子与钾、钠、钙、镁等碱性离子相互配合，构成了人体的缓冲体系，调节体内酸碱平衡。

（3）维持组织细胞的正常渗透压：钠和氯分布在细胞外液，钾在细胞内液。矿物质与蛋白质共同维持组织细胞的渗透压。

（4）维持神经、肌肉的正常兴奋性：钾、钠、钙、镁等无机盐在维持神经、肌肉的正常兴奋性中起重要作用。

（5）构成体内多种生物活性物质的成分　矿物质参与构成酶、激素、维生素、蛋白质、核酸等成分。碘是构成甲状腺素的原料，硒是抗氧化酶——谷胱甘肽过氧化物酶的构成成分，锌是体内 200 多种酶的辅酶，钴是维生素 B_{12} 的组成部分。

（6）作为激活剂，参与机体酶系统的激活：锌是体内多种酶的活性中心，钙对凝血酶有激活作用。

（三）矿物质缺乏的原因

1．地球环境中元素分布不平衡　地壳中矿物质元素分布不同，使某些地区表层土壤中矿物质元素含量过高或过低。如我国克山县水土中硒含量过低，导致当地居民发生克山病（keshan disease）。

2．食物中天然存在矿物质拮抗物　如谷类中的植酸、蔬菜中的草酸都会影响矿物质吸收。

3．食品加工不当　面粉过度加工使糊粉层和麦胚脱粒导致矿物质含量减少。

4．摄入不足或不良饮食习惯　素食、挑食、疾病状态导致食物摄入不足或摄入食物品种单调，使矿物质摄入量达不到机体需求量。

5．生理上有特殊营养需求的人群　孕妇、乳母哺乳期营养素需要量增加，如不及时补充会发生营养素缺乏。

二、钙与骨骼健康

钙（calcium，Ca）在人体内含量仅次于氧、碳、氢、氮，列第 5 位，是人体内含量最多的一种矿物质，参与构成骨骼和牙齿。

（一）体内分布与代谢

足月新生儿体内含钙为 28 ～ 30 g，约占体重 1%。正常成年人体内钙含量为 850 ～ 1 200 g，占体重的 1.5% ～ 2.0%。

体内的钙约有 99% 分布于骨组织被称为钙库，主要以羟磷灰石［$Ca_{10}(PO_4)_6(OH)_2$］结晶的形式存在，少量为无定形磷酸钙。无定形磷酸钙在婴儿期占较大比例，随着年龄增长而逐渐减少。余下 1% 的钙以结合或游离的离子态存在于软组织、细胞外液和血液中，统称其为混溶钙池（miscible calcium pool），其中 0.5% 以离子状态存在于软组织、细胞外液和血液中，称为离子钙，在维持细胞正常功能中起重要作用。0.5% 的钙与柠檬酸螯合或与蛋白质结合，称为结合钙。混溶钙池与骨骼中的钙维持着动态平衡，即骨中钙不断地从破骨细胞中释放进入混溶钙池，而混溶钙池的钙又不断地以“骨盐”形式沉积于成骨细胞。

1．吸收　胎儿时期，钙是胎儿通过绒毛膜细胞经脐带主动吸收母体血钙而摄入的。出生后，人体的钙必须从食物中获取。食物中钙大多以不可溶的复合形式存在，经消化变成离子钙才能被吸收。肠黏膜中纤毛柱状上皮细胞腔面的纤毛构成的刷状缘是钙的主要吸收部位。

钙主要在小肠吸收，吸收率一般介于 20% ～ 60%，吸收方式主要为主动转运（active transport）和被动扩散（passive diffusion）。

（1）主动转运：主要在十二指肠和小肠上段，是通过钙结合蛋白为载体的主动转运。

当钙摄入水平较低时，肠腔内钙浓度低于肠黏膜细胞外液时，由肠黏膜细胞通过跨细胞转运主动吸收钙。此时肠道钙由钙结合蛋白跨膜逆浓度梯度转运，需要耗能。钙主动吸收过程依赖于 1,25-$(OH)_2D_3$ 和肠道维生素 D 受体的作用，具有饱和性，受钙摄入量和身体的需要量的调节。当机体需要量增加或膳食摄入钙较低时，肠道钙的主动转运增强。

（2）被动扩散：当肠道（尤其是空肠和回肠）中的钙离子浓度高于血浓度时，钙离子可按照浓度梯度被动扩散进入血液循环。此过程主要是由刷状缘钙离子载体来完成的，此类载体不依赖能量供应。

肠钙吸收机制主要取决于钙的摄入量。当食物中钙的摄入量较低时，十二指肠的主动转运功能增强，大部分钙在此被吸收。由于钙必须以离子的形式被吸收，因此食物中钙的可消化性及溶解性对钙生物利用度的影响特别重要。当钙的摄入量较大（每天超过 800 mg）时，此时在空肠和回肠中的被动转运成为主要吸收机制。被动转运受到钙溶解性、在小肠末段的停留时间及从肠腔到血液和淋巴液扩散速率的影响。

2．影响钙吸收的因素　影响钙吸收的因素主要有膳食因素、生理因素和某些激素等。

（1）促进钙吸收的主要因素

1）维生素 D：是促进钙吸收的关键因素，除了促进小肠吸收钙外，还与甲状旁腺素协同发挥破骨细胞的生成和增强活性的作用，而与甲状旁腺激素不同，它不抑制破骨细胞转化为成骨细胞，因此具有溶骨、成骨双向调节和骨结构改建功能。

2）乳糖：能与钙螯合成低分子可溶性物质，有利于钙吸收。

3）某些氨基酸：如赖氨酸、色氨酸、精氨酸等能与钙形成可溶性盐，有利于钙吸收；但如果蛋白质摄入过多而超过需要量时，则尿钙排出增多，可能会出现负钙平衡。目前普遍认为高蛋白饮食抑制钙吸收。

4）低磷膳食：低磷膳食可降低血液磷的水平，刺激维生素 D 活化，促进钙吸收。

5）人体对钙的需要量：人体对钙的需要量增加时，钙的吸收率也增加，如婴儿期钙吸收率约 60%，儿童期约为 40%，成年人为 20% ～ 40%，妊娠后期为 50% ～ 60%。

6）酪蛋白磷酸肽：酪蛋白是奶中蛋白质之一，该蛋白质经消化与磷酸结合成为酪蛋白磷酸肽。酪蛋白磷酸肽在小肠可与钙结合成可溶性钙盐，有利于吸收。

7）雌性激素：通过促进维生素 D_3 的生成，促进钙的吸收和代谢，促进肾对钙的重吸收，抑制溶骨作用导致血钙和血磷的双升高，促进骨化和骨髓成熟。

8）适量运动促进钙吸收：体力活动可提高钙吸收率并促进钙的储存。

（2）不利于钙吸收的主要因素

1）草酸、植酸：可与钙结合生成不溶性钙盐，降低钙吸收。植酸存在于谷物中，草酸存在于蔬菜中，如菠菜、竹笋等。

2）膳食纤维：膳食纤维中的糖醛酸残基与钙结合，影响钙吸收。

3）高脂肪膳食或脂肪消化不良：未被吸收的脂肪酸与钙结合成钙皂沉淀而阻碍吸收。

4）某些矿物质如钠、钾、氟、镁等，某些药物如中草药、抗酸药和利尿剂，均可阻碍钙吸收。

5）糖皮质激素：可抑制胶原蛋白的合成，并促成胶原蛋白和骨基质的分解，抑制肠道钙的吸收功能、增加尿钙排泄，降低血钙。

6）某些疾病：某些疾病如恶性肿瘤、肝疾病和肾疾病均会影响到钙的吸收与代谢。

3．代谢 体内钙贮存与膳食供给量和机体对钙的需要量有关。当膳食摄入量充足或机体需要量增加时，钙在体内的贮存量相应增加。钙在体内的贮存与年龄密切相关，20 岁时体内含钙 1 000 ～ 1 200 g，骨骼继续矿化，20 ～ 39 岁达到骨量峰值，之后骨丢失。40 岁后骨重缓慢降低，50 岁后加速降低，尤其女性在绝经期后，男性在 60 岁后迅速下降。

钙主要通过粪便、尿、汗液、乳汁排出，其中约 80% 经肠道、20% 经肾排出。肠道排出的钙是食物钙中经消化不能被吸收的难溶钙及其结合物。肾钙排泄和重吸收功能受体内钙浓度和多种激素尤其是甲状旁腺素的调节，并依赖肾小球的滤过功能和肾小管的重吸收功能。成年人每日尿液钙排出量 150 ～ 450 mg（3.75 ～ 11.25 mmol/L），最高可达 1 000 mg（25 mmol/L）。尿钙与血钙水平相关，当血钙浓度低于肾钙阈值（8.5 mg/dl）时，尿液中的含钙量降低。当血钙低于 6.5 mg/dl 时，尿钙几乎为零。汗液钙排出量为 0.3 ～ 0.5 mmol/L，乳汁中钙含量约为 30 mg/dl（7.5 mmol/L）。特殊情况下，如人体补液、酸中毒、高蛋白饮食、高镁饮食、高钠饮食、甲状腺素异常、肾上腺皮质激素异常均可导致钙排出量异常。

4．体内钙调节 体内钙平衡的维持，主要通过甲状旁腺素、降钙素、维生素 D 的调节实现（详见第六节）。

血浆和体液中的钙以蛋白结合钙、扩散钙和离子钙三种形式存在，三者构成百分比分别为 46.0%，6.5% 和 47.5%。正常人血浆或血清总钙浓度比较恒定，平均为 2.5 mmol/L。因骨钙和循环钙不断交换，处于动态之中，血浆总钙量不能反映钙的水平，特别在酸中毒、碱中毒或血浆蛋白浓度异常的患者中。

（二）生理功能及营养状况评价

1．生理功能

（1）构成、维持骨骼和牙齿的结构和功能：正常情况下，骨骼中的钙从破骨细胞不断释放进入混溶钙池，混溶钙池中的钙不断沉积于成骨细胞中形成新骨，使骨骼不断更新，维持钙的动态平衡。骨骼钙的更新随年龄而异，幼儿骨骼更新一次需 1 ～ 2 年，儿童阶段骨骼每年更新 10%，成年后骨骼每年更新为 2% ～ 4%；40 ～ 50 岁以后，骨吸收大于骨形成。骨钙丢失女性大于男性，女性在绝经期后、男性在 60 岁后骨钙丢失加速。

（2）维持神经与肌肉正常活动：钙与钾、钠、镁等离子共同维持神经肌肉正常兴奋性和神经冲动的传导。钙离子能抑制神经肌肉的兴奋性，当血清钙下降时，神经肌肉兴奋性升高，会出现肌肉痉挛、抽搐等临床表现。

（3）参与体内某些酶的活性调节：钙离子为多种酶的激活剂，参与脂肪酶、ATP 酶、钙调蛋白等的活性调节。

（4）其他：参与凝血，钙离子是凝血过程中的凝血因子Ⅳ；作为细胞内的第二信使，介导激素调节；维持酸碱平衡；维持毛细血管通透性；参与维持细胞膜的完整性。

2．营养状况评价 目前尚缺乏评价人体钙营养水平的理想方法。一般通过膳食调查，结合生化指标、临床体征、骨密度和骨强度等来判定钙的营养状况。

（1）膳食调查：了解在一定时间内，被调查对象膳食摄入钙的水平。

（2）生化检查：血钙不是反映人体钙营养水平的敏感指标。24 h 尿羟脯氨酸 / 肌酐比值与膳食摄入钙有关，可作为评价指标，正常值为 10 ～ 33。

（3）钙平衡测定：根据钙摄入量和排出量的差值，计算正负平衡值。

（4）骨质测量：包括骨矿物质含量（bone mineral content，BMC）测量和骨矿物质密度（bone mineral density BMD）测量，是反映钙储存量的常用指标。BMC 是特定部位骨骼所含矿物质总量。BMD 为单位面积的 BMC。BMC 适用于生长发育期的儿童，能反映生长期的儿童青少年钙的利用情况；BMD 适用于成年人，测定部位以腰椎、股骨较为敏感。

（三）膳食参考摄入量及食物来源

1．膳食参考摄入量　《中国居民膳食营养素参考摄入量（2013 版）》中列出了不同的生理条件下，儿童、孕妇、乳母、成年人、老年人的钙参考摄入量。其中，成年人（18 ~ 49 岁）推荐摄入量（RNI）为 800 mg/d；老年人（50 岁~）RNI 为 1 000 mg/d，可耐受最高摄入量（tolerable upper intake，UL）为 2 000 mg/d。

2．食物来源　奶及其制品中钙含量丰富且吸收率高，豆类、绿色蔬菜、鱼虾等海产品、芝麻、硬果类也是钙的良好来源。硬水中含有一定数量的钙。

（四）钙与健康

钙是对骨骼健康有重要作用的营养素，且是最易发生缺乏的。维持良好的骨骼健康需要有适宜的钙摄入量和激素水平（如绝经后雌激素的替代疗法应用），以及需要适当的身体活动和戒烟等。

1．钙缺乏　钙缺乏属于全球性的健康问题，好发于老年人、儿童、妇女等特殊人群中。即使在发达国家，钙缺乏也同样普遍存在。我国居民由于奶及奶制品摄入量低，钙摄入不足或缺乏比较常见。钙缺乏会影响骨骼、牙齿的正常结构和功能，严重缺乏时会导致童年期的佝偻病和成年期的骨软化症和骨质疏松症（osteoporosis）。

（1）儿童佝偻病：骨骼、牙齿发育障碍，常伴有维生素 D 缺乏。好发人群为婴幼儿，童年期因生长发育需要足量的钙摄入，若长期摄入不足，易导致钙缺乏，表现为烦躁、惊啼、多汗、枕秃症状，造成骨骼、牙齿发育不良，如出现生长发育迟缓、囟门闭合晚、方颅、肋骨串珠、漏斗胸，“O”形或“X”形腿等。牙齿病变常表现为牙齿钙化不全、龋齿。由于缺钙会导致神经肌肉兴奋性增高，表现为手足屈肌群痉挛、抽搐，为手足搐搦。

（2）成年人骨软化症和骨质疏松症

1）骨软化症：多发生于生育次数多而哺乳时间长的妇女，严重者出现脊柱、骨盆骨质软化，骨盆变形等。

2）骨质疏松症：骨质疏松症是以骨量减少和骨密度降低、骨的微观结构退化为特征，致骨脆性增加和易产生骨折的全身性骨骼疾病，多发生于绝经期后女性和 60 岁以上的男性。影响骨质疏松的因素很多，有遗传、内分泌、年龄、性别、运动、机械负荷和营养因素等，其中营养因素包括钙、磷等矿物质，维生素 D、维生素 A，以及蛋白质、膳食纤维等。骨质疏松症的发病机制主要是血钙水平下降，而钙吸收下降是血钙水平降低的主要原因。钙吸收下降主要由低钙饮食、低维生素 D 膳食或日照不足、长期卧床、高磷饮食，以及随年龄增长出现的钙吸收功能障碍等因素造成。

2．过量

（1）增加结石危险：过量摄入钙可能导致高钙血症（hypercalcemia），症状包括疲劳、情绪不稳定、便秘、消化不良、心律不齐、软组织钙化和肾损伤。老年人和有遗传性代谢缺陷的患者，补充过多的钙可导致高钙尿症（hypercalciuria），并可能导致肾结石的形成。

（2）乳 - 碱综合征：采用 Sippy 膳食治疗消化性溃疡可导致乳 - 碱综合征（milk-alkali syndrome，MAS）。因摄入大量碳酸氢钠、磷酸钙、奶等导致，典型的症候群包括高钙血症、碱中毒、肾功能障碍。

（3）影响其他矿物质吸收利用：过量钙会影响其他矿物质如铁、锌、镁、磷的吸收利用。补钙过度可减少铁的吸收，使处于边缘铁缺乏状态的人出现铁缺乏。

（4）增加心血管病的危险性：长期血钙和血磷增高或软组织异常等原因可导致钙在软组

织沉积。绝经期妇女的钙干预研究发现，过量补钙可导致心血管病风险增加，血管钙化可能是心脑血管病风险增高的原因。

3．钙与其他慢性非传染性疾病

（1）高血压：钙可以防止血管紧张性收缩，改善血管的弹性。研究报道膳食钙有改善高血压的作用，且摄入量与血压下降间有量效关系。有关防治高血压的膳食方法研究显示。食用富含钙的果蔬膳食能显著、快速地出现降低血压的反应，如果同时每天食用 3 份低脂乳制品则降压效果更明显。

（2）癌症：增加钙和乳制品摄入可能降低结肠癌的风险，可能的机制是通过降低粪便中游离胆酸和游离脂肪酸的浓度从而降低细胞毒性。膳食钙和维生素 D 可能预防乳腺癌和其他癌症。

三、钠

钠（natrium，Na）是人体必需的宏量元素之一，从细胞分裂开始，钠就参与细胞的生理过程。钠是细胞外液中的主要阳离子，是食盐的组成成分，氯化钠是人体内最基本的电解质。钠对肾功能有影响，缺乏或过多会引起许多疾病。

（一）体内的分布及代谢

人体钠的含量差别较大，成年人体内含钠总量大约为 105 g，约占体重的 0.2%。其中约 50% 分布在细胞外液，40% ～ 45% 在骨骼，细胞内液含量较少，仅占 5% ～ 10%。

体钠可分成两部分。

（1）可交换钠：为 35.4 ～ 48.9 mmol/kg，占总体钠的 70% ～ 75%，称为钠库（natrium pool）。当人体缺钠时，它补充到细胞外液。

（2）不可交换钠：为 15.2 ～ 16.3 mmol/kg，骨骼中钠的 88% 沉积于羟磷灰石晶格中，不易与细胞外液交流，仅小部分在晶体表面。血钠降低时不可交换钠从骨库中转移到血浆中，在临床上无重要性。

正常人血浆钠浓度为 135 ～ 140 mmo1/L。红细胞钠浓度为 9.61 mmol/L，白细胞为 34.4 mmol/L，血小板为 37.8 mmol/L。

人体钠的来源包括食物和烹调用食盐（氯化钠）。钠在小肠上部吸收，吸收率极高，故粪便中含钠量很少。肾是钠重吸收的场所，每日肾小球过滤的钠中约 90% 被肾小管和集合管重吸收。肾对水和电解质的代谢、重吸收和排泄起着决定性的调节作用。通常情况下，肾排钠受肾素 - 血管紧张素 - 醛固酮系统调节，钠由尿排出约 90%，小部分从汗或肠道中排出。肾对调节、保存体内水分和盐类、维持体液和电解质平衡有极其重要的意义。

（二）生理功能

1．调节体液平衡与渗透压　钠主要存在于细胞外液，是细胞外液中的主要阳离子，与对应的阴离子构成细胞外液的渗透压。钠通过对细胞外液渗透压的调节以维持细胞内外水分的恒定。人体细胞外液中的钠与细胞内液中的钾含量的平衡，是细胞内外水分恒定的基础。钠作为 Na^+-K^+-ATP 酶的成分，驱动钠钾泵的运转，以维持细胞内外液渗透压平衡。

2．维持酸碱平衡　钠在肾小管重吸收时与 H^+ 交换，清除体内酸性代谢产物（如 CO_2），维持体液的酸碱平衡。钠离子总量通过影响缓冲系统中的碳酸氢盐而发挥对体液酸碱平衡的调节作用。

3．增强神经肌肉兴奋性　钠对 ATP 的生成和利用、肌肉运动、心血管功能、能量代谢都发挥作用。钠不足时 ATP 的生成和利用减少、能量的生成和利用较差、膜极化延迟或紊乱，导致神经肌肉传导迟钝。临床表现为肌无力、意识模糊甚至昏迷，出现心血管功能受抑制的症状。

4．维持正常血压　钠调节细胞外液容量，维持血压。血容量的增加或减少会造成血液对动脉壁的压力，即血压的升高或降低。血压的变化会触发肾素 - 血管紧张素 - 醛固酮系统调节机制，从而调节肾对钠、水分的重吸收作用，维持正常血压。

（三）钠与健康

体内钠营养状况可由尿钠排出量和血清钠水平评价。尿钠排出量每日在 3 000 mg ～ 6 000 mg，但出汗过多、腹泻等可严重影响其排出量。血浆钠相对比较恒定，儿童、成年人血浆钠浓度平均为 135 ～ 140 mmol/L。

1．钠缺乏　人类食物及烹调用盐含钠量充足，加上肾对钠排出的调节作用，人体很少出现缺钠的情况。钠缺乏（natrium deficiency）多见于以下情况：钠摄入不足、长期禁食或膳食钠限制过严；钠大量丢失，如高温致大量出汗，反复呕吐、腹泻以及造瘘、腹腔透析治疗，反复大量放腹水等；肾钠排出过多，如醛固酮缺乏致调节功能紊乱和尿中钠排出增加，急性或慢性肾衰竭伴有肾小管钠和水的重吸收功能低下，临床上长期使用利尿剂如氢氯噻嗪类、依他尼酸、呋塞米等；烧伤、严重感染、大面积创伤、大手术后、糖尿病酮症酸中毒、抗利尿激素分泌失调综合征等都会引起钠丢失或钠消耗增加。当血浆钠水平低于 135 mmol/L 时称为低钠血症。低钠血症分为急性和慢性两种，治疗的目的是提高血钠。

2．钠过量　肾功能正常者摄入的过多钠并不在体内蓄积。而一般食物或烹调中的钠，也不会过量而致中毒。血浆钠大于 150 mmol/L 时称为高钠血症。心源性水肿、肝硬化腹水期、肾病综合征、肾上腺皮质功能亢进、某些脑部病变（如蛛网膜下腔出血、脑瘤等）都可能出现高钠血症。正常人一日摄入 35 ～ 40 g 食盐可引起钠急性中毒，出现水肿、血压上升、血浆胆固醇升高、小血管脂质沉积等。

3．钠与高血压　钠盐的摄入量与高血压显著相关。流行病学调查证实，食盐摄入量高的地区，高血压发病率高，限制食盐的摄入可明显改善高血压。回顾性研究发现减少食盐摄入量，对高血压患者有降低血压的作用，对正常人血压也有部分降低效应，可用于预防高血压。

钠调节细胞外液容量，维持血压。血容量的增加或减少会造成血液对动脉壁的压力，即血压的升高或降低。血压的变化会触发肾素 - 血管紧张素 - 醛固酮系统调节机制，从而调节肾对钠、水分的重吸收作用。当血压下降时，肾分泌肾素，肾素会引起一系列反应使血管紧张素Ⅱ形成。后者通过收缩动脉壁和刺激肾上腺分泌醛固酮，通过增加钠和水分的重吸收的途径造成血容量和血压的上升。血压上升后会抑制肾素和醛固酮的分泌，使血压不会持续上升。随着食盐摄入量的增加，血压也随着增高。有研究表明每天摄入 7 g 食盐者，高血压患病率为 6.9%；摄入 10 g 者，为 8.6%；摄入 26 g 者，则为 39%。

4. 增加脑卒中及心血管疾病的风险　流行病学调查、临床研究等显示，高盐摄入可使脑卒中和冠心病发病率显著增加。

（四）膳食参考摄入量

人体对钠摄入水平适应性很大。据报道在短期内，钠摄入量低于 45 mg/d，或高至 35 000 mg/d 以上均不会发生明显疾病；但长期摄食钠过高，可能会导致高血压、癌症等一些慢性疾病的发生。

中国营养学会编写的《中国居民膳食营养素参考摄入量（2013 版）》称成年人（18 岁～50 岁）膳食钠的适宜摄入量（adequate intake，AI）为 1 500 mg/d。预防慢性非传染性疾病的建议摄入量（proposed intakes for preventing non-communicable chronic disease，PI-NCD）为 2 000 mg/d。

（五）食物来源

钠的食物来源广泛，动物性食物钠含量高于植物性食物，但人体钠来源主要为食盐（氯化钠）以及加工食品 [加工、制备食物过程中加入的氯化钠或含钠的化合物，如味精（谷氨酸钠）、小苏打（碳酸氢钠）等]，酱油、盐渍或腌制食品、酱豆腐、咸味休闲食品等钠含量较高。食盐中钠占 40%。如果以天然食物提供膳食 10% 的钠计算，成年人每日氯化钠的摄入量约为 5 g。WHO 的建议值为每人每日食盐用量不超过 5 g。

四、钾

（一）体内的分布及代谢

钾（potassium，K）占人体矿物质的 5%，为生长必需的元素，是细胞内的主要阳离子。正常成年人体内钾含量为 120 ～ 150 g。体内 98% 的钾存于细胞内液，主要分布在肌肉、肝、骨骼和红细胞等。其中 70% 的体钾储存于肌肉，10% 在皮肤，6% ～ 7% 在红细胞内，6% 在骨内，4.5% 在脑，4.0% 在肝，2% 在于细胞外。正常人血浆钾浓度为 3.5 ～ 5.3 mm/L，约为细胞内钾浓度的 1/25。

人体钾主要来源于食物，食物中的钾 90% 在肠道吸收，钾的重吸收在肾进行。成年人每日从膳食摄入钾为 240 ～ 400 mg，由小肠通过被动扩散吸收，吸收率高达 90%。吸收的钾通过钠泵转入细胞内。小部分钾则是通过毛细血管壁逆浓度梯度主动转运吸收。肠腔的钾浓度随摄入量而变化。

体内钾主要是经肾由尿中排出。肾是维持钾平衡的主要调节器官。在正常情况下，摄入的钾 85% 经肾排出，10% 左右从粪便排出，其余少量由汗液排出。一般健康人不会有钾摄入过多而引起中毒的危险；但患有心、肝、肾疾病（如钾潴留）的人，可发生高钾血症。对于不能进食或服用利尿剂的患者，必须注意补钾，以免发生低钾血症。

（二）生理功能

1．构成体内电解质，维持细胞正常渗透压 钾是细胞内的主要阳离子，主要维持和调节细胞内液的容量及渗透压，维持体液酸碱平衡，保证人体正常进行新陈代谢。钾与钠、钙、镁、氯共同维持细胞内、外水分平衡，参与细胞内、外渗透压和体液容量的调节。

2．维持心肌的正常功能 钾协同钙和镁维持心脏正常功能。心肌细胞内、外钾离子浓度对心肌的自律性、传导性和兴奋性有重要作用。钾缺乏时，心肌兴奋性增高；钾过高时又使心肌自律性、传导性和兴奋受抑制。二者均可引起心律失常。若缺钾或钾过多，均可使心脏功能严重失常。

3．构成某些蛋白质和酶的辅基，并参与碳水化合物、蛋白质的代谢 钾在体内参与许多代谢反应，起到某些体内酶的辅基作用。如糖分解所必需的丙酮酸激酶需要高 K^+ 浓度激活；葡萄糖和氨基酸经过细胞膜进入细胞合成糖原和蛋白质时，必须有适量的钾离子参与。钾缺乏时，糖、蛋白质的代谢将受到影响。

4．调节酸碱平衡 钾代谢紊乱可影响细胞内、外酸碱平衡。当细胞失钾时，细胞外液中钠与氢离子进入细胞内，肾远曲小管钾离子与钠离子交换减少，氢离子与钠离子交换增多，引起细胞内酸中毒和细胞外碱中毒。反之，细胞外钾离子内移、氢离子外移，引起细胞内碱中毒和细胞外酸中毒。

5．降低血压 血压水平与膳食钾或血清钾呈负相关。钾能对抗钠引起的高血压，补钾对高血压及正常血压均有降低作用。

（三）钾与健康

1．钾缺乏与低钾血症　钾缺乏是指体内钾总量的减少，当血清钾浓度低于 3.5 mmol/L，称为低钾血症。3.0 ～ 3.5 mmol/L 为轻度缺钾，症状较少；2.5 ～ 3.0 mmol/L 为中度缺钾，多有钾缺乏症状；低于 2.5 mmol/L 为重度缺钾，可出现严重钾缺乏症状。钾缺乏常见于严重的腹泻、呕吐导致体内钾吸收不足，以及某些降压药、利尿剂引起的钾排出过多。轻度缺钾者，可以鼓励多进富含钾的食物，慢性病患者可以口服钾盐；严重缺钾又不能口服者，用氯化钾加入葡萄糖静脉滴注。

2．钾过多与高钾血症　血清钾浓度高于 5.5 mmol/L 称为高钾血症，一般经膳食摄入不会导致钾过量。高钾血症常见于肾衰竭、酸中毒、创伤、缺氧、输入过量的含钾药物或口服过量钾制剂者，以及失水、失血者，尤其是有休克者。高钾血症的主要症状是心脏和中枢神经系统活性受抑制，出现心跳缓慢、面色苍白、极度疲乏、躯干和四肢感觉异常、肢体湿冷、肌肉酸痛、嗜睡、意识模糊、肌张力减退，甚至肌腱反射消失，进而发生松弛性瘫痪、呼吸肌麻痹。严重者出现心搏骤停而突然死亡。

3．钾与高血压　钾对水和体液平衡起调节作用，钾能对抗高钠引起的高血压。钾对轻症高血压有降压作用，其作用机制可能与钾直接促进尿钠排出、抑制肾素 - 血管紧张素系统和交感神经系统、改善压力感受器的功能，以及直接影响周围血管阻力等因素有关。钾也可通过利尿、降低肾素释放、扩张血管、提高 Na^{+}-K^{+}-ATP 酶的活性，以改善水钠潴留，使血压下降。

（四）膳食参考摄入量

《中国居民膳食营养素参考摄入量（2013 版）》中建议，成年人膳食钾的 AI 为 2 000 mg/d，PI-NCD 为 3 600 mg/d。

（五）食物来源

食物中钾来源广泛，大部分食物都含有钾，豆类、菌类、蔬菜和水果是钾的最好来源。其中紫菜、莲子钾含量极高，干杏、香蕉、橘子、菠萝、山药、花茎甘蓝、马铃薯、牛肉、猪肉、牛肝等富含钾。

五、铁

铁（iron，Fe）是人体必需微量元素中含量最多，也是最易发生缺乏症的微量元素。铁缺乏可导致缺铁性贫血，其高发人群为婴幼儿、儿童、青少年与生育期女性。

（一）含量与分布

正常成年人体内含铁总量为 4 ～ 5 g。体内铁可分为功能性铁和贮存性铁。功能性铁包括血红蛋白铁、肌红蛋白铁、血红素酶类（细胞色素、细胞色素氧化酶、过氧化物酶）、辅助因子和运输铁。其中人体内血红蛋白铁占铁总量的 65% ～ 70%，肌红蛋白铁约占 5%，含铁酶类（组织细胞内的细胞色素、细胞色素氧化酶、过氧化物酶和过氧化氢酶）所含的铁约占 1%，总量为 6 ～ 8 mg，也被称为组织铁，其功能极为重要。贮存性铁为铁蛋白和含铁血黄素，主要存在于肝、脾、骨髓的网状内皮细胞中，约占体内总铁的 25%。正常男性的贮存性铁约为 1 000 mg，女性仅为 300 ～ 400 mg。

（二）吸收与代谢

食物中的铁主要是三价铁，须在胃中经过胃酸的作用使之游离，并还原成二价铁后才能为肠黏膜所吸收。吸收部位主要在十二指肠和空肠。

膳食中铁的吸收率平均约为10%。各种食物间有很大的差异：动物性食物中铁的吸收率一般高于植物性食物，例如牛肉中铁的吸收率为22%，鱼肉为11%，而玉米、大米、大豆、小麦中铁的吸收率只有1～5%。鸡蛋中铁的吸收率为3%，对成年人而言，属于贫铁食物。

食物中的铁可分为血红素铁和非血红素铁。血红素铁是与血红蛋白及肌红蛋白中的原卟啉结合的铁，主要来自动物性食物中。食物经胃酸和蛋白酶消化游离出血红素，直接被肠黏膜细胞吸收。此类铁不受植酸、磷酸等的影响，吸收后在黏膜细胞内分离出铁，并和运铁蛋白结合，吸收率较非血红素铁高。非血红素铁主要以与有机物络合的形式存在于植物性食物中，络合物的有机部分为蛋白质、氨基酸及有机酸。非血红素铁主要来自铁盐、铁蛋白、含铁血黄素和植物性食物中的高铁化合物。

非血红素铁的吸收常受到一些因素的影响：①抑制非血红素铁吸收的因素主要包括粮谷、蔬菜中所含的植酸盐、草酸盐与铁形成不溶性盐，影响铁吸收；膳食纤维摄入过多，结合阳离子铁、钙、锌等，干扰铁吸收；茶叶、咖啡中的鞣酸、多酚类等物质，干扰铁吸收；胃酸缺乏或过多服用抗酸药，抑制铁吸收；蛋类中存在卵黄高磷蛋白，干扰铁吸收。②促进非血红素铁吸收的因素主要有维生素C作为还原物质将三价铁还原为二价铁，且与铁螯合形成可溶性小分子络合物，利于铁吸收；某些氨基酸，如胱氨酸、半胱氨酸、赖氨酸、组氨酸，以及葡萄糖、果糖、柠檬酸、琥珀酸、脂肪酸、肌苷、山梨酸等与铁螯合成小分子可溶性单体，利于铁吸收；肉、禽、鱼类食品中有一种叫“肉类因子”的物质，能促进铁吸收；乳酸、丙酮酸可促进铁吸收。

铁的吸收也受体内铁的需要程度的影响，机体需要量增加时如缺铁、患血色病、妊娠期时，铁的吸收增加；而铁负荷过量和红细胞生成抑制时，则吸收减少。

机体可对吸收的铁进行贮存和再利用。体内剩余的铁以铁蛋白和含铁血黄素形式储存。人体每日铁排出量为0.95～1.02 mg，其中肠道排出0.6 mg，尿0.1 mg，皮肤0.2～0.3 mg。女性由于生理原因失铁多，易发生贫血。

（二）生理作用

1．参与氧的转运与多种酶的合成 铁为体内血红蛋白、肌红蛋白、细胞色素A及某些呼吸酶的主要成分，为血液中交换和输送氧所必需，参与体内氧与二氧化碳的转运、交换和组织呼吸过程。铁是许多酶的活性部分的组成成分，含铁的酶类有还原酶（核苷酸还原酶）、氢化酶、过氧化物酶（细胞色素过氧化物酶）、过氧化氢酶、琥珀酸脱氢酶。

2．维持正常的造血功能 铁在骨髓的幼红细胞内，与卟啉结合成正铁血红素，再与珠蛋白合成血红蛋白。铁缺乏时，新生的红细胞中血红蛋白含量不足，影响DNA的合成及幼红细胞的分裂、增殖、成熟，还可使红细胞变形能力降低、寿命缩短、自身溶血增加。

3．其他 维持正常的免疫功能，催化β-胡萝卜素转化为维生素A，参与嘌呤与胶原的合成、抗体的产生及药物在肝的解毒等。

（三）缺乏与过量

1．铁缺乏 铁缺乏是一种常见的营养缺乏病，多发于婴幼儿、孕妇和乳母和老年人。铁缺乏可分为三个阶段。

（1）贮存性铁减少期（iron depletion，ID）：贮存性铁减少，表现为血清铁蛋白含量降低，其他反映铁营养状况的指标在正常范围。

（2）红细胞生成缺铁期（iron deficiency erythropoiesis，IDE）：血清铁蛋白、血清铁、运铁蛋白饱和度等都下降，总铁结合力上升，红细胞游离原卟啉浓度上升。

（3）缺铁性贫血（iron deficiency anemia，IDA）：除以上指标变化外，血红蛋白和血细胞比容（hematocrit）均下降，贫血的严重程度取决于血红蛋白减少的程度。

铁缺乏的临床表现主要有心慌、气短、头晕目眩、精力不集中、面色萎黄、黏膜苍白、免疫功能和抗感染能力降低、肝脾轻度变大，以及患贫血性心脏病，严重时出现杵状指等。儿童铁缺乏可引起体格和智力发育的损害以及行为改变，如儿童易烦躁，精力不集中，认知、理解和学习能力下降等。铁缺乏导致的儿童认知能力的损害，即便以后补充铁也难以恢复。有研究报道，铁缺乏可增加铅的吸收，铁缺乏儿童的铅中毒发生率比无铁缺乏的儿童高 3 ～ 4 倍。

2．铁中毒　正常情况下，通过膳食途径不会引起铁中毒。铁中毒可分为急性和慢性。急性中毒常见于过量误服铁剂，尤其常见于儿童。主要症状为消化道出血，死亡率很高。慢性铁中毒主要见于遗传性血色病及获得性血色病。遗传性血色病为常染色体隐性遗传病，获得性血色病因长期过量摄入铁、长期大量输血、患肝病引起铁代谢障碍，以及各种原因引起的红细胞生成障碍等造成。慢性铁负荷过大可导致心力衰竭、肝硬化、糖尿病、关节炎、性腺萎缩及皮肤色素沉着等。治疗铁负荷过大可采用药物疗法或放血疗法。

（四）膳食参考摄入量

《中国居民膳食营养素参考摄入量（2013 版）》中，成年人膳食铁的 RNI 为男性 12 mg，女性 20 mg，UL 为 42 mg。

（五）食物来源

膳食铁的良好来源为动物性食品，如动物肝、动物全血、畜禽肉类、鱼类。植物性食品中紫菜、海米、海带、黑木耳、香菇、大豆、全麦、芝麻酱、菠菜、苋菜、樱桃、紫葡萄等含铁较高，但植物来源的铁一般吸收率较低。

六、碘

碘（iodine，I）是甲状腺激素的重要组成成分。碘在人体的总量为 20 ～ 50 mg，其中约 80% 存在于甲状腺中，其余分布于血液、肌肉、骨骼、皮肤、肝、肾、肺、乳腺、卵巢、淋巴结等处。

食物中的碘包括有机碘和无机碘两种形式。有机碘在消化道被消化、脱碘后，以无机碘的形式被吸收；同脂肪结合的有机碘可以不经过肝，由乳糜管（lacteal）直接吸收。体内的碘由尿、粪便、乳汁等途径排出，其中有近 90% 随尿排出，近 10% 随粪便排出，其余极少量则随汗液和呼出气体等排出。

（一）生理功能

碘在人体内主要参加甲状腺素的合成，通过甲状腺素体现其生理作用。甲状腺素调节和促进代谢，与生长发育关系密切。

1．参与蛋白质、脂肪、碳水化合物与能量的合成　甲状腺素参与蛋白质、脂肪、碳水化合物的代谢，促进生物氧化和磷酸化过程，调节能量转化。

2．促进生长发育　甲状腺素能促进神经系统的发育、组织的发育和分化、蛋白质合成。儿童发育期身高、体重、肌肉、骨骼的增长和性发育都需要甲状腺素，碘缺乏时甲状腺功能减退，导致儿童生长停滞、智力低下。碘在胚胎发育期和出生后的早期尤其重要。

3．调节水、盐代谢　甲状腺素有促进组织中水盐进入血液，并从肾排出的作用。

4．促进维生素的吸收和利用　甲状腺素可促进烟酸的吸收和利用，促进胡萝卜素转为维生素 A，促进核黄素合成黄素腺嘌呤二核苷酸。

5．活化许多重要酶，促进物质代谢 甲状腺素可活化100多种酶，包括细胞色素酶系、琥珀酸氧化酶系和碱性磷酸酶等。这些酶对促进生物氧化和物质代谢都有重要的作用。

（三）缺乏与过量

1．碘缺乏 碘缺乏原因主要有地域缺碘致食物、水缺碘；膳食中长期碘摄入不足；某些食物含有抗甲状腺素物质，如十字花科植物白菜、萝卜、西蓝花等含有β-硫代葡萄糖苷，可以影响碘的利用；蛋白质摄入不足以及饮食中钙、锰、氟过高，影响甲状腺素合成。

（1）甲状腺肿：碘是合成甲状腺激素的原料，缺碘时甲状腺激素合成减少，垂体分泌促甲状腺素增加，通过这种代偿机制，甲状腺摄碘能力增强。如果持续缺碘，甲状腺滤泡上皮增厚，即形成甲状腺肿。缺碘也引起甲状腺功能减退。

（2）克汀病：妊娠期和哺乳期碘缺乏，导致胎儿和新生儿缺碘，引起生长发育损伤，表现为生长停滞、发育不全、智力低下、聋哑、身材矮小。这种伴有地方性甲状腺肿和严重缺碘的智力缺陷合并神经综合征，或有突出的甲状腺功能减退及生长发育障碍，统称为克汀病。

2．碘过量 碘摄入过量导致高碘性甲状腺肿。过量常见原因为过量摄入高碘食物如海产品或盲目额外补碘过量所致。我国河北、山东某些地区居民，长期饮用高碘水或食用高碘食物引起高碘性甲状腺肿。

（四）膳食参考摄入量

《中国居民膳食营养素参考摄入量（2013版）》建议，成年人膳食碘的RNI为120 μg/d，UL为600 μg/d。

（五）食物来源

食物中含碘量的高低取决于本地区土壤及土质等背景含量。海盐和海产食品如海藻、海带、紫菜、淡菜、海参、海蜇、干贝、海藻及鱼类等含碘丰富，是碘的极好来源。鲜柿子、水芹和菠菜含碘较高，也是良好来源。强化碘的食物是缺碘地区居民摄入碘的最好途径，其中强化碘盐应用最广泛且补碘效果明确，另外也可采用碘化水、碘化面包、碘化酱油等方式进行补碘。

（闫少芳）

第六节　维生素与健康

一、概述

维生素（vitamin）是一类维持机体正常生理功能及细胞内特异代谢反应所必需的低分子有机化合物。机体对维生素的需要量很小，但维生素对于维持机体的基本功能是必不可少的。

（一）维生素的共同特点

维生素种类很多，各种维生素的化学结构和生理功能也不相同，但它们却有一些共同的特点。

（1）均以维生素本身或能被机体利用的前体化合物（维生素原或前维生素）的形式存在于天然食物中。

（2）大多数维生素不能在体内合成，或合成量不能满足机体的需要，必须由食物供给。

（3）维生素不参与机体组成，也不提供能量。

（4）人体每日对维生素的需要量很小，但必不可少。

（二）维生素的命名

维生素有三个命名系统：一是以字母命名，按发现顺序或营养作用的首字母（如维生素K）命名；二是按特有的生理功能或治疗作用命名，例如抗干眼病维生素、抗癞皮病维生素、抗脚气病维生素等；第三种命名方式则是根据化学结构来命名，如视黄醇、硫胺素等（表2-6）。

表2-6　维生素的命名

按字母命名	按化学结构或功能命名	英文名称
维生素A	视黄醇、抗干眼病维生素	vitamin A，retinol
维生素D	钙化醇、抗佝偻病维生素	vitamin D，calciferol
维生素E	生育酚	vitamin E，tocopherol
维生素K	叶绿醌、抗出血维生素	vitamin K，phylloquinone
维生素 B_1	硫胺素、抗脚气病维生素	vitamin B_1，thiamin
维生素 B_2	核黄素	vitamin B_2，riboflavin
维生素 B_3/PP	烟酸、尼克酸、抗癞皮病维生素	vitamin B_3/PP，niacin，nicotinic acid，niaciamide，
维生素 B_5	泛酸、遍多酸	vitamin B_5，pantothenic acid
维生素 B_6	吡哆醇（醛、胺）	vitamin B_6，pyridoxine，pyridoxal，pyridoxamine
维生素 B_7/H	生物素	vitamin B_7/H，biotin
维生素 B_9/M	叶酸	vitamin B_9/M，folacin，folic acid，folate
维生素 B_{12}	钴胺素、抗恶性贫血病维生素	vitamin B_{12}，cobalamin
维生素C	抗坏血酸	vitamin C，ascorbic acid

引自：李勇．营养与食品卫生学．北京：北京大学医学出版社，2005．

（三）维生素的分类

维生素按照溶解性可分为脂溶性和水溶性两大类。

1．脂溶性维生素（fat-soluble vitamins） 包括维生素A、维生素D、维生素E、维生素K，它们共同的特点是化学组成仅含碳、氢、氧，不溶于水但溶于脂肪及有机溶剂中。在食物中常与脂类共存，吸收过程需要脂类的参与，主要在肝和脂肪中储存。如摄入过多，可在体内蓄积引起中毒；如摄入过少，缺乏症状出现较慢。

2．水溶性维生素（water-soluble vitamins） 包括B族维生素和维生素C，化学组成中除含有碳、氢、氧外，有的还含有其他元素，可溶于水却不溶于脂肪和有机溶剂，在体内没有非功能性的单纯储存形式；当机体需要量饱和后，多摄入的维生素从尿中排出，因此可以利用尿负荷试验评估水溶性维生素的营养状况。一般无毒性，但极大量摄入也可出现中毒；摄入过少可较快出现缺乏症状。

（五）维生素缺乏和过量

1．维生素不足或缺乏 维生素缺乏按程度可分为临床缺乏与亚临床缺乏。亚临床缺乏又称边缘缺乏，处于缺乏初期，程度尚轻，常无明显的临床症状，但可出现工作效率、抵抗力下降等。随着维生素缺乏加重，才会出现的典型缺乏症状。临床所见的缺乏病常表现为多种维生素以及其他营养素混合型缺乏。导致维生素不足或缺乏的原因很多，常见的主要有三个方面。

（1）膳食供给不足：机体所需的大多数维生素必须通过食物摄取，由于各种原因造成的膳食中维生素含量降低和丢失、破坏增加，将导致机体不能获得足够的维生素。

（2）机体吸收利用维生素的能力下降：某些原因造成的消化系统吸收功能障碍，如高纤维膳食、酗酒、服用某些药物（如口服避孕药、抗惊厥药等）、先天性酶缺乏以及膳食中存在某些维生素拮抗因子等均可影响维生素的吸收和利用。

（3）机体对维生素的需要量增加：某些特殊生理状态（如孕妇、乳母、儿童等）、病理状态（代谢率增加等）、特殊生活或作业环境以及服用某些药物（如异烟肼、避孕药等）可使机体对维生素需要量增加，造成相对摄入不足。

2. 维生素过量 维生素过量对机体健康会产生有害作用。水溶性维生素大量摄入时常以原形从尿中排出体外，几乎没有毒性，但非生理剂量摄入时，常干扰其他营养素的代谢。脂溶性维生素可在体内大量储存，排出较少，大剂量摄入可导致体内储存超过负荷，造成中毒。

二、维生素 A

维生素 A，又称视黄醇（retinol），是指具有视黄醇生物活性的一类化合物，包括视黄醇（retinol）、视黄醛（retinal）和视黄酸（retinoic acid，RA），以及某些类胡萝卜素（carotenoids），即维生素 A 原（provitamins A）。天然存在的维生素 A 分为全反式视黄醇（维生素 A_1，维生素 A 类物质的基本形式）和脱氢视黄醇（维生素 A_2，生理活性为视黄醇的 40%）。

维生素 A 是一种淡黄色的脂溶性物质，不溶于水，对酸、碱稳定，容易被氧化和受紫外线破坏。维生素 A 和胡萝卜素在一般烹调和罐头加工过程中不易破坏，但在油脂酸败过程中会受到严重破坏。食物中的磷脂、维生素 E 或其他抗氧化剂可以提高维生素 A 和胡萝卜素的稳定性。

（一）生理功能

1. 维持正常的视觉 维生素 A 能促进视觉细胞内感光物质的合成与再生，以维持正常的视觉。人视网膜的视杆细胞内含有 11- 顺式视黄醛与视蛋白结合而成的感光物质——视紫红质（rhodopsin，11-cis-retinal-opsin）。当光照射到视网膜时，视紫红质由 11- 顺式视黄醛转变为全反式视黄醛（all-trans-retinal），释放出视蛋白（opsin），引发神经冲动。此时可看清物体，这一过程为光适应。解离后的全反式视黄醛在视杆细胞内被还原为全反式视黄醇，转运到视网膜色素上皮细胞，与来自血浆的全反式视黄醇一起，经异构化重新合成 11- 顺式视黄醛，再与视蛋白结合成视紫红质供下一次循环使用。

人在进入暗处时，因视紫红质消失，最初看不清物体，只有当足够的视紫红质再生后才能在一定的照度下看清，这一过程称为暗适应（dark adaptation）。机体内维生素 A 的营养状况可影响暗适应时间的长短。

2. 维持细胞的正常生长和分化 维生素 A 在维持细胞的正常生长和分化起重要作用。RA 及其代谢物可与视黄酸受体 / 类视黄醇 X 受体（retinoic acid receptors/ retinoid X receptors，RAR/RXR）结合，影响基因的表达，调控机体多种组织细胞的生长与分化，包括神经系统、心血管系统、眼、骨骼和上皮组织等。此外，在胚胎发生期间，视黄酸是心脏、肝、肾、四肢和神经系统等正常形成所必需。视黄酸与同源（Hox）基因表达有关，Hox 基因表达决定机体各部分发育的顺序。此外，动物实验和流行病学研究发现，母体维生素 A 状况不良会影响子代的肺功能。

3. 维护上皮细胞功能 维生素 A 是调节糖蛋白合成的一种辅酶，可稳定上皮细胞膜、维持上皮细胞的形态完整和功能健全。

4．调节机体免疫功能　维生素 A 对机体免疫系统有重要的作用，视黄酸可以影响 B 细胞、T 细胞的归巢；树突状细胞参与病原的提呈、效应 Th1/Th2/Th17 细胞的分化，并诱导 Foxp3 调节 T 细胞。维生素 A 缺乏可使机体特异性和非特异性免疫功能降低，对病原体易感性增加。

5．其他　维生素 A 与类胡萝卜素可通过调节上皮细胞增生和正常分化、提高机体的抗氧化能力等机制抑制肿瘤细胞生长；维生素 A 还可能具有调节体内脂肪和血糖水平稳态的作用；维生素 A 还可参与精子形成，味觉、听觉、食欲等多项与细胞分化有关的生理过程的调节，并且维生素 A 原对于铁的吸收和代谢也可能起到一定调节作用。

（二）吸收、转运及代谢

食物中的维生素 A 主要有两种形式，来源于动物性食品的视黄酰酯和来源于植物性食品的类胡萝卜素（主要是 β- 胡萝卜素）。视黄酰酯和 β- 胡萝卜素常与蛋白质形成复合物，经蛋白酶和酯酶作用，释放出视黄醇和相应的脂肪酸以及类胡萝卜素，再与其他脂溶性食物成分形成胶团，通过小肠绒毛上皮细胞被吸收。维生素 A 主要以主动转运的方式被机体迅速吸收，类胡萝卜素在十二指肠内的吸收早期被认为是被动扩散，近年发现可能是主动转运。膳食中的类胡萝卜素部分经肠双加氧酶催化裂解产生视黄醛，然后被还原为视黄醇，还有相当一部分以原形的形式直接进入淋巴系统。

体内 80% ～ 95% 维生素 A 以视黄酰酯的形式储存在肝，也可以在脂肪、肺、骨髓、眼和肾中储存。当机体需要时，视黄酰酯被水解成视黄醇。肝细胞内的视黄醇能够刺激内质网分泌全反式视黄醇结合蛋白（retinol-binding protein，RBP）。视黄醇与 RBP 1∶1 结合形成全 RBP 复合体，进入血液并与甲状腺素视黄质运载蛋白（transthyretin，TTR）结合形成视黄醇 -RBP-TTR 复合体，该复合体是循环中维生素 A 的主要形式，不被肾小球滤过。

维生素 A 在体内的代谢产物 70% 与葡萄糖醛酸或牛磺酸结合由胆汁经粪便排出，其余经尿排出。

（三）缺乏与过量

1．维生素 A 缺乏　维生素 A 缺乏最早的症状是暗适应能力降低，即在黑夜或暗光下看不清物体，弱光下视力减退、暗适应时间延长，进一步可出现夜盲（nyctalopia），严重可致眼干燥症（xerophthalmia），甚至失明。眼干燥症是导致儿童失明的最大可预防因素。

维生素 A 缺乏患者眼结膜和角膜上皮组织变性，结膜混浊、角化，角膜粗糙、软化、溃疡、糜烂、穿孔，严重者可致失明。比托斑（Bitot’s spots）是儿童维生素 A 缺乏最重要的临床诊断体征，是由脱落细胞堆积形成的泡沫状白色斑点。维生素 A 缺乏还会引起机体多种组织上皮干燥、增生及角化，毛囊丘疹和毛发脱落，口腔、消化道、呼吸道和泌尿道、生殖道易感染。

此外，维生素 A 缺乏时，还可出现儿童生长发育迟缓，骨骼发育不良，食欲降低，味觉、听觉减弱等。孕期维生素 A 缺乏可能影响子代神经发育以及学习和记忆功能。WHO 推荐定期向高危地区 6 ～ 9 月龄儿童提供 20 万国际单位（international unit，IU）的维生素 A 高效补充剂。

2．维生素 A 过量　摄入大剂量的维生素 A 可有急性、慢性和致畸毒性。当一次或多次连续摄入大量维生素 A（成年人大于 RNI 的 100 倍或儿童大于 RNI 的 20 倍时）可出现急性中毒，初期表现为恶心、呕吐、头痛、眩晕、视物模糊、肌肉失调等，可在数日内消失。剂量极大时，出现嗜睡、厌食、运动减少、瘙痒、鳞片样脱皮和反复呕吐。慢性中毒比急性中毒常见，常见症状有头痛、食欲减退、脱发、肝大、骨骼和关节疼痛、皮肤干燥、瘙痒等，停服维生素

A 后，多数可完全恢复。孕期维生素 A 摄入过量，可引起胚胎吸收、流产、出生缺陷等。维生素 A 过量主要是由于食用维生素 A 类药物、维生素 A 浓缩制剂及富含维生素 A 的动物肝引起的。

大量摄入类胡萝卜素一般不会导致毒性作用，但可导致高胡萝卜素血症（hypercarotenemia），出现皮肤黄染，停服后症状消失。

（四）参考摄入量和食物来源

维生素 A 的活性表达方式包括国际单位（international unit，IU）、视黄醇活性当量（retinol activity equivalents，RAE），1 IU 维生素 A = 0.3 μg 全反式视黄醇 = 0.6 μg 全反式 β- 胡萝卜素。

膳食 RAE 计算方法为：视黄醇活性当量（μgRAE）= 膳食或补充剂来源全反式视黄醇（μg）+ 1/2 补充剂纯品全反式 β- 胡萝卜素（μg）+ 1/12 膳食全反式 β- 胡萝卜素（μg）+ 1/24 其他膳食维生素 A 原类胡萝卜素（μg）。

中国居民维生素 A 的参考摄入量：成年男性 RNI 为 800 μgRAE/d，女性为 700 μgRAE/d；孕中晚期妇女需在之前基础上增加 70 μgRAE/d，乳母需增加 600 μgRAE/d。成年人维生素 A 的 UL 为 3 000 μgRAE/d。

维生素 A 最好的来源是各种动物的肝、鱼肝油、乳制品、禽蛋等。类胡萝卜素主要存在于深绿色或红橙黄色的蔬菜或水果中，如西兰花、空心菜、胡萝卜、菠菜、番茄、芒果、柿子等。

三、维生素 D

维生素 D，又称抗佝偻病因子（antirachitic factor），是指含环戊烷多氢菲结构，并具有钙化醇生物活性的一大类物质。维生素 D 有两种形式，麦角钙化醇（ergocalciferol，维生素 D_2）和胆钙化醇（cholecalciferol，维生素 D_3）。维生素 D_2 和维生素 D_3 分别可由植物中的麦角固醇和动物体内的胆固醇经紫外线照射后经一系列变化产生。维生素 D_2 和维生素 D_3 均是白色晶体，可溶于脂肪与有机溶剂，在热、碱性条件下较稳定，光及酸可促进其异构化。一般的烹调加工不会引起维生素 D 的损失，但油脂酸败时可引起维生素 D 的破坏。

（一）生理功能

1．促进小肠钙、磷吸收 1,25-$(OH)_2D_3$ 可以诱导小肠黏膜上皮中钙结合蛋白（calcium-binding protein，CBP）的合成，促进钙的吸收。维生素 D 还可作用于肠黏膜上皮细胞刷状缘，增加碱性磷酸酶的活性，促进磷酸酯键的水解和磷的吸收。

2．促进肾对钙、磷的重吸收 1,25-$(OH)_2D_3$ 可直接作用于肾，促进肾小管对钙、磷的重吸收。

3．维持血钙平衡 维生素 D 与甲状旁腺激素（parathyroid hormone，PTH）、降钙素（calcitonin，CT）等共同调节血钙水平的稳定（图 2-1）。

4．促进骨、软骨及牙齿的矿化 维生素 D 可以通过不同途径增加机体对钙、磷的利用，促使骨、软骨及牙齿的矿化。

5．参与机体多种机能的调节 近年来，大量流行病学研究发现机体维生素 D 水平与心血管疾病、部分肿瘤、自身免疫性疾病、结核病、流行性感冒，以及非特异性免疫情况、精神状态、肠道微生物菌群组成等有关。此外，维生素 D 还具有抗炎、预防龋齿以及预防呼吸道感染的作用。

（二）吸收、转运及代谢

人体可以通过膳食以及皮肤合成获得维生素 D。经膳食摄入的维生素 D 主要在空肠、回

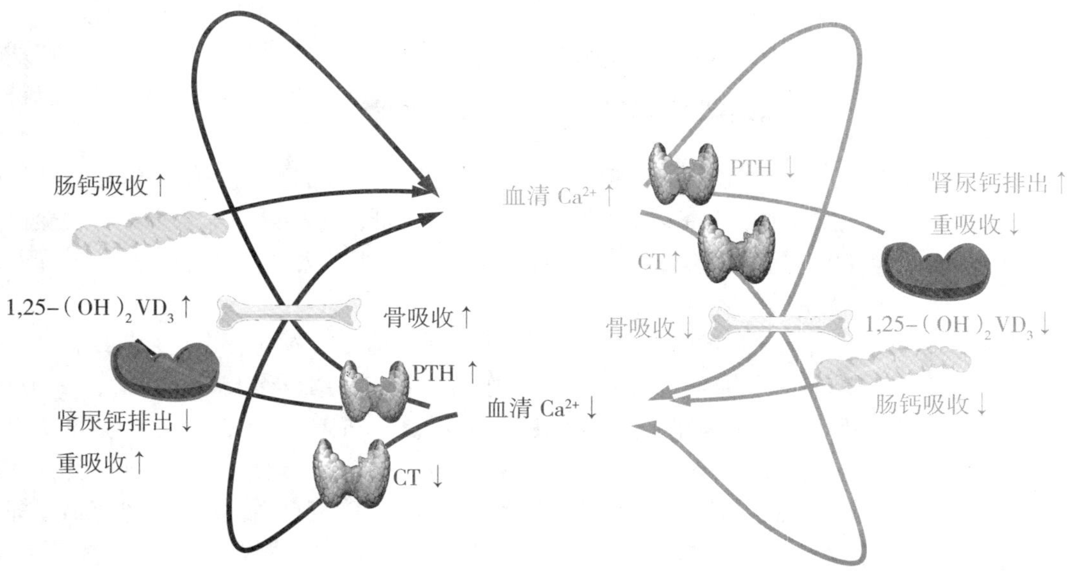

图 2-1 血钙水平调节示意图

CT，降钙素；PTH，甲状旁腺激素

引自：李勇．营养与食品卫生学．北京：北京大学医学出版社，2005.

肠掺入乳糜微粒（chylomicron，CM）后经淋巴系统吸收入血。皮肤合成的维生素 D_3 从表皮扩散到真皮毛细血管床，之后主要储存在脂肪中。部分血浆中的维生素 D 与维生素 D 结合蛋白（vitamin D binding protein，DBP）结合并运输到肝，在肝内经维生素 D_3-25- 羟化酶催化生成 25-（OH）-D_3，分泌入血后，被 DBP 转运至肾。

DBP-25-（OH）-D_3 复合物进入肾近曲小管上皮细胞后，被溶菌酶分解释放 25-（OH）-D_3 和 DBP。25-（OH）-D_3 在 25-（OH）-D_3-1α- 羟化酶和 25-（OH）-D_3-24- 羟化酶的催化下，生成 1,25-（OH）$_2$-D_3 和 24,25-（OH）$_2$-D_3。之后，两种二羟基代谢物由 DBP 携带到达小肠、骨骼、肾等靶器官中，与核受体结合后发挥相应的生物学效应。目前认为，维生素 D 主要是通过代谢产物 1α,25-（OH）$_2$-D_3 来产生一系列的生物学反应，尤其在肠道对 Ca^{2+} 的吸收以及骨质矿化中起核心作用。

1α,25-（OH）$_2$-D_3 在靶组织与细胞内维生素受体（vitamin D receptor，VDR）结合发挥其生物活性作用。几乎所有组织和细胞中都有 VDR，至少有 200 个基因直接或间接通过 VDR 受到 1α,25-（OH）$_2$-D_3 的调节。VDR 分为膜受体和核受体，1α,25-（OH）$_2$-D_3 与膜受体结合调节钙磷代谢；1α,25-（OH）$_2$-D_3 与核受体结合，改变位于特异性靶基因启动子区域的维生素 D 反应元件（vitamin D response elements，VDRE）的亲和性，调节多种靶基因的转录，影响细胞代谢或分化。

在体内，维生素 D 主要储存在脂肪组织和骨骼肌中，肝、大脑、肺、脾、骨骼和皮肤中也存在少量。

维生素 D 主要在肝代谢，形成极性较强的代谢产物与葡萄糖苷酸结合后随胆汁排入肠中，尿中也可有少量排出。

（三）缺乏与过量

1．维生素 D 缺乏

（1）佝偻病：佝偻病（rickets）主要表现为骨骼不能正常钙化、变软、易弯曲、形成“X”形或“O”形腿，胸骨外凸、肋骨与肋软骨连接处由于骨化不良形成“肋骨串珠”，囟门闭合延迟、脊柱弯曲，牙齿萌出延迟、恒牙稀疏、易发生龋齿，易患贫血和呼吸道感染等。

（2）骨软化症（osteomalacia）：妊娠和哺乳期妇女以及老年人容易发生骨软化症。初期表现为腰背部和腿部不定位时好时坏的疼痛，活动时加重。严重时，骨骼脱钙，发生骨质疏松。孕妇骨盆变形可导致难产。

（3）骨质疏松症（osteoporosis）：骨质疏松症是以骨量减少、骨的微观结构退化为特征的一种全身性骨骼疾病。骨质疏松主要表现为骨矿物质密度降低、骨小梁变细减少，骨质变松变薄，易骨折，临床上可出现骨痛、身高缩短、驼背等症状。骨质疏松随着人们年龄的增加而加重，女性较男性多，尤其在女性绝经以后。

2．维生素 D 过量 食物来源的维生素 D 一般不会过量，但是摄入过量的维生素 D 补充剂可能会产生不良反应，甚至发生维生素 D 中毒。当血清 25-（OH）D_3 > 150 nmol/L（> 60 ng/ml），有可能有潜在不良反应；持续血清 25-（OH）D_3 > 500 nmol/L（> 200 ng/ml）可认为是潜在维生素 D 中毒。维生素 D 中毒的症状包括食欲减退、厌食、恶心、烦躁、呕吐、口渴、多尿、便秘或腹泻交替出现；高钙血症、高尿钙症，钙沉积在心脏、血管、肺和肾小管等软组织，出现肌肉乏力、关节疼痛、弥漫性骨质脱矿化以及一般定向能力障碍等。严重的维生素 D 中毒可导致死亡。

（四）参考摄入量和食物来源

由于维生素 D 既可由膳食提供又可经皮肤合成，并且中国食物成分表中缺乏维生素 D 的数据，所以难以估计膳食维生素 D 的摄入量。中国居民维生素 D 参考摄入量：65 岁以下人群及孕妇、乳母维生素 D 的 RNI 为 10 μg/d，65 岁以上老年人为 15 μg/d。11 岁及以上人群（包括孕妇、乳母）的 UL 为 50 μg/d，0 ～ 4 岁、4 ～ 7 岁、7 ～ 11 岁人群的 UL 则分别为 20、30、45 μg/d。维生素 D 的量可用 IU 或 μg 表示，换算关系是：1 IU 维生素 D_3 = 0.025 μg 维生素 D_3。

经常晒太阳是人体方便地获得充足有效维生素 D_3 的最好来源，在阳光不足或空气污染严重的地区，也可采用紫外线灯做预防性照射。成年人只要经常接触阳光，在普通膳食情况下一般不会发生维生素 D 缺乏病。暴露于阳光下一般也不会发生维生素 D 中毒，因为前维生素 D_3 和维生素 D_3 可以吸收紫外线 A 和紫外线 B，并转化为对钙代谢没有影响的光反应产物。

维生素 D 在一般食物中含量都比较低，动物性食物是维生素 D 的主要来源，如鱼肝油，含脂肪高的海鱼和鱼卵，肝、蛋黄、奶油和乳酪中维生素 D 的含量也相对较高。瘦肉、坚果、人乳和牛乳中维生素 D 含量较低，而蔬菜和谷物中几乎不含维生素 D。不少地区采用在牛奶和婴幼儿食品中强化维生素 D，作为预防维生素 D 缺乏的措施之一。

四、B 族维生素

（一）维生素 B_1

维生素 B_1，又称硫胺素（thiamin），是由一个嘧啶环和一个噻唑环，通过亚甲基桥连接而成。在体内可以以不同的磷酸化形式存在，包括硫胺素、硫胺素单磷酸（thiamin monophosphate，TMP）、硫胺素焦磷酸（thiamin pyrophosphate，TPP）、硫胺素三磷酸（thiamin triphosphate，TTP），不同形式的维生素 B_1 在体内可以通过各种酶系统相互转化（图 2-2）。动物和人类不能合成维生素 B_1，需通过食物摄取。

维生素 B_1 纯品是一种白色结晶，略带酵母气味，易溶于水，微溶于乙醇，在酸性环境中比较稳定，加热到 120℃仍不分解。在中性和碱性环境中，易被氧化和受热破坏。它对亚硫酸盐敏感，可被紫外线降解。

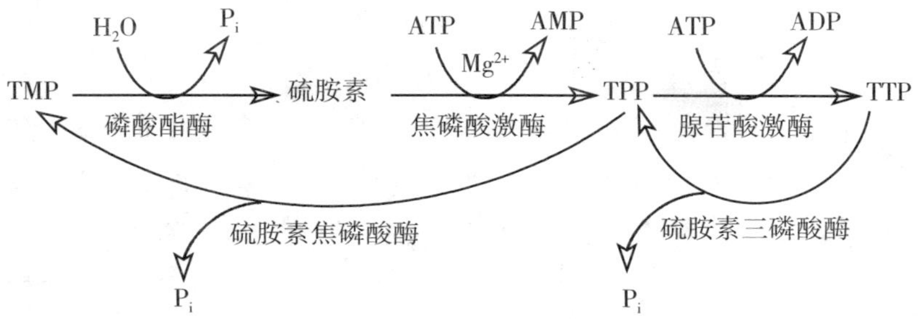

图 2-2　硫胺素及其磷酸化合物在体内的相互转化

来源：李勇．营养与食品卫生学．北京：北京大学医学出版社，2005.

在碱性溶液中，维生素 B_1 可被氧化剂氧化为硫色素，硫色素在紫外线下产生荧光，在没有其他荧光物质干扰时，荧光强弱与硫色素的量成正比，可用来测定食物中维生素 B_1 的含量。

1．生理功能

（1）参与能量和三大营养素代谢：TPP 是维生素 B_1 的主要辅酶形式，在体内主要通过两种途径参与物质和能量代谢。

1）氧化脱羧：TPP 是 α- 酮酸（丙酮酸、α- 酮戊二酸和支链 α- 酮酸）氧化脱羧的辅酶，α- 酮酸需经氧化脱羧产生乙酰 CoA 和琥珀酰 CoA 后，才能进入柠檬酸循环（citric acid cycle）被彻底氧化。乙酰 CoA 和琥珀酰 CoA 是三大营养素代谢的关键环节，TPP 缺乏时会导致体内丙酮酸和 α- 酮戊二酸堆积，三大营养素代谢紊乱。

2）参与转酮醇酶反应：转酮醇酶（transketolase，TK）又称转羟乙醛酶，在磷酸戊糖途径中作为辅酶催化 α- 酮糖上糖醛基的转移，是核酸合成中所需的戊糖以及脂肪酸和类固醇合成过程中所需的还原型烟酰胺腺嘌呤二核苷酸磷酸 [nicotinamide-adenine dinucleotide phosphate（reduced form）] 的重要来源。

在维生素 B_1 缺乏时，体内丙酮酸脱羧酶和 α- 酮戊二酸脱羧酶的活性尚属正常，而 TK 的活性已显著降低，因此可用于评价维生素 B_1 的营养状况。一般采用血液中加 TPP 和不加 TPP 时红细胞中 TK 的活力之差占基础活性的百分比，即红细胞转酮醇酶活性系数（erythrocyte transketolase activity coefficient，ETK-AC，又称 TPP 效应）评价，ETK-AC 越高，维生素 B_1 缺乏越严重。一般认为 ETK-AC 在 16% ～ 24% 为不足，ETK-AC ＞ 25% 为缺乏。

体内碳水化合物、氨基酸和脂肪酸代谢的许多环节都需要以维生素 B_1 为辅酶的复合酶系统参与完成。因此维生素 B_1 严重缺乏可对机体产生广泛损伤。大脑和心脏占基础能量消耗的 60%，维生素 B_1 缺乏可显著影响神经和心血管系统功能。

（2）非辅酶作用：维生素 B_1 不仅是乙酰 CoA 合成的辅酶，还是乙酰 CoA 代谢的变构调节因子，可以调节蛋白质的乙酰化和乙酰胆碱的生物合成。乙酰胆碱有促进胃肠道蠕动和腺体分泌的功能，临床常将维生素 B_1 作为辅助消化药使用。TTP 还可能具有调控某些离子通道的功能，其作用机制与维生素 B_1 的磷酸化有关。

（3）其他：近年来有研究发现，维生素 B_1 可改善糖尿病的血管并发症，辅助治疗乳酸性酸中毒和多脏器功能障碍的感染性休克。此外，维生素 B_1 缺乏还可能与阿尔茨海默病有关。

2．缺乏与过量

（1）缺乏：维生素 B_1 缺乏病，又称为脚气病（beriberi），主要影响心血管系统和神经系统，成年人与婴幼儿表现不同。

1）成年人脚气病：发病早期可表现为疲倦、下肢软弱无力和沉重感、体重下降、消化不良和便秘。此外，还可有头痛、失眠、不安、易怒、工作能力下降、健忘等神经系统症状和心电图异常表现。症状性质和程度与缺乏程度、急慢性有关，根据典型的症状，临床上可分为3型：①干性脚气病，以多发性神经炎症状为主，出现上行性周围神经炎，表现为指（趾）端麻木、肌肉酸痛和压痛（腓肠肌最明显）、跟腱及膝反射异常（初期亢进，后期减弱或消失）、肌肉萎缩、垂腕和垂足表现。胃肠神经受累可使胃肠蠕动减弱、消化液分泌减少，导致食欲消退、消化不良、便秘等。②湿性脚气病，以水肿和心脏症状为主，出现心动过速、心悸、气喘、右心室肥大。严重者或处理不及时，常导致心力衰竭，也可伴有便秘、厌食、消化不良等胃肠道症状。③混合型脚气病，严重缺乏者可同时出现神经系统和心血管系统症状。

还有少数患者可出现Wernicke-Korsakoff综合征，以中枢神经症状为主，也称为脑型脚气病。此病病程较急，表现为共济失调、眼肌麻痹、精神错乱、出现假记忆和逆行性健忘以及昏迷。近年来，还有一种新描述的综合征也与维生素B_1缺乏有关，主要症状包括恶心和呕吐、腹痛和乳酸性酸中毒，也称为胃肠道脚气病。此外，长期维生素B_1亚临床缺乏可能造成儿童认知和运动障碍。

2）婴儿脚气病：多发生于出生后2～5个月，多为乳母缺乏维生素B_1所致。病情急、发病突然。初期表现为食欲减退、腹泻或便秘、肠蠕动减弱、肠壁柔软或腹胀，继而出现脉速、气促、烦躁、腱反射减退或消失；晚期可出现发绀、水肿、心脏扩大、心力衰竭、强直性痉挛等。患者常因喉水肿而失音，形成独特的喉鸣（脚气病哭声）。病程进展迅速，患者常于发病后1～2日死亡。

（2）过量：过量经口摄入维生素B_1所导致的毒性反应不多见。当服用超过5～10 g/d时，偶尔会出现颤抖、疱疹、水肿、神经质、心跳加快及过敏等副作用。

3. 参考摄入量和食物来源 中国成年人维生素B_1的RNI为成年男性1.4 mg/d，女性1.2 mg/d，孕中晚期妇女分别在之前基础上增加0.2和0.3 mg/d，乳母增加0.3 mg/d。

未精制的谷类食物是人类维生素B_1的最重要膳食来源，瘦肉及动物内脏、豆类、种子或坚果类等食物也是维生素B_1的良好来源，而蛋、奶、水果蔬菜中含量较低，发酵生产的酵母制品也含有丰富的B族维生素。谷类维生素B_1含量丰富，但如碾磨等精加工会使维生素B_1含量逐渐减少。此外，有些食物中含有抗维生素B_1因子，可使维生素B_1分子结构改变、活性降低，如某些生鱼或海产品的硫胺素酶及茶叶中的硫胺素分解酶（对热稳定）。

（二）维生素B_2

维生素B_2，又称核黄素（riboflavin），由一个异咯嗪与一个核糖醇侧链组成，其纯品为针状结晶，呈棕黄色，味苦，水溶性较低。

维生素B_2在体内主要以黄素腺嘌呤二核苷酸（flavin adenine dinucleotide，FAD）、黄素单核苷酸（flavin mononucleotide，FMN）的形式参与氧化还原反应，FAD是体内主要的维生素B_2辅酶形式。维生素B_2转化为FMN与FAD的过程如图2-3所示。

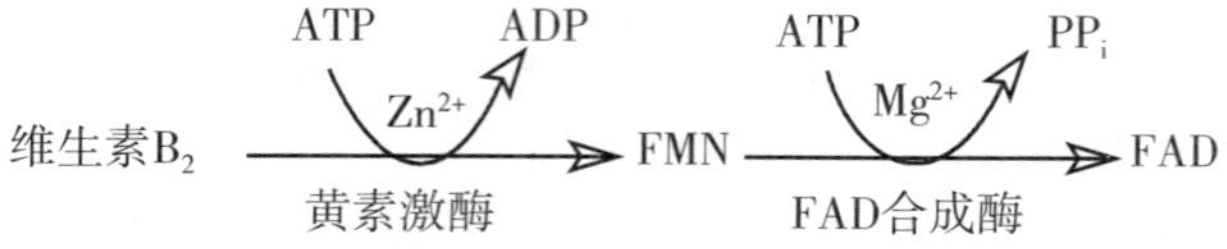

图2-3 FMN和FAD的形成

PPi，焦磷酸

引自：李勇．营养与食品卫生学．北京：北京大学医学出版社，2005.

维生素B_2在酸性及中性环境中对热稳定，在碱性环境中易被热破坏。游离维生素B_2对紫外线极为敏感，在酸和碱性条件下分别光解为光黄素和光色素。维生素B_2的光反应性质可在受控条件下用于临床，例如紫外线诱导核黄素活化可以选择性地破坏病原体 DNA 和 RNA，减少其复制，可用来减少血液制品中的病原体；紫外线 A（ultraviolet A，UVA）光疗前使用维生素 B_2 可以增加胶原蛋白交联进而增加角膜硬度，可用于抑制角膜疾病（如圆锥角膜）的进展；维生素 B_2+UVA 可促进胶原蛋白交联，可预防牙根面龋（root surface caries）。

维生素 B_2 在 440 ~ 500 nm 波长光照射下发出黄绿色荧光，在稀溶液中荧光强度与维生素 B_2 的浓度成正比，因而可用来测定食品中维生素 B_2 的含量。另外还可利用微生物如干酪乳杆菌（*lactobacillus casei*，*L.C.*）测定维生素 B_2 的含量。在一定条件下，*L.C.* 的生长情况以及它的代谢产物——乳酸的浓度与培养基中维生素 B_2 的含量成正比。

1．生理功能

（1）参与体内生物氧化与能量生成：FAD、FMN 与特定蛋白质结合形成黄素蛋白（flavoprotein），黄素蛋白是体内重要的氧化还原酶类，是电子传递过程中的重要载体，主要通过三羧酸循环中的一些酶以及呼吸链等参与体内氧化还原反应与能量生成。

（2）参与多种物质代谢：FAD、FMN 分别作为辅酶参与色氨酸转变为烟酸、维生素 B_6 转变为磷酸吡哆醛的过程。此外，核黄素对于维持胆固醇和维生素 D 代谢非常重要。

（3）具有抗氧化活性：FAD 可作为谷胱甘肽还原酶的辅酶，参与体内的抗氧化防御系统，维持还原性谷胱甘肽的浓度。红细胞谷胱甘肽还原酶活性系数（erythrocyte glutathione reductase active coefficient，EGR-AC）可作为评价维生素 B_2 营养状况的指标。EGR-AC 为加入 FAD 后与加入前红细胞谷胱甘肽还原酶活性比值，一般 EGR-AC $<$ 1.2 为正常，EGR-AC 在 1.2 ~ 1.4 为不足，EGR-AC $>$ 1.4 为缺乏。

（4）其他：近年研究发现，维生素 B_2 是循环中同型半胱氨酸浓度主要遗传决定因素，而同型半胱氨酸是心血管疾病的一个危险因素。动物实验表明，维生素 B_2 可延缓脑卒中的进展，降低脑组织缺血性损伤的风险。

2．缺乏与过量

（1）维生素 B_2 缺乏：维生素 B_2 摄入不足会导致很多生理改变，并可出现很严重的症状。维生素 B_2 缺乏早期表现为疲倦、乏力，口腔、唇、舌疼痛和烧灼感，畏光，眼睛出现瘙痒、烧灼感；继而出现口腔和阴囊病变，又称为口腔 - 生殖系统综合征（oro-genital syndrome），包括唇炎、口角炎、舌炎（典型者地图舌）、皮炎（常为脂溢性皮炎）、阴囊皮炎、角膜血管增生等，还可伴有神经障碍。

维生素 B_2 缺乏往往伴有多种营养素的缺乏。除了罕见的遗传缺陷和吸收不良等，单独的维生素 B_2 缺乏并不常见。在维生素 B_2 缺乏的晚期病例中观察到的典型舌炎、角膜炎和皮炎也可能是由于其他维生素缺乏所致。此外，维生素 B_2 缺乏还影响生长发育，严重缺乏可引起免疫功能低下，妊娠期缺乏可致胎儿骨骼畸形。

（2）维生素 B_2 过量：由于维生素 B_2 吸收有上限，肾对维生素 B_2 的重吸收也有一定的阈值，而且维生素 B_2 溶解性不高，目前尚无维生素 B_2 毒性的报道。高剂量维生素 B_2 摄入的无害副作用是尿液颜色变为亮黄色。

反复服用药物剂量（$>$ 100 mg）维生素 B_2 可能发生光反应，产生潜在的毒性过氧化物或其他种类活性氧类和（或）形成非典型色氨酸代谢物而成为强氧化剂，进而可能对细胞产生不利影响。

3．参考摄入量和食物来源 中国成年男性维生素 B_2 的 RNI 为 1.4 mg/d，成年女性为 1.2 mg/d，孕中晚期妇女分别在之前基础上增加 0.2 和 0.3 mg/d，乳母增加 0.3 mg/d。

动物内脏、蛋类、奶类和各种肉类中维生素 B_2 含量较高，谷类、水果、蔬菜中也有一定含量。谷类和蔬菜是我国居民维生素 B_2 的主要来源。但是，谷类的精细加工可使维生素 B_2 留存率显著下降，而且烹饪也会造成一定损失。

（三）叶酸

叶酸（folic acid）的化学名称为蝶酰谷氨酸（pteroylglutamic acid，PGA 或 pteGlu），是一组与 PGA 功能和化学结构相似的一类化合物的统称，主要分为二氢叶酸和四氢叶酸（tetrahydrofolylpoly-γ-glutamate，H_4PteGlun），四氢叶酸是其生物活性形式。叶酸是一碳单位的主要载体，四氢叶酸 N-5 和（或）N-10 位可被不同氧化状态的一碳单位取代而形成不同的一碳加成物。叶酸为淡黄色结晶，微溶于水，不溶于有机溶剂。叶酸在热、光照、酸性溶液中均不稳定，在中性和碱性溶液中对热稳定。食物中的叶酸烹调加工后损失率可达 50% ～ 90%。

1．生理功能 叶酸可经叶酸还原酶作用，还原成具有生物活性的四氢叶酸。四氢叶酸是一碳单位转移酶的辅酶，可作为一碳单位的载体，参与体内重要的合成和分解代谢过程（图 2-4），主要包括以下几点。

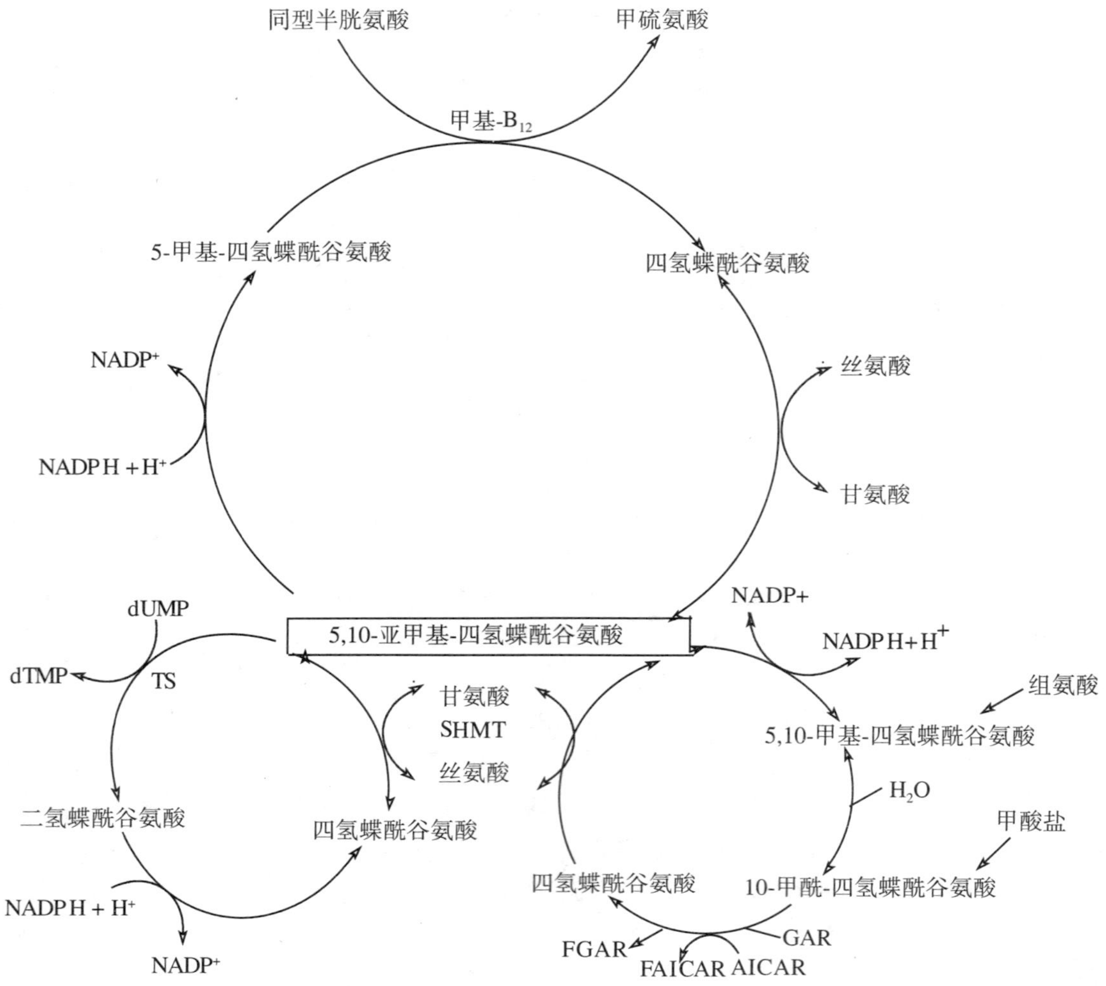

图 2-4 细胞内依赖叶酸的一碳单位代谢循环

SHMT，丝氨酸羟甲基转移酶；GAR，甘氨酰胺核糖核苷酸；FGAR，甲酰甘氨酰核糖核苷酸；dUMP，脱氧尿苷 - 磷酰；dTMP，脱氧胸苷 - 磷酸；AICAR，5- 氨基咪唑 -4-1-β-D- 呋喃核糖基 5′- 单磷酸；FAICAR，5- 氨基咪唑 -4- 甲酰胺 -1-β-D- 呋喃核糖基 5′- 单磷酸。

引自：李勇．营养与食品卫生学．北京：北京大学医学出版社，2005.

（1）参与氨基酸代谢：叶酸参与组氨酸的分解代谢，还可与维生素 B_6 共同参与丝氨酸与甘氨酸的相互转化以及甘氨酸的分解代谢。此外，叶酸还与维生素 B_{12} 共同参与同型半胱氨酸与蛋氨酸之间的相互转化。

（2）参与核酸合成：叶酸参与次黄嘌呤核苷酸的合成，在此过程中叶酸参与甘氨酰胺核苷酸和 5- 氨基 -4- 咪唑羧酰胺核苷酸的甲酰化反应；另外叶酸还参与由脱氧尿苷一磷酸（deoxyuridine monophosphate，dUMP）到脱氧胸苷一磷酸（deoxythymidine monophosphate，dTMP）的合成过程，从而参与 DNA 和 RNA 的合成。

（3）参与血红蛋白及重要的甲基化合物合成，如肾上腺素、胆碱、肌酸等。

（4）参与 DNA、RNA 甲基化，哺乳动物线粒体需要通过一碳单位甲基化 tRNA，而叶酸是 DNA、RNA 甲基化所需一碳单位的重要来源。

（5）参与神经递质的合成，叶酸缺乏可影响脑内维生素 B_{12}、蛋氨酸、L- 酪氨酸和乙酰胆碱的代谢反应，引起脑内重要神经递质的合成异常。

由此可见，叶酸携带一碳单位的代谢与许多重要的生化过程密切相关。体内叶酸缺乏则一碳单位传递受阻，影响核酸合成及氨基酸代谢，而核酸及蛋白质合成正是细胞增殖、组织生长和机体发育的物质基础。此外，叶酸在脂代谢过程亦有一定作用，叶酸及其活性代谢产物 5- 甲基四氢叶酸还能够提高 NO 的生物利用度，进而起到保护内皮功能、减缓心血管疾病进程的作用。

2．缺乏和过量

（1）叶酸缺乏：由于叶酸在体内参与多种物质的合成代谢，所以叶酸缺乏导致的损害往往涉及多个方面。

1）巨幼细胞贫血：叶酸缺乏时导致 DNA 合成受阻，使细胞周期停止，细胞增殖速度较快的造血系统首先受累，因此叶酸严重缺乏的典型临床表现为巨幼细胞贫血（megaloblastic anemia）。叶酸缺乏可使幼红细胞分裂增殖速度减慢，停留在巨幼红细胞阶段而成熟受阻、细胞体积增大，同时叶酸缺乏还引起血红蛋白合成减少，形成巨幼细胞贫血。患者可表现为头晕、乏力、精神萎靡、面色苍白，并可出现舌炎、食欲减退以及腹泻等消化系统症状。血象检查可见患者血中粒细胞减少；中性粒细胞体积增大、核肿胀，且分叶增多，可达 5 个分叶以上；外周血中出现巨幼细胞。

2）对孕妇的影响：孕妇缺乏叶酸可导致先兆子痫、胎盘早剥的发生率增高，并可因胎盘发育不良导致自发性流产。患有巨幼细胞贫血的孕妇易出现胎儿宫内发育迟缓、早产及新生儿低出生体重等。

3）叶酸缺乏与神经管缺陷：怀孕早期缺乏叶酸是引起胎儿神经管缺陷（neural tube defect，NTDs）的主要原因，可导致以脊柱裂（spina bifida）、脑膨出（encephalocele）和无脑畸形（anencephaly）为主的中枢神经系统发育畸形。NTDs 患儿存活率很低，尤其是无脑畸形患儿，一般于出生前或出生后短时间内死亡，脊柱裂患儿虽可存活，但将可能成为终生残疾。此外，叶酸缺乏亦与其他类型的出生缺陷发生率相关。

研究表明，育龄妇女在妊娠前 1 个月至妊娠后 3 个月每天服用 400 mg 叶酸，可有效预防 NTDs 的初发和复发。目前认为，叶酸导致 NTDs 发生的机制可能与叶酸缺乏影响蛋氨酸与同型半胱氨酸之间的代谢有关。胎儿脊柱裂模型研究显示，叶酸对于神经管结构的正确形成、成熟以及中胚层衍生物的正常分化是必要的。

4）叶酸与高同型半胱氨酸血症：叶酸代谢过程中提供甲基参与同型半胱氨酸甲基化后向蛋氨酸的转换，叶酸缺乏时，同型半胱氨酸转换为蛋氨酸的过程发生障碍，导致同型半胱氨酸在血中堆积，形成高同型半胱氨酸血症（hyperhomocysteinemia，HCY）。在此过程中，维生素 B_6、维生素 B_{12} 作为酶的辅因子，缺乏时亦可引起 HCY。高浓度同型半胱氨酸可对血管内皮细胞产生损害，并可促进氧自由基的形成、加速低密度脂蛋白的氧化、激活血小板的黏附和聚集，因此可能是动脉粥样硬化和心血管疾病的危险因素。另外，HCY 还可引起体内众多重要的甲基化合物生成障碍，如肾上腺素、胆碱、肌酸等的合成。

5）其他：叶酸与DNA甲基化、DNA修复及癌基因表达之间存在关联，叶酸缺乏导致的组织中巨幼红细胞形态学改变可能与癌前细胞的形成有关。研究发现，叶酸缺乏可能与结肠癌、直肠癌以及宫颈癌的发生有关。但也有研究者表示，对基线叶酸充足的人群补充叶酸，并不会降低直肠癌、结肠癌的发生风险。有研究资料显示叶酸与人类衰老进程以及阿尔茨海默病（Alzheimer's disease，AD）发生发展密切相关。有研究表明，叶酸缺乏导致的HCY可影响胚胎早期心血管发育，补充叶酸能明显缓解同型半胱氨酸对心血管系统发育的毒性，降低先天性心脏病（congenital heart disease，CHD）的发病风险。

（2）过量：叶酸在一般摄入量时不会对人体产生有害作用，但大剂量（1 mg/d以上）服用叶酸有可能产生不良反应，如干扰抗惊厥药物的作用而诱发癫痫患者惊厥发作；掩盖维生素B_{12}缺乏的症状，从而导致严重的不可逆的神经系统损害；引起假性5,10-亚甲基四氢叶酸还原酶（5,10-methylenetetrahydrofolate reductase，MTHFR）缺陷，使肝损伤和脂类代谢改变等。孕期大剂量服用叶酸可能影响锌的吸收而导致锌缺乏，出现胎儿发育迟缓、新生儿低出生体重等；此外有研究显示，怀孕期间母体高叶酸和低维生素B_{12}水平与较高的妊娠期糖尿病风险有关。

3. 参考摄入量和食物来源　由于不同来源的叶酸生物利用率相差较大，因此叶酸的摄入量应以膳食叶酸当量（dietary folate equivalent，DFE）表示，计算公式为：DFE（μg）= 膳食叶酸（μg）+ 1.7 × 叶酸补充剂（μg）。中国成年人叶酸RNI为400 μgDFE/d，孕妇为600 μgDFE/d，乳母为550 μgDFE/d。

叶酸含量丰富的食物有动物肝、肾、蛋类、鱼类、豆类、酵母、绿叶蔬菜、水果及坚果类。需要注意的是，在所有维生素中，叶酸是最可能与药物发生交互作用的一种。目前发现有包括抗酸药、阿司匹林在内的十大类药物可以干扰机体对叶酸的利用，长期服用这些药物的患者应注意膳食叶酸的摄入量。

（四）其他B族维生素

B族维生素作为水溶性维生素中的一大类，在机体内主要通过辅酶和（或）酶的辅助因子的形式参与物质代谢和能量合成过程。除了前面已经介绍的维生素B_1、维生素B_2和叶酸以外，其他的B族维生素也在机体代谢过程中发挥重要作用，如维生素B_3/烟酸主要以烟酰胺的形式构成辅酶Ⅰ（CoⅠ或nicotinamide adenine dinucleotide，NAD^+）和辅酶Ⅱ（CoⅡ或nicotinamide adenine dinucleotide phosphate，$NADP^+$），作为脱氢酶的辅酶发挥作用；维生素B_5/泛酸在人体内可代谢转化形成酰基载体蛋白（acyl carrier protein，ACP）和辅酶A，参与体内许多重要的代谢过程；维生素B_6在体内经磷酸化转变为有活性的辅基形式，吡哆醛磷酸酯（pyridoxal phosphate，PLP）是维生素B_6主要的活性形式，参与机体的物质和能量代谢；维生素B_7/生物素的主要作用是作为羧化酶和脱羧酶的辅酶参与氨基酸、糖和脂类的代谢；维生素B_{12}在体内以甲基钴胺素和脱氧腺苷钴胺素（辅酶B_{12}）两种辅酶形式参与体内生化反应。

此外，药理剂量的烟酸可以降低血胆固醇、甘油三酯，降低LDL和VLDL，升高HDL，减少非致命性心肌梗死的复发率，但烟酰胺无此作用。烟酸还可与三价铬、谷胱甘肽组成葡萄糖耐量因子（glucose tolerance factor，GTF），有增加葡萄糖的利用及促进葡萄糖转化为脂肪的作用。维生素B_6还参与色氨酸转化成烟酸的过程，并参与脑内许多神经递质的合成，如5-羟色胺、牛磺酸、多巴胺、去甲肾上腺素、组胺和g-氨基丁酸等。维生素B_{12}还参与细胞的核酸代谢，是造血过程中所必需的维生素。

因此，B族维生素缺乏时，主要表现为物质和能量代谢障碍，进而影响多个系统正常生理功能的维持。烟酸缺乏会引起癞皮病（pellagra）或称为糙皮病（rough skin），其典型症状为皮炎（dermatitis）、腹泻（diarrhoea）及痴呆（dementia），又称“3D”症状，若缺乏状况始终未得到改善将导致死亡。婴儿生物素缺乏可表现为面部脂肪异常分布（生物素缺乏面容）、毛发稀少甚至脱落，严重者可导致生长发育迟缓，出现躁狂、嗜睡等神经症状及猝死综合征。先天性生物素酶缺乏患者由于从母体获得充足的生物素储备，可于数周至数年后出现生物素缺乏症状，表现为癫痫发作、肌张力减退、共济失调、发育迟缓、听觉和视觉功能减退，并伴有皮疹和脱发表现。维生素 B_{12} 缺乏典型的临床表现是巨幼细胞贫血、严重且不可逆的神经系统疾病、高同型半胱氨酸血症，严重的维生素 B_{12} 缺乏对骨骼健康也会产生不利影响。

五、维生素 C

维生素 C，又名抗坏血酸（ascorbic acid）。它是一种弱酸，白色结晶，易溶于水。维生素 C 容易失去电子，具有强还原性。维生素 C 在植物和很多动物体内可以合成，但人类、灵长目动物和豚鼠等因为体内缺乏古洛糖酸内酯氧化酶，自身不能合成维生素 C，必须从膳食中获得。

（一）生理功能

1．羟化过程底物和酶的辅助因子 维生素 C 的多数功能与其在体内作为羟化过程的底物和酶的辅助因子有关。维生素 C 促进胶原蛋白的合成与其羟化功能有关。维生素 C 可作为一种电子供体参与体内多种酶的功能，通过这些酶促反应参与胶原和肉碱（carnitine）的生物合成。此外多巴胺转化为去甲肾上腺素、色氨酸合成 5- 羟色胺、类固醇转变为胆汁酸以及肾上腺皮质激素的合成等过程也需要维生素 C 参与。维生素 C 可能还参与包括儿茶酚胺的合成以及酪氨酸的代谢降解等许多其他反应。

2．抗氧化作用 维生素 C 可能是目前已知的哺乳动物血浆中最主要的、最有效和毒性最小的抗氧化剂。维生素 C 可以清除活化的中性粒细胞、巨噬细胞以及成纤维细胞释放出的氧化性物质；还可以再生维生素 E 和还原型谷胱甘肽（glutathione，GSH），进一步提高细胞的抗氧化能力。补充维生素 C 可减少肝和心脏组织中的氧化应激，并逆转突变小鼠的高甘油三酯、高血糖和胰岛素抵抗，减少脂肪堆积。此外，增加膳食中维生素 C 的摄入可降低胃癌发生风险，这可能与胃液中的维生素 C 可有效阻止 N- 亚硝基化合物在胃内合成有关。

3．其他 维生素 C 可促进铁的吸收、转运和贮存。维生素 C 可使铁保持二价状态而增加铁的吸收，提高铁的生物利用率；可保持巯基酶的活性，从而发挥解毒作用；可还原高铁血红蛋白，恢复其携氧能力；可改变 DNA、RNA 以及组蛋白的甲基化状态，影响细胞内基因表达、DNA 复制以及 mRNA 翻译等过程；可增强机体免疫力，促进免疫球蛋白的合成。维生素 C 大部分功能可能和其有抗氧化和羟化作用，以及其是各种酶的辅助因子有关。

（二）缺乏和过量

1．维生素 C 缺乏 维生素 C 缺乏的最早症状是轻度疲劳，无其他伴随症状，严重缺乏可引起维生素 C 缺乏病，又称为坏血病（scurvy）。维生素 C 缺乏病是一种以胶原结构受损害合并毛细血管广泛出血为特征的严重疾病。早期表现为疲劳、倦怠、皮肤出现瘀点或瘀斑，当瘀斑变的更明显时，会出现毛囊过度角化，典型的会出现血性晕轮，多见于臀部和下肢，继而出现典型的维生素 C 缺乏病症状，包括牙龈肿胀出血、球结膜出血、皮下瘀斑、紫癜、关节疼痛及关节腔积液、机体抵抗力下降、伤口愈合迟缓等，同时还可伴有轻度贫血以及多疑、抑郁等精神症状。随着病情发展患者可发生身体不同部位的疼痛，尤其是胸部疼痛，以及全身鳞状皮肤损伤，晚期常因发热、痢疾、水肿、麻痹或肠坏疽而死亡。维生素 C 缺乏病的典型症状通常被归纳为“EFGH”，即瘀斑（ecchymoses）、疲劳（fatigue）、牙龈出血和压痛（gum bleeding and tenderness）以及角化过度（hyperkeratosis）。

2．维生素 C 过量　维生素 C 的毒性很低，很少引起明显的毒性反应。维生素 C 摄入过量可促进肾草酸结石的形成，研究显示大量摄入维生素 C 的人群草酸尿和肾结石的发生风险增加。此外，过量摄入维生素 C 与腹泻、腹胀、粪便隐血阳性、铁过度吸收、溶血、听力损伤等有关；长期大剂量摄入还可能造成对大剂量维生素 C 产生依赖性。然而，也有许多资料显示，长期摄入 1000 mg/d 或更多的维生素 C 并未出现中毒症状。同时，有研究显示，由于健康人体的血浆和组织中维生素 C 的浓度受到多种机制的严格控制，即使经口补充最大耐受量的维生素 C，血浆抗坏血酸盐浓度也一般低于 250 μmol/L。因此，有学者提出短期摄入大剂量维生素 C 是相对无害的，但持续大剂量摄入的危险性尚不完全清楚。

（三）参考摄入量和食物来源

成年人每日摄入 10 mg 维生素 C 即可预防维生素 C 缺乏病，但此剂量并不能保持体内有足够的维生素 C 储备。人体每天有 33 ~ 61.5 mg 维生素 C 被分解，同时我国饮食习惯中，蔬菜经过炒、熬、炖后，维生素 C 的损失较多，在储存过程中维生素 C 也有损失。因此中国成年人维生素 C 的 RNI 为 100 mg/d，孕中晚期妇女需在之前基础上增加 15 mg/d，乳母需增加 50 mg/d。为预防慢性非传染性疾病，维生素 C 的 PI-NCD 应达到 200 mg/d。

维生素 C 主要来源是新鲜蔬菜和水果，如辣椒、菠菜、番茄、红枣、山楂、柑橘、柚子、草莓等。野生的蔬菜和水果，如苜蓿、刺梨、沙棘、猕猴桃和酸枣等维生素 C 含量尤其丰富。肉、鱼、禽、蛋和牛奶等动物性食物中含量较少。此外，需要注意的是，食物中存在一些影响维生素 C 生物利用率的因素，如植物中的一些酶系统多为含铜金属酶，能催化维生素 C 的氧化，因此蔬菜储存过程中，维生素 C 会有丢失；而另一方面，某些植物中的生物类黄酮（bioflavonoids）可能与铜离子络合，抑制含铜酶活性，对维生素 C 有保护作用，因此在选择食物时应注意合理搭配。

维生素的历史，水溶性维生素在人体内的消化、吸收和转运

（王军波）

第七节　其他食物成分

食物中除了多种营养素以外，还含有其他许多对人体有益的物质，这类物质不是维持机体生长发育所必需的营养物质，但对维护人体健康、调节生理功能和预防疾病发挥重要的作用，称为食物中的生物活性成分（bioactive food components）。

一、水

水是维护生命所必需的，是人体的重要组成成分之一，并且发挥着多种生理作用。人体内的水处于一种动态平衡状态，即水的摄入和排出形成一种动态平衡。否则，就会影响正常的生理功能，甚至健康。

（一）水的生理功能

1．构成机体组织的主要成分　对于健康成年人来说，机体的水分含量占体重的 60% ~ 70%。若体内水分损失超过 20%，生命将无法维持。

2．参与机体的新陈代谢　水参与到体内一切物质的新陈代谢，水具有较强的溶解性和电解性，将处于溶解状态和电解质离子状态的营养物质存在体液中，作为营养物质的载体，促进营养物质的吸收和运输、排泄。

3．维持机体的正常渗透压和电解质平衡。

4．调节体温 水经过皮肤蒸发散热，有助于维持机体体温的恒定。

5．润滑作用 水具有润滑作用，如水能使关节、脏器及组织细胞减少相互间的摩擦，使它们保持和谐、运动协调的状态。而泪液可防止眼球干燥；唾液及消化液滋润消化道，有利于吞咽和咽部湿润。

（二）水合状态与水平衡

水的摄入量和排出量决定着机体的水合状态。水合状态可通过总水摄入量、体重、血浆渗透压、尿液相关指标（尿液渗透压、尿比重、排尿量、排尿次数、尿液颜色）、唾液渗透压、泪液渗透压等进行判断。其中，较准确和较灵敏的指标是尿液渗透压。尿液渗透压≤ 500 mOsm/kg 可作为判断机体处于适宜水合状态的标准，尿液渗透压＞ 800 mOsm/kg 可作为判断机体处于脱水状态的标准。水的摄入来源主要有饮水、食物中的水及内生水；水的排出途径主要是经肾以尿液的形式排出，约占 60%，其次是经皮肤、呼吸和粪便，水的排出量受环境和温度、湿度的影响。

如果摄入的水与排出的水大体相等，此时机体中的水处于水平衡状态，即正常水合状态；当机体摄入水过少，或者水丢失过多时，机体处于脱水状态；当机体摄入水过多时，则机体处于过水合状态，严重者可能会水中毒。研究发现，脱水状态会对健康造成一定的负面影响，如降低认知能力和体力活动能力。脱水还会引发或加重机体疲劳感，使人产生困惑、生气、抑郁等负面情绪；饮水不足导致的脱水状态还会增加患糖尿病，肾结石、尿路感染等泌尿系统疾病，心血管系统疾病的风险。脱水状态还对消化系统、循环系统、神经系统疾病产生一定影响。

（三）水的参考摄入量

一般来说，健康成年人每天水分的摄入和排出基本为动态平衡状态，总计量为 2 500 ml 左右。水的来源有 3 个：饮水约占 50%，食物中的水约占 40%，代谢产生的内生水占 10% 左右。人体平均每天从食物中获得 1 000 ml 的水，蛋白质、糖类和脂肪代谢可提供 300 ml 水。中国营养学会出版的《中国居民膳食营养素参考摄入量（2013 版）》提出了我国不同年龄、不同生理阶段人群的总水摄入量及适宜饮水量。在温和气候、轻体力身体活动下，0 ～ 0.4、0.5 ～ 0.9、1 ～ 3、4 ～ 7 岁儿童总水摄入量分别为 0.7 L/d、0.9 L/d、1.3 L/d、1.6 L/d、1.8 L/d；11 ～ 14 岁男生和女生总水摄入量分别为 2.3 L/d、2.0 L/d；14 ～ 18 岁男生和女生总水摄入量分别为 2.5 L/d、2.2 L/d；18 岁以上男生和女生总水摄入量分别为 3.0 L/d、2.7 L/d；孕妇和乳母总水摄入量分别为 3.0 L/d、3.8 L/d。4 ～ 7 岁、7 ～ 11 岁儿童适宜饮水量分别为 0.8 L/d、1.0 L/d；11 ～ 14 岁男生和女生适宜饮水量分别为 1.3 L/d、1.1 L/d；14 ～ 18 岁男生和女生适宜饮水量分别为 1.4 L/d、1.2 L/d；18 岁以上男生和女生适宜饮水量分别为 1.7 L/d、1.5 L/d；孕妇和乳母适宜饮水量分别为 1.7 L/d、2.1 L/d。《中国居民膳食指南（2016）》建议，除了代谢和食物之外，在温和气候条件下生活的轻体力活动的成年人，每日最少饮水 1 500 ～ 1 700 ml。

二、食物中的生物活性成分

食物中的生物活性成分包括主要来自植物性食物的植物化学物（phytochemicals），如黄酮类化合物、酚酸、有机硫化物、萜类化合物和类胡萝卜素等，也包括辅酶 Q_{10}、γ- 氨基丁酸、褪黑素及左旋肉碱等主要来源于动物性食物的生物活性成分。

植物化学物是指植物能量代谢过程中产生的多种中间或末端低分子量次级代谢产物，除个别是维生素的前体以外，其余均为非传统营养素成分。从含量上来讲，这些次级代谢产物微乎其微。迄今为止，天然存在的植物化学物的种类繁多，当我们食入植物性食物时，就会摄取到各种各样的植物化学物。人类每天摄入的植物化学物约为 1.5g，而对素食者来讲可能会更高一些。20 世纪 50 年代植物化学物对人类的药理学作用就有人开始关注，然而直到近些年来营养科学工作者才开始系统地研究植物化学物对机体健康的促进作用。与经典的营养素研究相比较，植物化学物的很多问题需要进一步的研究，如植物化学物的种类、生物利用至今不完全清楚，促进健康的推荐量以及可能引起毒性的剂量也不清楚，因此要在植物化学物中建立类似于营养素 AI、UL 等相关的指标还需要一定的研究。《中国居民膳食营养素参考摄入量（2013 版)》首次提出了特定建议值（specific proposed levels，SPL）的概念，SPL 是指膳食中这些成分的摄入量达到这个建议水平时，有利于维护人体健康。此次提出 SPL 值的有大豆异黄酮、叶黄素、番茄红素、植物甾醇、花色苷、原花青素、氨基葡萄糖。

除了植物性食物可以提供生物活性成分以外，动物性食物也能提供如肉碱、辅酶 Q_{10} 等活性成分，这些物质既来源于食物，也可以在体内合成，同样发挥着重要的生物学功能。如肉碱作为载体，可以转运活化的长链脂肪酸进入线粒体内膜，促进脂肪酸的 β 氧化。目前对这类物质生物利用、摄入量与健康等方面的研究尚不成熟，也需要进一步的深入研究。

（一）食物生物活性成分的分类及来源

根据化学结构或者功能特点，可将植物化学物分为多酚、类胡萝卜素、萜类化合物、有机硫化物、皂苷、植酸及植物固醇等，其中摄入量较高且功能相对比较明确的植物化学物见表 2-7。除上述各种植物化学物外，还有一些膳食摄入量较高且具有一定生物活性的植物化学物没有归属到下表所列分类中，例如姜黄素、辣椒素、萝卜硫素、叶绿素及吲哚等。

表2-7　常见食物生物活性成分的种类、食物来源及生物活性

名称	代表化合物	生理学作用	来源
类胡萝卜素	胡萝卜素类和含氧胡萝卜素叶黄素类，包括 α- 胡萝卜素、β- 胡萝卜素、γ- 胡萝卜素及 β- 隐黄素（可形成维生素 A)、叶黄素、玉米黄素、番茄红素	抗氧化、抗癌、增强免疫、保护视力、保持骨健康	主要存在于黄、橙、红、深绿色的植物中，如胡萝卜、芒果、柿子、香蕉、杏、南瓜、哈密瓜；存在于辣椒、红薯、花椰菜、无头甘蓝类、芥蓝菜、冬笋、菠菜、西芹等植物中；在动物中如蛋黄中亦存在
植物固醇	以环戊烷多氢菲为主架结构，包括 β- 谷固醇、豆固醇、菜油固醇和相应的烷醇	降胆固醇、抗癌、维持免疫调节、抑制炎症反应、雌激素样作用	各种植物油、坚果、种子中的甾体化合物
皂苷类化合物	甾体皂苷和三萜皂苷	调节脂质代谢、降低胆固醇、抗微生物、抗癌、抗血栓形成、维持免疫调节、抗氧化、防止骨丢失	植物茎叶和根中的化合物，其中豌豆、大豆，以及一些含 soap 字样的植物中如皂角、soapwort、soaproot、soapbark、soapberry 等含量最多
芥子油苷/硫代葡萄糖苷	硫代葡萄糖苷没有活性，分解为异硫氰酸盐等才体现出活性	抗癌、调节氧化应激、抗菌、维持免疫调节	十字花科蔬菜（西兰花、花菜、无头甘蓝类、芥蓝及油菜、羽衣甘蓝、抱子甘蓝、西洋菜、卷心菜、紫甘蓝、萝卜、芥末等）

续表

名称	代表化合物	生理学作用	来源
多酚类化合物	酚酸和黄酮类化合物，如槲皮素、表儿茶素、花青素、花色苷、没食子酸、阿魏酸	抗氧化、抗癌、保护心血管、抑制炎症反应、抗微生物、减少突变、延缓衰老、抗辐射、防治糖尿病	广泛存在植物界，花色苷主要存在于颜色鲜艳（蓝、紫、黑、红等）植物的花朵、果实、种子、叶子、根茎等部位。槲皮素存在于许多植物中，如苹果、茶、洋葱、坚果、浆果、花菜、圆白菜等。没食子酸多存在于没食子、葡萄、茶、蛇麻子、栎树皮、橡树皮中。阿魏酸在谷物如糙米、全麦、燕麦中尤为丰富，在咖啡、花生、朝鲜蓟、苹果、橘子、菠萝中亦较丰富
单萜类	以异戊二烯为基本结构的一类化合物，代表有柠檬烯、月桂烯、香茅醇、薄荷酮等	抗癌、抗菌、抑制炎症反应、抗氧化、对神经损伤有保护作用、镇痛、镇静和安眠	广泛分布于高等植物的腺体、油室和树脂道等分泌组织中
植物雌激素	异黄酮、木酚素类、香豆素类、芪类	预防骨质疏松、改善围绝经期症状、抗氧化、保护心血管、抗癌、对神经损伤有保护作用、降低酒精依赖性、治疗嗜酒者	豆科植物、葛根、红三叶草、谷物、茶叶等
有机硫化物	蒜氨酸（蒜素）等	抗微生物、抗氧化、抗衰老、调节脂质代谢、抗血栓形成、抗癌、减少突变、维持免疫调节	存在于百合科葱属植物大蒜、洋葱、葱、韭菜等，十字花科植物西兰花、白菜、萝卜等
植酸	肌醇六磷酸	螯合作用 - 抗营养物质、抗氧化、抗癌、调节免疫、抗炎症反应、保护心血管、防治糖尿病	主要存在于谷类、豆类、坚果及其他植物种子的谷皮、种子胚芽中，在麦麸和亚麻籽中含量尤为丰富
辅酶 Q、泛醌		作为呼吸链组分参与 ATP 合成、抗氧化、保护心血管、提高运动能力、维持免疫调节、抗炎症反应等	动物的心、肝、肾，沙丁鱼，猪、牛肉、植物种子、黄豆、酵母等
褪黑素	褪黑素、胺类激素，由色氨酸转化而来，主要由人类的松果体产生，夜间分泌达高峰	调节时间生物学节律、抗氧化、调节免疫、调节能量代谢、延缓衰老	植物性食物如小米、百合、苹果、萝卜、番茄、香蕉等

（二）食物生物活性成分的生物学作用

1．抗癌作用　研究表明，蔬菜和水果中富含的多种植物化学物具有预防癌症发生的潜在作用。新鲜蔬菜和水果可明显降低癌症发生的危险性，特别是在抑制胃肠道、肺、口腔和喉的上皮肿瘤方面。与蔬菜水果摄入量低的人群相比，日常蔬菜和水果摄入量高的人群癌症风险会降低约 50%。主要的抗癌机制包括来源于十字花科植物的芥子油苷代谢物莱菔硫烷

(sulforaphane，SFN）可活化肝生物转化中具有解毒作用的Ⅱ相酶——苯醌还原酶（quinone reductase，QR)；部分酚酸（phenolic acids）可与活化的致癌剂发生共价结合并掩盖 DNA 与致癌剂的结合位点，从而阻止 DNA 损伤所造成的致癌作用；植物雌激素和芥子油苷的代谢产物吲哚-3-甲醇（indole-3-carbinol，I3C）可影响机体雌激素的代谢。植物雌激素在肝可促进性激素结合球蛋白（sex hormone binding globulin，SHBG）的合成，增加雌激素与 SHBG 的结合，从而降低雌激素促进肿瘤生长的作用。另外次级胆汁酸可通过促进细胞增殖增加结肠癌的发生危险，植物化学物如植物固醇、皂苷和植物雌激素等可减少初级胆汁酸合成，并抑制它们向次级胆汁酸的转化，从而影响次级胆汁酸的内源性形成，降低结肠癌的发生风险。

2．抗氧化作用 癌症和心血管疾病的发生与机体过量活性氧分子及自由基的存在有关。人体的抗氧化体系包括抗氧化酶系统如超氧化物歧化酶（superoxide dismutase，SOD)、谷胱甘肽过氧化物酶（glutathione peroxidase，GSH-Px)、内源性抗氧化物（尿酸、谷胱甘肽、α-硫辛酸、辅酶 Q_{10} 等）及具有抗氧化活性的必需营养素（维生素 C 和维生素 E 等)。现已发现多种植物化学物，如类胡萝卜素、多酚、黄酮类化合物、植物雌激素和有机硫化物等也具有明显的抗氧化作用。在抗氧化植物化学物中，多酚无论在含量上还是在自由基清除能力上都是最高的，其含有多个酚羟基，可以通过自身氧化释放电子，直接清除各种自由基，保持氧化还原系统与游离自由基之间的平衡。人体每天摄入具有抗氧化作用的必需营养素只有 100 mg，而每天摄入的具有抗氧化作用的植物化学物却超过了 1 g，表明植物化学物作为抗氧化剂对降低癌症等疾病发生风险的重要性。

3．免疫调节作用 迄今为止，已进行了多种有关类胡萝卜素对免疫系统刺激作用的动物实验研究，其结果均表明类胡萝卜素对免疫功能有调节作用。部分黄酮类化合物具有免疫抑制作用，而皂苷、有机硫化物和植酸具有增强免疫功能的作用。

4．抗微生物作用 研究证实，球根状植物中的有机硫化物具有抗微生物作用，大蒜素是大蒜中的有机硫化物，具有很强的抗微生物作用。芥子油苷的代谢产物异硫氰酸盐和硫氰酸盐同样具有抗微生物活性。混合食用水芹、金莲花和辣根后，泌尿道中芥子油苷的代谢产物能够达到治疗尿路感染的有效浓度。在日常生活中可用一些浆果，如树莓和蓝莓来预防和治疗感染性疾病。

5．抗炎作用 生物类黄酮和辅酶 Q10 可通过抑制核因子-κB（nuclear factor-κB）而减少前列腺素 2（prostaglandin 2，PG2）、IL-1、MMP1、C 反应蛋白等炎症介质的表达，发挥抗炎作用。

6．其他 植物化学物其他的促进健康的作用还包括调节血脂、血压、血糖，抑制凝血等作用。此外，部分的植物化学物还有一些特殊作用，如叶黄素在维持视网膜黄斑功能发挥重要作用，植酸具有较强的金属离子螯合能力。

（张召锋）

第八节 食物与膳食模式

食物是人类赖以生存的必需条件。不同食物因其营养素的构成不同，其营养价值也不同，各种各样的食物可以按不同比例混合食用而构成健康膳食。合理的膳食模式与营养构型使各种膳食营养素的供给量与人体需要量间保持平衡，是维持人体正常生理功能与代谢平衡，保证机体健康的物质基础。各种原因引起的膳食模式与营养构型的失衡均可导致营养不良（malnutrition)，使机体正常的生理功能和代谢紊乱，引起相关疾病特别是慢性非传染性疾病（non-communicable chronic diseases，NCD）的发生与发展。

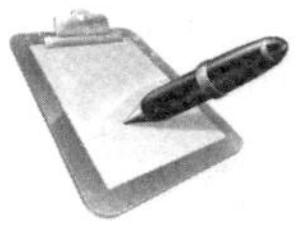

一、食物营养价值评价

食物是指可能用来被人体消化、吸收和利用的可食物质，它能供给人体能量、调节人体生理功能以及促进生长发育的需要，是人类获得能量和营养素的基本来源。食物按其来源分为动物性食物、植物性食物和各类食物的制品。

（一）食物的营养价值及评价指标

食物的营养价值通常是指食物中所含的人体必需营养素与能量满足人体营养需要的程度。食物营养价值的高低，取决于食物中营养素种类是否齐全、含量的多少、相互比例是否合适，以及是否容易消化、吸收利用。影响食物营养价值的因素较多，如食物品种和部位、产地、环境、气候、加工工艺、烹调方法等。

常用的指标有以下几个。

（1）食物营养素种类和含量：评定食物营养价值，首先应确定其种类和含量。通常食物中所提供营养素的种类和营养素的含量越接近人体需要，该食物的营养价值就越高。确定营养素种类含量的方法有分析法，如化学分析法、仪器分析法、微生物法、酶分析法等；也可采用查表法，通过查阅食物成分表，初步评定食物的营养价值。

（2）营养质量指数（index of nutrition quality，INQ）：INQ 是由美国 Hansen R.G，在营养密度的基础上提出的评价食物营养价值的指标。计算方法为营养素密度与能量密度之比。

INQ= 某营养素密度 / 能量密度 =（食物中某营养素含量 / 该营养素推荐摄入量）/（食物提供能量 / 能量推荐摄入量标准）

INQ=1，表示被评价食物提供营养素的能力和提供能量的能量相当。二者满足人体需要量的程度相同。

INQ ＞ 1，表示被评价食物提供营养素的能力大于提供能量的能力，表示营养价值高

INQ ＜ 1，表示被评价食物提供营养素的能力低于提供能量的能力，表示营养价值低。

INQ 优点是可根据不同人群的需求来分别进行计算；同一食物对成年人可能有益，但儿童却不合适。INQ 是被用来评价食物营养价值的最直观的指标。

（3）营养素度量法（nutrient profiling，NP）：是根据食物的营养组成对其进行分类和营养评价的新方法。通过计算每种食物所含若干种推荐性营养成分和（或）限定性营养成分的评分，或通过一定的阈值，对食物进行分类，来反映其营养质量以及营养素之间的平衡关系。NP 可以用于单个食品的营养评价，用于指导合理膳食，帮助消费者选择更利于健康的食物等。

（4）食物利用率：食物利用率是指食物进入体内后被机体消化、吸收利用的程度，一般用动物实验进行测定。目的是评价对体重起作用的营养素，如蛋白质、脂肪、碳水化合物的营养水平。

食物利用率 = [饲养期间动物的增重量（g）/ 饲养期间总的饲养消耗（g）] × 100%

饲料消耗越小，动物体重增加越多，表明饲料的营养价值越高。

（5）血糖生成指数（glycemic index，GI）：用来评价机体对不同食物中碳水化合物的利用程度和食物摄入后对人体血糖的影响。

血糖指数（GI）= [被测食物（50 g）餐后 2 h 血糖曲线下面积 /
等量葡萄糖（50 g）餐后 2 h 血糖曲线下面积] ×100

（6）食物抗氧化能力：体内自由基保持动态平衡。体内防止氧自由基产生过多和清除氧自由基的能力与食物中抗氧化营养素密切相关。

具有抗氧化作用的食物分类：①膳食抗氧化营养素，如维生素 E、维生素 C、维生素 A，微量元素硒、铜、铁、锌、锰等；②膳食抗氧化非营养素，如类胡萝卜素、食物类黄酮、番茄

红素、多酚化合物等；③其他，如合成维生素 E、合成维生素 C、二丁基羟基甲苯等。

二、各类食物的营养

根据食物的来源及其营养特点，大致分为五大类。

第一类：谷类——粮谷与薯类，包括米、面、杂粮、甘薯等。

第二类：肉类——畜类、禽类、鱼类（水产）类、蛋类和奶类。

第三类：豆类和坚果，包括大豆、其他干豆，以及花生、核桃等坚果类。

第四类：蔬菜、水果和菌藻类，包括鲜豆、根茎、叶菜、香菇等。

第五类：纯热能食物，包括食用油脂、食用糖和酒类等。

（一）常见食物的营养特点

1．谷类 谷类食物主要包括大米、小麦、玉米、大麦、小米、燕麦、黑麦、高粱、糜子、荞麦等及其加工产品。我国居民膳食中 50% ～ 70% 的能量、50% ～ 55% 的蛋白质源于谷类。它是矿物质和 B 族维生素的重要来源。

各种谷类种子都有其相似的基本结构，一般可分为谷皮、胚乳和胚芽三个部分，分别占谷粒重量的 13% ～ 15%、83% ～ 87%、2% ～ 3%。谷皮（bran）主要含纤维素类，其次含较高的灰分及脂肪。在胚乳的外层、谷皮的内层有一层糊粉层（aleurone layer），含丰富的 B 族维生素及无机盐（较多的磷），但在碾磨加工时，易与谷皮同时被分离而混入糠麸中。胚乳含大量的淀粉和一定量的蛋白质。胚芽位于谷粒的一端，富含蛋白质、脂肪、维生素、矿物质和酶类。

谷类蛋白的含量因品种、气候、地区及加工方法的不同而异。其蛋白质含量为 7.0% ～ 15%；谷类蛋白质的必需氨基酸组成不平衡，赖氨酸含量少，苏氨酸、色氨酸、苯丙氨酸、蛋氨酸偏低，所以谷类蛋白质不属于优质蛋白。常用氨基酸强化和蛋白质互补的方法，来提高谷类蛋白质的营养价值。谷类碳水化合物约占 70% 以上；脂肪占 1% ～ 4%，含量低，多为不饱和脂肪酸；矿物质占 1.5% ～ 3%，主要是钙与磷，铁含量较少；维生素主要含 B 族维生素、维生素 E（小麦胚芽）。

2．豆类 豆类品种很多，据营养成分分为两类：大豆和杂豆。大豆包括黄豆、黑豆、青豆，杂豆包括豌豆、蚕豆、绿豆、豇豆、赤小豆与芸豆等。大豆是植物性蛋白质、膳食纤维、矿物质、维生素、生物活性物的很好来源，且用途广泛，可作为粮食、蔬菜、饲料、医药、肥料等。

（1）豆类营养素含量：蛋白质占 30% ～ 40%，为优质蛋白，富含谷类蛋白质较为缺乏的赖氨酸，亮氨酸含量高，蛋氨酸含量略低。碳水化合物占 25% ～ 35%，其中 50% 是可利用糖，包括淀粉、阿拉伯糖、半乳聚糖和蔗糖；另外 50% 是不可利用糖，如棉籽糖和水苏糖。脂肪占 15% ～ 20%，其中不饱和脂肪酸占 85%，亚油酸含量大于 50%。大豆油中还含有 1.64% 的磷脂和维生素 E，同时富含钙、铁、镁、钾、维生素 B_1、维生素 B_2 等。

（2）大豆中的特殊成分：蛋白酶抑制剂（protease inhibitor，PI）可抑制 13 种蛋白酶活性，其中抗胰蛋白酶因子作用最强，阻碍蛋白质消化吸收，抑制动物生长发育。它的破坏（灭活）方法为常压蒸汽 30 min 或 1 kg 压力蒸汽 10 ～ 25 min 即可。这类蛋白酶中以脲酶耐热性最强，所以常用脲酶测定（抗热）来判别蛋白酶抑制剂是否被灭活。我国规定婴幼儿代乳制品不得检出脲酶。近来的研究表明蛋白酶抑制剂有抗肿瘤、抗氧化作用。植酸是金属离子螯合剂，在肠道中可与锌、钙、镁、铁等螯合，影响其吸收利用。大豆皂苷具有多种生物活性，如可激活纤溶系统、增加纤维蛋白降解产物、抑制血小板聚集的溶血作用。植物红细胞凝集素的本质为蛋白质，可以与人和动物的红细胞结合引起红细胞凝集，造成生长缓慢。加热即可破坏。大豆异黄酮是多酚类物质，具有雌激素样作用，对骨质疏松、动脉粥样硬化有预防、治疗作用。异黄酮和皂苷都有降低血脂和血胆固醇的作用，也具有抗溶血反应、抗真菌、抗细菌及抑制肿瘤等作用。其他豆类主要包括红豆、绿豆、豌豆、蚕豆、豇豆、芸豆等，蛋白质含量约 20% 左右；脂肪含量极少；碳水化合物含量较高，达 50% ～ 60%。

3．蔬菜和水果　蔬菜和水果富含维生素、矿物质和膳食纤维，但含蛋白质、脂肪很少。此外蔬菜、水果还含有多种有机酸、芳香族化合物及色素，因此具有良好的感官性状。

碳水化合物包括单糖、双糖、淀粉、纤维素和果胶物质。大多数的绿叶蔬菜含糖量在 1% ～ 4%。含糖较多的蔬菜有胡萝卜、洋葱和南瓜等。根茎类蔬菜含有较多的淀粉，如土豆为 16.5%，藕为 15.2%，山药为 11.6%，芋头为 17.1%，红薯为 23.1%。新鲜蔬菜、水果是供给维生素 C、胡萝卜素、核黄素和叶酸的重要来源。深绿色蔬菜维生素 C 的含量较浅色蔬菜高，叶菜中的含量较瓜菜中高，胡萝卜素在绿色、黄色或红色蔬菜中含量较多。蔬菜和水果中含有丰富的矿物质，如钙、磷、铁、钾、钠、镁、铜等。蔬菜和水果中的各种芳香族化合物、有机酸和色素，使它们具有特殊的芳香、颜色和口味。水果中的有机酸以苹果酸、柠檬酸和酒石酸为主。有机酸能促使人体消化腺的分泌，增进食欲，利于食物消化。有机酸还能使食物保持一定的酸度，对维生素 C 具有保护作用。蔬菜水果中还含有一些酶类、杀菌物质和具有特殊功能的生物活性物质，如大蒜中含有大蒜素和含硫化合物，具有抗菌消炎、降低血脂的作用；苦瓜有明显的降血糖作用。

野菜、野果在我国资源丰富，种类繁多。马齿苋、落葵、苜蓿等野菜含有丰富的胡萝卜素、维生素 B_2、维生素 C，其含量一般都超过普通蔬菜。猕猴桃、沙棘、刺梨、酸枣等野果富含维生素 C、胡萝卜素、有机酸和生物类黄酮，营养丰富。

4．畜、禽肉及鱼类营养价值　畜肉、禽肉和鱼类是供给人体优质蛋白的主要食物来源，可供给人体脂肪、矿物质和维生素，是营养价值非常高的一类食品。

畜肉蛋白质大部存在于肌肉组织中，含量为 10% ～ 20%，属优质蛋白，易消化吸收。脂肪含量因动物品种、年龄、肥瘦程度、取样部位等不同而有较大差异。畜肉脂肪以饱和脂肪酸为主，其主要成分是甘油三酯，含少量卵磷脂、胆固醇和游离脂肪酸。矿物质含量为 0.8% ～ 1.2%，其中钙含量较低，而含铁、磷较多。畜肉中 B 族维生素含量丰富，肝富含维生素 A 和维生素 B_2。

禽肉包括鸡、鸭、鹅、鸽、鹌鹑等的肌肉、内脏及其制品。禽肉的营养价值与畜肉相似，也含有丰富的优质蛋白，但禽肉的脂肪含量少，而且熔点低（23 ～ 40℃），含有 20% 的亚油酸。

鱼类包括淡水鱼（如鲤鱼、草鱼、鲢鱼、鲫鱼等）、海水鱼（如平鱼、黄花鱼、带鱼等）的肌肉、内脏及其制品。鱼肉蛋白质含量一般为 15% ～ 25%；含脂肪少，一般为 1% ～ 5%，呈不均匀分布，其中不饱和脂肪酸占 80%，消化率达 95%。鱼肉富含二十碳五烯酸（EPA）和二十二碳六烯酸（DHA）。矿物质为 1% ～ 2%，为钙、磷、镁、碘、锌的良好来源。鱼油和鱼肝油富含维生素 A 和维生素 D，也含有一定量的维生素 B_1 和维生素 E。

5．奶及奶制品的营养价值　奶类主要由水、脂肪、蛋白质、乳糖、矿物质、维生素等组成，其中水分约占 89%。奶的各种成分随乳牛品种、饲养方式、季节、畜龄、挤奶时间等不同而有一定差异，波动较大的是脂肪含量，其次是蛋白质和维生素，其他成分较为稳定。牛奶中蛋白质的平均含量为 3.0%；脂肪含量为 3.2%，吸收率达 97%；碳水化合物主要为乳糖；矿物质含量为 0.7% ～ 0.75%，富含钙、磷、钾；牛奶含有人体需要的各种维生素，其含量同乳牛的饲养条件、季节和加工方式有关。如在有较多青饲料的放牧期，奶中维生素 A、维生素 D、胡萝卜素和维生素 C 的含量较冬春季有明显增加。

6．蛋及蛋制品的营养价值　禽蛋类包括鸡蛋、鸭蛋、鹅蛋和鹌鹑蛋等。鸡蛋壳的颜色取决于鸡的品种；鸡蛋黄的颜色取决于饲料，如果饲料中类胡萝卜素和维生素 A 含量高，则蛋黄颜色深。蛋类含蛋白质约 12.8%，鸡蛋蛋白质含有人体所需的各种氨基酸，其氨基酸的组成模式与人体相近，生物价为 95，其中赖氨酸和蛋氨酸含量较丰富。蛋类含脂肪 9.0% ~ 15.6%，主要集中在蛋黄内。鸡蛋黄含脂肪 28.2%，其中大部分为甘油三酯，并含有一定量的卵磷脂和胆固醇。蛋黄中含有铁、磷、钙等矿物质和维生素 A、维生素 D、维生素 B_1 和维生素 B_2。

（二）加工、烹调对食物营养价值的影响

食物的营养价值不仅受到食物种类的影响，而且受到食物加工烹调的影响。经过加工烹调，食物对人体更有益：如使食物更易于被人体消化吸收；使食物有良好的感官性状（色香味与外观）；杀灭或去除食物中可能存在的有害物，包括微生物、寄生虫与寄生虫卵或其他有害物质。加工烹调对人体健康的副作用为造成营养素的损失、减少食物在人体内的利用率。

谷类加工有利于食用和消化吸收。但由于谷类所含维生素、矿物质、蛋白质、脂肪多分布在谷粒周围和胚芽内，向胚乳中心逐渐减少，因此加工精度越高，糊粉层和胚芽损失就越多，营养素损失越多。大米在烹调前须经过淘洗，在淘洗过程中即可发生水溶性维生素和矿物质的损失，维生素 B_1 可损失 30% ~ 60%，维生素 B_2 和烟酸可损失 20% ~ 25%，矿物质可损失 70%。一般来说，淘米时水温高、搓洗次数多、浸泡时间长，营养素的损失就多。

大豆营养价值高，但由于存在抗营养因素，其蛋白质消化率只有 65%。但通过加工制作成豆制品，其消化率明显提高，豆浆消化率为 85%，豆腐消化率为 92% ~ 96%。

加工烹调对蔬菜中水溶性维生素及矿物质的影响与烹饪过程中洗涤方式、切碎程度、用水量、pH、加热温度及时间有关。清洗蔬菜时，一部分水溶性营养成分即可流失，在水中浸泡时间越长，切得越碎，维生素 C 和 B 族维生素损失就越多。蔬菜合理的加工烹调方法是用流水冲洗，不可在水中长期浸泡；先洗后切，急火快炒，现做现吃，切忌反复加热。适合生食的蔬菜如西红柿、黄瓜等应尽可能凉拌或生食。水果大都以生食为主，不受烹调加热的影响，但加工成果脯、干果、罐头后，维生素 C 则大部分损失。

畜、禽、鱼类食品，在一般的加工烹调中，除水溶性维生素外，其他营养素含量变化不大。只有在高温制作时，B 族维生素损失较多，如在炒猪肉时，维生素 B_1 可保存 87%；蒸肉丸时可保存 53%；清炖猪肉时可保存 40%。

蛋类的烹调方法很多，如煮鸡蛋、炒鸡蛋、蒸鸡蛋羹、油煎蛋等，其中炸鸡蛋维生素损失较多，其他烹饪方法除维生素 B_1 少量损失外，对其他营养素影响不大。鸡蛋不宜生食，因为通过烹调加热可杀灭污染的细菌，还可破坏存在于生蛋清中的抗胰蛋白酶和抗生物素，提高蛋类的消化利用率。

二、膳食模式

膳食模式（dietary pattern）是指人类摄入的主要食物种类和数量的相对构成。它是人体膳食质量与营养水平的物质基础，也是衡量一个国家或地区的农业和经济发展程度的重要标志。

膳食模式主要取决于人体对营养素的生理需求、生存环境和条件所能提供食物资源的可能性，并受人们的生活方式、饮食行为与健康理念的影响。膳食模式受多种因素的影响，主要见于三方面：其一，是生存环境，特定的生存环境提供给人们特定的膳食优势，如江河湖海附近的居民容易获得鱼和海（水）产品，草原和牧区居民容易获得牛羊肉类和奶类；其二，是农业和经济发展程度，其影响着人群能获得食物资源的可能性；其三，是饮食文化，膳食模式蕴含着文化，有些饮食文化还成为一些信仰体系的表达方式，如素食，某些宗教的饮食习惯和饮酒等。

膳食模式对健康有重要的影响，不均衡的膳食模式不仅导致营养不良性疾病的发生，而且是 NCD 的主要危险因素之一。

世界膳食模式按早先的分类方法将其分为经济发达国家的膳食模式、日本的膳食模式和发展中国家的膳食模式。近些年来，人们对于膳食模式有了新的认识，又将其分为“东方”膳食

模式（亚洲人膳食模式）、“西方”膳食模式与地中海膳食模式等。不同的膳食模式各有其营养构成特点，以及其带来的健康效应和相关问题。

1．以植物性食物为主的“东方”膳食模式　东方膳食模式以中国传统的膳食结构为代表，与发展中国家膳食模式相似。

（1）膳食结构特点：以植物性食物为主，动物性食物为辅。粮谷类和蔬菜摄入量较多；肉类摄入量较低，但以猪肉为主，故饱和脂肪酸摄入量较高，约占膳食总能量的 18%；牛奶和奶制品、瘦牛肉、瘦羊肉、鱼等食物摄入量较少，因此，优质蛋白摄入量不足。

（2）营养特点：为高糖、高膳食纤维及低动物脂肪、低优质蛋白类型。脂肪摄入量较低，占膳食总能量的 18.6% ～ 28.4%；来自动物性食物的优质蛋白摄入量不足，且来自动物性食物的铁、钙、维生素 A 摄入量常不足；食盐摄入量较高，人均食盐摄入量为 13.5 g/d，高于 WHO 建议的 6g 以下标准。

营养不良是植物性为主膳食模式人群的主要营养问题。

2．以动物性食物为主的“西方”膳食模式　西方膳食模式以美国、加拿大和北欧一些国家为代表。

（1）膳食结构特点：膳食中以动物性食物为主，肉类摄入量较多且以红肉和加工肉制品为主，而家禽、水产品及海鲜等摄入量较低；全谷物、新鲜蔬菜、水果摄入量低；薯条和甜品等摄入量高；非葡萄酒类的酒精饮料摄入量较高。

（2）营养特点：为高能量、高脂肪、低膳食纤维类型。能量摄入较高；脂肪摄入量较高，占膳食总热量的 35% ～ 45%，其中饱和脂肪酸所占比例较高；膳食纤维摄入量较少。

（3）对健康的影响：该膳食模式的国家或地区，慢性非传染性疾病如肥胖、高脂血症、动脉粥样硬化、冠心病、脑血管疾病、结肠癌、乳腺癌等高发。

3．动植物食物平衡的膳食模式——日本膳食模式　该膳食模式以日本为代表，既保留了东方膳食的特点，又吸取了西方膳食的优势。

（1）膳食构成特点：植物性食物和动物性食物并重，植物性食物占较大比重。人均年谷类消费量 110 kg，其中豆制品的摄入量较高；动物性食物保持适宜数量，人均年消费量约 135 kg。膳食中大豆、鱼类、蔬菜和绿茶的消费量较高。

（2）营养特点：为营养均衡型。膳食蛋白质中动物性蛋白质约占总蛋白质的 50%，其中半数为水产品蛋白质，这是日本膳食的优势。膳食中脂肪提供的能量约占总能量的 28%，且膳食中有一定量的大豆异黄酮、单不饱和脂肪酸和茶多酚。

（3）对健康的影响：该膳食模式降低了罹患心血管疾病和某些癌症（前列腺癌、乳腺癌、结肠癌）的风险，但由于膳食中有较多的盐腌制食品，这可能与日本人群胃癌发病风险较高有关。

4．地中海膳食模式　地中海膳食模式是地中海沿岸国家与地区居民的膳食模式，包括希腊、葡萄牙、西班牙、法国、意大利等国家，一般以希腊为代表。地中海膳食模式被公认为健康的膳食模式，其来源于 20 世纪中期环地中海地区及国家（希腊、意大利南部）的传统饮食习惯。

（1）膳食结构特点：以植物性食物为主，包括粮谷类（每天 350 g 左右）、豆类、蔬菜、水果、坚果等；鱼、家禽和蛋、乳制品（芝士、酸奶为主）适量和红肉（猪、牛和羊肉及其产品）少量；食用油主要是橄榄油；适量饮红葡萄酒。

（2）营养特点：脂肪提供能量占膳食总能量的 25% ～ 35%，其中饱和脂肪酸摄入量低（7% ～ 8%），不饱和脂肪摄入量较高；膳食中复合糖、蔬菜、水果含量丰富。

（3）对健康的影响：地中海膳食模式的国家或地区居民的心脑血管疾病和癌症的发病率、死亡率相对低。虽然其摄取的总脂肪量与西方膳食模式相似，但其膳食中饱和脂肪酸含量只占总能量的 8%，摄入的脂肪来源主要是富含单不饱和脂肪酸的橄榄油。多项研究表明，地中海膳食模式不仅能延长期望寿命，降低死亡率，预防心脑血管疾病、糖尿病和癌症等，还与免疫系统疾病、过敏性疾病以及帕金森和阿尔茨海默病等密切相关。

目前，随着社会发展和经济与信息的全球化，地中海地区的饮食习惯逐渐受西方膳食模式影响，主要体现为肉类摄入量增加，导致该地区居民 BMI 和血总胆固醇水平升高，罹患心血管系统疾病和胃癌等的风险增加。地中海膳食模式正面临的三方面影响：①美国快餐文化中的红肉、细粮、马铃薯、冰淇淋、高糖饮料、糖果等的影响；②经济危机使一些贫困地区人群无能力大量摄入地中海膳食中提倡的蔬菜、水果、橄榄油、坚果、鱼肉等，继而转向低廉的快餐食品；③通过提高蛋白质摄入量来控制体重或减肥。所以，推广地中海膳食模式不仅应从公共卫生的角度考虑，还要结合农业、文化和经济发展，通过多部门多层级合作共同维持合理膳食模式。因此综合发挥地中海膳食模式和日本膳食模式的优势，制定适用于本国国情的膳食指南，已成为各国的重要议题。

我国膳食模式变迁

小　结

营养素是食物中具有特定生理作用，能维持机体生长、发育、活动、生殖以及正常代谢所需的物质，包括蛋白质、脂类、碳水化合物、矿物质及维生素等。其中碳水化合物、脂肪和蛋白质在体内代谢过程中能够产生能量，而身体活动是促进能量消耗、维持能量平衡的重要方面。食物是人类获得能量和营养素的基本来源，其中营养素的种类、含量、比例、消化吸收和生物利用率决定了食物的营养价值，不同的食物具有不同的营养特点，多种食物按照一定比例即组成膳食模式。不同国家和地区的膳食模式受地理、历史、文化、经济、环境等因素影响，在一定程度上也决定了不同人群健康与疾病状况及其发展趋势的差异。

思 考 题

1. 名词解释：physical activity level，metabolic equivalent of task（MET），rhodopsin，dark adaptation，night blindness，xerophthalmia，retinol activity equivalents，rickets，beriberi，erythrocyte transketolase activity coefficient，oro-genital syndrome，erythrocyte glutathione reductase active coefficient，pellagra，niacin equivalent，neural tube defect，hyperhomocysteinemia，dietary folate equivalent，glucose tolerance factor，scurvy，尿负荷试验，氨基酸模式。
2. 简述人体总能量消耗主要用于维持哪些方面的需要。
3. 简述矿物质的主要生理功能。
4. 简述钙的吸收及影响钙、钠、钾吸收的因素。
5. 简述钙、钠、钾的生理功能。
6. 简述食物中铁的主要存在形式和哪些因素影响食物铁的吸收。
7. 简述铁、碘的主要生理功能和铁、碘缺乏的主要危害。
8. 简述脂溶性维生素与水溶性维生素的区别。
9. 简述与能量代谢、蛋白质代谢和细胞分裂有关的 B 族维生素。
10. 简述哪些维生素缺乏可能引起贫血。
11. 简述维生素 A、维生素 D 缺乏会对机体产生的危害。

12．简述蛋白质、肽、氨基酸在结构和功能上的区别与联系。
13．简述谷物经过精加工后其营养价值的变化，以及这种变化对慢性病的影响。
14．简述不同来源的脂肪酸及脂肪酸平衡对慢性病的影响。

拓展延伸

充足食物权的实现不仅要求食物的“质”，即营养性（nutritious）与安全性（safety）有保障，也对食物的数量（security），以及食物的可得性（availability）、可及性（accessibility）、可接受性（acceptability）、可持续性（sustainability）等提出了要求。

请阅读相关文献，进一步了解食物权的上述要素及其相关因素。

参考文献

1．李勇．营养与食品卫生学．北京：北京大学医学出版社，2005.
2．李勇．肽营养学．北京：北京大学医学出版社，2007.
3．孙长灏．营养与食品卫生学．8 版．北京：人民卫生出版社，2017
4．张立实，吕晓华．基础营养学．北京：科学出版社，2018.
6．中国营养学会．中国居民膳食指南（2016）．北京：人民卫生出版社，2016
8．中国营养学会．中国居民膳食营养素参考摄入量（2013 版）．北京：科学出版社，2014
9．常继乐，王宇．中国居民营养与健康状况监测．北京：北京大学医学出版社，2016.
10．2018 Physical Activity Guidelines Advisory Committee．2018 Physical Activity Guidelines Advisory Committee Scientific Report．Washington，DC：U.S．Department of Health and Human Services，2018.
11．Gerald F．C.，James P．M．The Vitamins：Fundamental Aspects in Nutrition and Health．5th Edition．Salt Lake City：Academic Press，2017.
12．林晓明．高级营养学．北京：北京大学医学出版社，2017.

实习一　食品感官及理化指标评价——乳及乳制品的质量指标检测

一、概述

牛乳主要由水、蛋白质、脂肪、乳糖和矿物质（无机盐类）以及微量的其他物质（如磷酸、维生素、酯、色素）组成。水分占 89.5%，总固形物占 10.5% ～ 14.5%，其中蛋白质 2.7% ～ 5%，脂肪 2.6% ～ 6.0%，乳糖 3.6% ～ 5.6%，矿物质 0.6% ～ 0.9%。而在物理性质方面，牛乳的色泽应是乳白色或稍带微黄色，黄色的深浅与乳脂中的胡萝卜素、叶黄素含量有关。牛乳应具有其固有的纯正香味，无其他异味。组织状态呈均匀的流体，无沉淀、无凝块、无机械杂质、无黏稠和浓厚现象。

二、实验目的

1．掌握牛乳感官检验的具体方法与操作步骤。
2．掌握凯氏定氮法测定牛乳及乳制品蛋白质含量的原理与方法。

三、实验原理

1．牛乳及乳制品的感官评价　牛乳及乳制品的感官评价，主要是观察其色泽是否正常、质地是否均匀细腻，嗅其气味，尝其滋味，判断滋味是否纯正及乳香味如何。

2．牛乳蛋白质含量检测　评价牛乳质量的理化指标，主要涉及的是蛋白质含量的测定。蛋白质测定通常采用凯氏定氮法。蛋白质是含氮的化合物，凯氏定氮法是基于样品中各种蛋白质的组成元素中氮的含量基本稳定，平均为 16%，从而推算出样品中蛋白质的含量。凯氏定氮法所测得的含氮量为食品的总氮量，所测得的蛋白质称为粗蛋白。

凯氏定氮法测定蛋白质的原理如下。

（1）消化：牛乳中的蛋白质在催化加热条件下被分解，其中碳和氢被氧化成 CO_2 和水逸出，而牛乳中的有机氮转化为氨与硫酸，进而结合生成硫酸铵。

$$\text{蛋白质} + H_2SO_4 \longrightarrow (NH_4)_2SO_4$$

（2）蒸馏：硫酸铵在凯氏定氮器中与碱作用，通过蒸馏释放出 NH_3，收集于硼酸溶液中。

$$(NH_4)_2SO_4 + 2NaOH \longrightarrow 2NH_3 + 2H_2O + Na_2SO_4$$

$$2NH_3 + H_3BO_3 \longrightarrow (NH_4)_2B_4O_7 + 5H_2O$$

（3）滴定：用已知浓度的盐酸溶液滴定，根据盐酸的消耗量计算氮含量，再乘以换算系数，可以计算出蛋白质的含量。

$$(NH_4)_2B_4O_7 + 2HCl + 5H_2O \longrightarrow 2NH_4Cl_2 + 4H_3BO_3$$

四、实验方法与步骤

1．设备及原材料　不同厂家生产的高温灭菌牛乳、白瓷盘、玻璃平皿、品尝杯。恒温加热消煮炉、自动凯氏定氮仪。

2．试剂

（1）试剂：硫酸铜、硫酸钾、硫酸、硼酸、甲基红指示剂、溴甲酚绿指示剂、亚甲基蓝指示剂、氢氧化钠、95% 乙醇。

（2）试剂配制

1）20 g/L 硼酸溶液：称取 20 g 硼酸，加水溶解后稀释定容至 1 000 ml。

2）400 g/L 氢氧化钠溶液：称取 40 g 氢氧化钠加水溶解，放冷并稀释至 100 ml。

3）0.0500 mol/L 盐酸标准溶液：量取 4.5 ml 盐酸，加水稀释至 100 ml，并用干燥至恒重的基准无水碳酸钠标定出准确浓度。

标定方法：取适量的无水碳酸钠在 270 ～ 300℃的烘箱中保持 1 h（加热期间可搅拌，防止无水碳酸钠结块），加热完毕后于干燥器中冷却保存。准确称取 0.1 g 烘干后的无水碳酸钠（精确至 0.001 g）溶于 50 ml 水中，加入 10 滴溴甲酚绿 - 甲基红混合指示液，用配制好的盐酸溶液滴定至溶液由绿色变为暗红色，煮沸 2 min，冷却后继续滴定至溶液呈暗红色，记录消耗盐酸的体积。同时做试剂空白实验。

盐酸标准溶液浓度的计算：

$$c(HCl) = \frac{m(V_1-V_2)}{(V_1-V_2) \times 0.0530}$$

式中 m 为称取无水碳酸钠的质量，g；V_1 为无水碳酸钠消耗盐酸的体积，ml；V_2 为试剂空白消耗盐酸的体积，ml。0.0530 为 1.00 ml 盐酸标准溶液 [c（HCl）= 1 mol/L] 相当于基准无水碳酸钠的质量，g。

4）1 g/L 甲基红乙醇溶液：称取 0.1 g 甲基红溶于 95% 乙醇，稀释至 100 ml。

5）1 g/L 亚甲基蓝乙醇溶液：称取 0.1 g 亚甲基蓝溶于 95% 乙醇，稀释至 100 ml。

6）1 g/L 溴甲酚绿乙醇溶液：称取 0.1 g 溴甲酚绿溶于 95% 乙醇，稀释至 100 ml。

7）混合指示液：将甲基红乙醇溶液与亚甲基蓝乙醇溶液按体积比 2∶1 临用时混合。

3．实验步骤

（1）牛乳的感官评价

1）色泽的检验：将少量牛乳倒于白瓷盘中，观察其颜色。新鲜的牛乳应为乳白色或稍微带黄色的均匀乳液。如果乳色较淡，呈稀薄状态，可能是牛乳进行了脱脂或掺水操作。若牛乳呈现异常颜色，可能是其中混有血液或细菌繁殖所致。

2）滋味和气味的检验：取少量牛乳品尝，再将其加热后嗅其气味，检验是否有消毒牛乳固有的香味和滋味，是否有其他异味。新鲜优良的牛乳应具有牛乳原有的可口的微甜香味，无异常的气味，如有异味，可能是牛乳的变质或掺假所致。

3）组织状态的检验：取洁净玻璃平皿，倒入少许牛乳样品，然后将其倾斜，在牛乳向下流动时，检查乳中有无异物杂质及细小颗粒，新鲜的牛乳应无沉淀、无凝块、无杂物。将牛乳滴入清水中，若扩散不开，则为新鲜牛乳；若扩散开，则牛乳不新鲜。若是瓶装牛乳，牛乳上部稀薄或瓶底有沉淀的，则都不是新鲜乳。取约 10 ml 乳样于试管中，于沸水加热 5 min 进行观察，如有凝块或絮状物产生，则表示牛乳不新鲜或已变质。

4）实验记录：参考感官评分标准（表 2-8）标准对牛乳及乳制品进行评分。每种样品的总分最高分是 100 分，单项最高得分不能超过单项规定的分数（规定滋味满分 30 分，气味满分 20 分，色泽满分 20 分，组织状态满分 30 分；每一项最低均是 0 分）。记录每个评价人员的个人评分。

表2-8　乳及乳制品感官评分标准

品名	等级	色泽	组织状态	气味	滋味
鲜乳	良质	乳白色或稍带微黄色	均匀的流体，无沉淀、无凝块、无机械杂质、无黏稠和浓厚现象	有牛乳固有的乳香味，无其他异味	具有鲜乳固有的纯香味，滋味可口而稍甜，无其他异味
	次质	较良质鲜乳稍差，白色中稍带青色	均匀的流体，无凝块，但可见微小的颗粒，脂肪凝析，表层呈液化块	乳中固有的乳香味稍淡或有异味	有微酸味，或有其他轻微的异味
	劣质	呈浅粉色或显著的黄绿色，或是色泽灰暗	呈稠而不匀的溶液状，有乳凝块或絮状物	有明显异味，如酸臭味	有酸味、咸味、苦味等其他异味
酸奶	良质	色泽均匀一致，呈乳白色或稍带微黄色	凝乳均匀细腻，无气泡，允许有少量黄色脂膜和少量乳清	有清香、纯正的酸奶味	有纯正的酸奶味，酸甜适口
	次质	色泽不匀，呈微黄色或浅灰色	凝乳不均匀也不结实，有乳清分离	酸奶香气平淡或有轻微异味	酸味过度或有其他不良气味
	劣质	色泽灰暗或出现其他异常颜色	凝乳不良、有气泡，乳清析出严重或乳清分离，瓶口及酸奶表面均有霉斑	有腐败味、霉变味、酒精发酵及其他不良气味	有苦味、涩味或其他较重的不良气味

（2）牛乳蛋白质含量测定

1）样品消化：称取充分混匀的固体试样 0.2 ～ 2 g，半固体试样 2 ～ 5 g 或液体试样 10 ～ 25 g（相当于 30 ～ 40 mg），精确至 0.001 g 放入消化管中，再加入 0.4 g 硫酸铜、6 g 硫酸钾，量取 20 ml 硫酸放入消化管，将消化管至于消化炉的管架上，消化管放入消化炉后，用连接管连接排气管密封住消化管，开启抽气装置，打开消化炉的电源，设置加热温度，在通风橱中加热消化。开始时用低温加热，待内容物全部碳化，泡沫停止后，再逐步升高温度保持微沸状态。消化至液体呈蓝绿色澄清透明后，继续加热 0.5 h，取下冷却。冷却后，先在 100 ml 容量瓶中加约 20 ml 水，然后将凯氏瓶中消化液无损地转移到该容量瓶中，冷却。加水定容至刻度，混匀备用，为样品消化液。

试剂空白实验：取与消化样品相同体积的硫酸铜、硫酸钾、浓硫酸，按以上同样方法进行消化冷却，加水定容至 100 ml，得试剂空白消化液。

2）加碱蒸馏

a．蒸馏前准备：①接通进水口、排水口；②接通电源；③进液胶管分别插入蒸馏水筒和 NaOH 溶液筒（400 g/L）。

b．蒸馏操作：①打开自来水水龙头，使自来水经过给水口进入冷凝管。②在蒸馏导出管托架上，放上接收液（硼酸 20 ml 和混合指示剂 3 滴）的锥形瓶，升起锥形瓶托架使蒸馏导出管的末端浸入接收液。③取定容后的消化液 10 ml，小心注入蒸馏管中，并加入 5 ml 蒸馏水，混匀。将蒸馏管套在防溅管密封圈上，稍加旋转使其保持接口密封，拉好防护罩。④加碱，按下“碱”按钮，加入 NaOH 溶液量至蒸馏液颜色变蓝为止。⑤按下“汽”按钮，开始蒸馏，蒸馏完成即停止（蒸馏接收液体积为 100 ～ 150 ml）。用蒸馏水冲洗接收管，取下锥形瓶。同时吸取 10 ml 试剂空白消化液按上法操作蒸馏。

c．样品滴定：以盐酸标准滴定液滴定接收液至终点（溶液颜色由紫红色变成灰色），记录消耗盐酸标准溶液的体积。同时做空白实验，记录消耗盐酸标准溶液的体积。

五、结果计算与分析

1．牛乳的感官评价 汇总整个实验大组的得分，去掉一个最高分和一个最低分，计算最终结果。

2．蛋白质含量测定

$$X=\frac{(V_1-V_2)\times c\times 0.0140}{m\times \frac{V_3}{100}}\times F\times 100$$

式中 X 为样品中蛋白质的含量，g/100 g；V_1 为样品消耗盐酸标准滴定液的体积，ml；V_2 为试剂空白实验消耗盐酸标准滴定液的体积，ml；V_3 为吸收消化液的体积，ml；c 为盐酸标准滴定液浓度，mol/L；m 为样品的质量，g；100 为换算系数；0.0140 为与 1.0 ml 盐酸［c（HCI）=1.00 moL/L］标准滴定溶液相当的氮的质量，g；F 为氮换算为蛋白质的系数。

蛋白质含量≥ 1 g/100 g 时，结果保留 3 位有效数字；蛋白质含量＜ 1g/100g 时，结果保留 2 位有效数字。在重复性条件下获得两次独立测定结果的绝对差值不得超过算术平均值的 10%。

六、注意事项

1．消化时，为了缩短消化时间，可加入硫酸铜做催化剂，并加入硫酸钾或硫酸钠提高消化液的沸点，加快有机物分解。对于难消化的样品，可加入少量过氧化氢，但不得使用高氯酸，以免生成氮氧化物。一般消化至透明后，继续消化 30 min 即可。有机物如全部分解，消化液呈蓝色或浅绿色，但含铁量多时，呈较深绿色。

2．消化时，样品、硫酸铜及浓硫酸需尽可能加入到消化管底部，不要黏附在消化管管口和管壁，以避免消化不彻底。

3．加碱液时，量要充足，动作要快，冷凝器出口应浸于接收液中，以防止氨挥发损失。

4．蒸馏结束时，先将冷凝管的管口离开接收液以免发生倒吸。继续蒸馏 1 min，然后用少量水冲洗冷凝管出口端外部，再取下接收瓶。在冲洗蒸馏装置时，切忌碱液污染冷凝器和接收瓶。硼酸吸收液的温度不应超过 40℃，否则对氨的吸收作用减弱而造成损失，若温度过高可置于冷水浴中进行吸收。

5．在蒸馏与吸收之前，需用水蒸气洗涤整套装置，测试装置是否漏气。若漏气需及时调整装置，保证在蒸馏与吸收过程中不漏气，否则将导致测定结果偏低。

6．在蒸汽发生瓶中要加入硫酸和甲基橙使溶液呈酸性以防氨蒸出。

思考题

1．简述牛乳感官评定时的注意事项。

2．简述凯氏定氮实验操作过程中，影响本实验测定准确性的因素。

3．简述凯氏定氮法测定的蛋白质为粗蛋白的原因。

4．简述蒸馏时加入 NaOH 溶液的原因，加入量对测定结果有何影响。

（樊　蕊）

实习二　食品加工——凝固型酸奶的制作

一、概述

FAO、WHO 与国际乳品联盟（International Dairy Federation，IDF）给酸奶做出定义，酸奶（即酸乳）为在添加（或不添加）乳粉（或脱脂乳粉）的乳中（杀菌乳或浓缩乳），由于保加利亚乳杆菌和嗜热链球菌的作用进行乳酸发酵而制成的凝乳状产品。成品中必须含有大量的、相应的活性微生物。酸乳一般分为凝固型酸乳和搅拌型酸乳。

二、实验目的

通过本实验掌握凝固型酸乳的制作原理，了解影响酸乳发酵的因素，熟悉酸乳制作的操作流程和要点。

三、实验原理

牛乳中的乳糖在乳糖酶的作用下，首先将乳糖分解为 2 分子单糖。单糖进一步在乳酸菌的作用下生成乳酸，乳酸使奶中的酪蛋白胶粒中的胶体磷酸钙变成可溶性磷酸钙，从而使酪蛋白胶粒的稳定性下降。在 pH4.6 ~ 4.7 时，酪蛋白发生凝集沉淀，形成酸奶。这些乳酸菌利用乳中的柠檬酸生成丁二酮、羟丁酮、丁二醇等化合物和微量挥发酸、乙醇、乙醛等风味物质，从而形成酸奶特殊的风味。蛋白质变性、凝固并有一定的水解，增加了蛋白质的消化吸收，提高了蛋白质的生物利用率。在发酵过程中，不溶性的矿物元素变为可溶性的离子，同时还合成部分 B 族维生素，增加了酸奶的营养。

乳酸发酵受到原料乳质量和处理方式、发酵剂的种类和加入量以及发酵温度和时间等多种因素的影响。

四、实验方法和步骤

1．实验材料 牛乳或还原乳、白砂糖、乳酸菌发酵剂，稳定剂（明胶、果胶、琼脂、变性淀粉等）。

2. 实验设备 具盖不锈钢容器、恒温培养箱、pH 计、碱式滴定管、搅拌器、均质机、塑料杯（或酸奶瓶）、封盖机、冷藏柜等。

3．工艺流程（图 2-5）

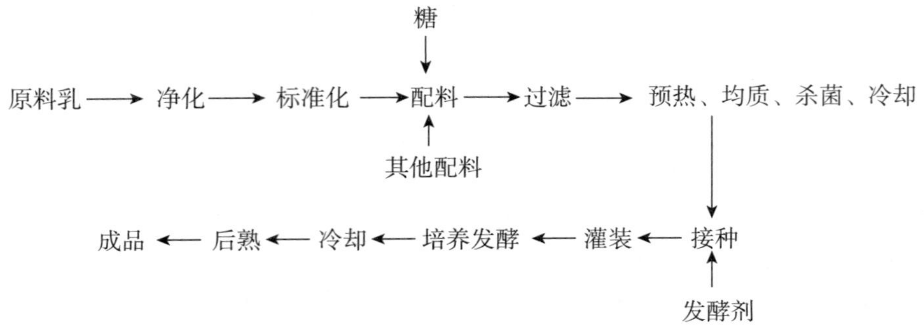

图 2-5　凝固型酸乳工艺流程

4．参考配方 一般使用鲜牛乳或乳粉制成的复原乳为主要原料，糖加入量为牛乳或复原乳的 6.8% ～ 7%，发酵剂添加量为 3%。

5．操作步骤

（1）配料：将原料乳加热到 50℃左右，加入砂糖，继续升温至 65℃，用泵循环通过过滤器进行过滤。

（2）均质：均质处理可以使原料充分混匀，有利于提高酸乳的稳定性和稠度，并使酸乳质地细腻、口感良好，避免脂肪上浮和乳清析出。混合料均质的压力一般为 20 ～ 25 MPa，均质温度为 55 ～ 65℃。

（3）杀菌：杀菌可杀灭原料乳中杂菌，钝化乳中的天然抑菌物，促进乳酸菌的繁殖，同时使乳清蛋白变性，改善酸乳的组织状态。用不锈钢容器将乳加热到 90 ～ 95℃，保温 5 ～ 10 min，进行杀菌。还可以加热到 85℃，保持 30 min 进行杀菌。还有更高效率的超高温瞬时灭菌（ultra-high temperature instantaneous sterilization，UHT）法，135℃的状态下加热 2 ～ 3s，立即冷却。

（4）接种：接种温度控制在 42 ～ 43℃。接种量视发酵剂的种类和活力而定，一般继代式菌种接种量为 2% ～ 3%。商用酸奶发酵剂根据说明用量进行添加。

（5）灌装：酸乳容器采用玻璃瓶，灌装和加盖可采用手动方式进行。灌装容器要进行消毒处理，灌装尽量减少顶隙。充填环境应接近无菌状态，填充时间要尽量缩短，防止温度下降使培养时间延长。

（6）发酵：将灌装后的容器放入培养室进行发酵，发酵温度一般采用 41 ～ 42℃，温度不易控制精确时，也可控制在 40 ～ 43℃。全部发酵时间一般是 3 h 左右，长者可达 5 ～ 6 h。在精确控制温度的基础上，能够保证质量的均匀一致。当乳的 pH 接近 4.5 ～ 4.8，酸度达到 80° T 左右，乳凝固，组织均匀细腻，无较多乳清析出，表明凝块质地良好，达到发酵终点。

（7）冷却：当达到发酵终点后，移入冷藏柜，开始冷却。

（8）后熟：在 2 ～ 7℃下冷藏，可以促进香味物质的产生，改善酸乳的硬度。产生香味物质的高峰期一般是在制作完成之后的第 4 个小时。酸乳的良好风味是多种风味物质相互平衡的结果，一般在 12 ～ 24 h 完成。因此，应在冷藏柜内冷却至 4℃，完成酸乳的后熟。

五、实验结果评定

根据实际情况，对酸奶进行感官评价。感官评价参考标准和评分标准见实习一中表 2-8。

六、注意事项

1．原料乳的标准化　实际生产中，为了使产品符合规格要求，乳制品中脂肪、蛋白质和非脂乳固体要保持一定的含量。但是，原料乳中的脂肪、蛋白质和非脂乳固体含量随乳牛的品种、地区、季节和饲养管理等因素不同有很大差异，因此必须对原料乳进行标准化处理，调整原料脂肪、蛋白质和非脂乳固体的比例。如果原料乳中脂肪含量过高，应该添加脱脂乳或分离一部分稀奶油。

思考题

1．简述酸乳加工中对原料的要求。

2．简述凝固型酸乳出现质量问题主要存在于哪些方面，如何控制。

（樊　蕊）

第三章　生命周期营养

课程导入

慢性非传染性疾病（NCDs）的预防与控制应贯穿生命历程不同阶段，其中生命早期是一级预防的最佳时期。在规划NCDs相关的政策、计划、服务时，应考虑不同生理阶段的健康和社会需要。应从关注胎儿健康开始，减少母亲孕前、胎儿出生前后环境危险因素的暴露，促进母乳喂养，促进儿童青少年健康发展和健康老龄化，改善对NCDs患者的护理和服务等。

思考：基于全生命历程预防和控制慢性非传染性疾病的意义是什么？

生命是连续的，这不仅体现在个体生命周期的连续，也体现为跨代的延续。生命早期的营养状况会影响生命中后期疾病的发生发展。本章重点介绍生命早期和老年期的营养特点，以及如何通过合理营养促进全生命周期健康。

第一节　生命早期营养

从20世纪70年代至今，越来越多的科学证据证明，作为全球死亡和疾病最主要负担的慢性非传染性疾病（noncommunicable diseases，NCDs），与生命早期发育及健康密切相关，即健康与疾病的发育起源学说（Developmental Origins of Health and Disease，DOHaD）。全生命历程理论（life course approach）已成为世界各国干预NCDs的最主要策略。本节重点阐述通过生命早期合理营养途径，促进全生命历程健康。

一、生命早期的概念

生命早期（early life）的概念有狭义和广义之分。

随着科学证据的积累以及DOHaD理论的提出，越来越多的专业人员、组织机构和政府认为，胎儿期至出生后2岁，即生命早期1 000天（the first 1 000 days of life），不仅是促进生长的关键窗口期（the window of opportunity），也是通过营养干预预防成年慢性病的机遇窗口期，是决定其一生营养与健康状况的最关键时期。有学者认为生命早期还应加上胎儿期之前的母亲备孕期（至少3个月），所以也有生命早期3年之说。

但是对于一个个体而言，在生命早期1 000天之后，还需要7 000天才可以发育成熟——这包括学龄前期、学龄期、青春期、青年期。这些阶段无论从生长发育还是NCDs预防的角度来看，都是极其重要的。例如学龄前期和学龄期是提高健康素养、养成健康行为的关键时期，而青春期是第二个生长突增期，也是 NCDs 相关危险因素（肥胖、吸烟、饮酒等）高发或出现的关键时期。所以，广义的生命早期其实涵盖整个儿童青少年阶段（0 ～ 21 岁）。

二、生命早期营养的重要性

生命早期无论是 1 000 天还是 8 000 天，其意义主要在于两个方面。

1．生命早期是生长发育关键期　膳食营养、空气、水、污染物、疾病和其他应激暴露会影响儿童的体格发育、体能增强、大脑发育和心理行为发展。一旦有害因素暴露水平较高、接触时间较长，将出现不可逆转的生长和认知发育迟缓（生长迟缓率在婴幼儿期迅速增加并在 2 岁以后进入平台期），影响智力潜能的发展，降低学习能力和成年后的劳动生产能力，如胎儿器官分化期缺乏叶酸可能导致神经管畸形，婴儿辅食添加不合理会增加铁缺乏风险等。同时，生命早期发育具有较强可塑性，是通过合理营养等环境干预促进生长发育的关键期。如果 0 ～ 23 月龄婴幼儿均采用母乳喂养，则每年可挽救超过 82 万名 5 岁以下儿童的生命，并且可以提高小学入学率和成年期工作收入。

2．生命早期是预防 NCDs 的机遇窗口期　WHO《预防和控制非传染性疾病全球行动计划（2013—2020 年）》（Global action plan for the prevention and control of noncommunicable diseases 203—2020）九条总原则中的第一条即“全生命历程理论（life course approach）”，认为 NCDs 预防与控制应贯穿于全生命历程各阶段（包括母亲孕前及胎儿期和新生儿期），其中生命早期的干预（如合理营养）是 NCDs 一级预防的重要内容。

如图 3-1 所示，个体发生 NCDs 的风险在生命历程中逐渐累积，到成年期明显增高。胎儿期、婴儿、儿童青少年的营养与发展与成年期 NCDs 发生有关，生命早期适宜干预对于 NCDs 预防是个长期投资，其收益明显优于成年期才开始的投资（如疾病筛查）。

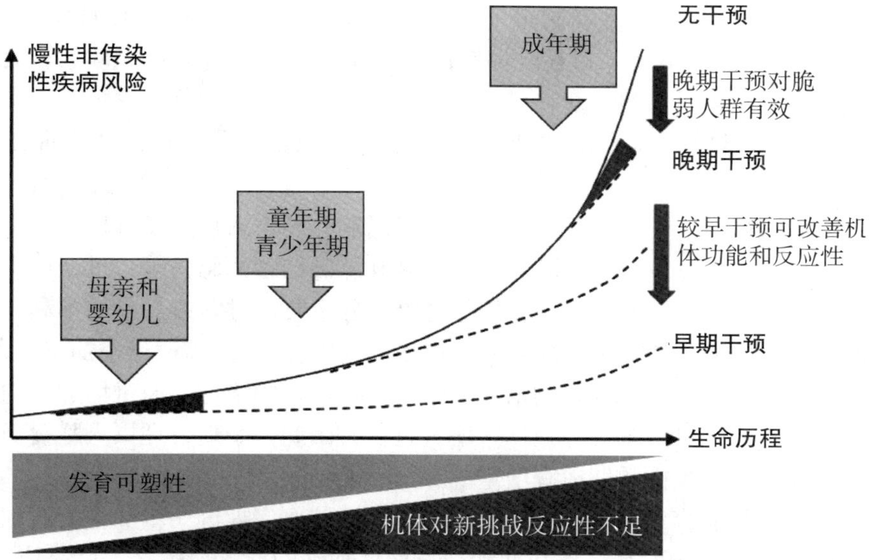

图 3-1　慢性非传染性疾病预防与控制的全生命历程策略框架

引自：Baird J，Jacob C，Barker M，et al．Developmental origins of health and disease：a lifecourse approach to the prevention of non-communicable diseases．Healthcare（Basel），2017，5（1），pii：E14.

总之，生命早期健康和营养方面的投资，不仅可以降低可预防的孕产妇、儿童死亡风险，使女性和儿童获得生存和发展的平等机会，还能促进儿童学习能力和提升成年后劳动力。卫生经济学分析亦表明到 2030 年时，其社会贡献至少有十倍以上回报，在全球范围内产生至少

1 000 亿美元的红利。妇女、儿童和青少年的生存、健康和福祉，对于终结贫困、促进发展、实现可持续发展目标必不可少。

三、孕期和哺乳期母体营养

胎儿期和婴幼儿期所需营养的全部或部分需要母体通过胎盘或乳汁予以支持，因此母亲孕期和哺乳期的合理营养是生命早期 1 000 天健康与发展的重要基础。

（一）孕期营养

孕期（trimester of pregnancy）是从末次月经开始，直至胎儿及其附属物自母体排出的过程，平均需要 40 周左右。孕期不同阶段胎儿发育及母亲生理代谢特点不同，因此其营养需要也各有侧重。

1．备孕期和孕早期营养 孕早期（孕 12 周末以前）胎儿发育缓慢，母亲维持日常（孕前）平衡膳食结构和合理营养即可满足需要。但此阶段是胎儿器官分化关键期，受精后第 3 ~ 9 周内形成基本的人体结构，已具备新生儿的全部器官和构造，尤其中枢神经系统和心血管系统在受精后 3 ~ 6 周已分化完成。此时如暴露于环境致畸因素，如生物因素（病毒感染等）、物理因素（高温等）、化学因素（营养缺乏、酒精、环境污染物等），则可能干扰器官分化，导致胎儿出生缺陷（birth defects，BDs），甚至发生流产、死胎等。所以孕早期营养的关键是满足受精卵着床以及胚胎器官分化的需要。此外由于胎儿器官分化最早开始于受精第 3 周，此时母亲尚不能确诊怀孕，因此孕前（备孕期）至少 3 个月的营养准备也是必需的。

叶酸和胎儿神经管分化关系密切，叶酸缺乏可能导致神经管缺陷（NTDs）。20 世纪 90 年代北京医科大学（现北京大学医学部）与美国疾病预防控制中心联合开展“中美预防神经管畸形合作项目”。研究证明孕前 3 个月至孕 3 个月每日补充 0.4 mg 叶酸可明显降低 NTDs 发生率。世界上已有 50 多个国家据此调整和制定了公共卫生政策。我国政府于 1993 年开始推广成果，并于 2009 年作为重大公共卫生项目在全国范围内实施育龄妇女叶酸补充政策，此后 NTDs 发生率明显降低。有研究显示母亲孕期补充叶酸对于子代童年期心理行为发育亦有影响。

除叶酸补充外，常吃含铁丰富的食物、选用碘盐、禁烟酒，也是孕早期要关注的营养原则。

2．孕中晚期营养 从孕 13 周开始，初具人形的胎儿即进入快速发育期，再加上胎盘、羊水，母亲增多的体液、发育的子宫、乳腺、为分娩和泌乳储备的脂肪等，母亲体重增长明显加快（300 ~ 500 g/w）。孕期合理增重对于母子健康十分重要，过多或过少均不利。孕中晚期能量需要量在非孕基础上分别增加 300 kcal/d、450 kcal/d，为此孕妇需适量增加奶、鱼、禽、蛋、瘦肉的摄入。由于孕期对营养素需要的增加大于对能量需要的增加，通过增加食物摄入量以增加营养素摄入极易引起能量过剩，导致体重增长过多。因此，孕期合理摄入膳食极为重要，同时应结合适量身体活动，维持孕期适宜增重。

此外孕中晚期由于血容量增多，母亲会出现生理性贫血，如进一步加重为病理性贫血，可能导致胎儿宫内缺氧，影响发育。备孕期和孕早期增加铁的摄入原因之一就是应对此时之需。WHO 建议孕妇每日补充 30 ~ 60 mg 铁和 0.4 mg 叶酸来帮助预防贫血、胎儿低体重和早产。

孕中晚期至出生后 2 岁还是大脑发育关键期，尤其是脑细胞数量增多的关键时期。大脑发育需要多种营养素，因此母亲孕期保持平衡膳食是基本的营养干预策略。尤其是磷脂及其分子中所含有的长链多不饱和脂肪酸（*n*-3 族的 DHA、*n*-6 族的花生四烯酸）对生命早期脑和视功能发育的作用是近年来关注的热点。中国居民膳食结构中 DHA 摄入较少，为满足每日 AI 200 mg 的推荐，孕妇和乳母均需要适当增加深海富脂鱼的食用。

孕后期胎儿骨骼钙化加速，母亲为避免自身骨骼脱钙导致骨软化，以及骨盆变形引起难产、凝血功能障碍等并发症，需每日增加 200 mg 钙摄入。

3．孕期营养不良对母子健康的影响

（1）近期影响：营养缺乏可能导致母亲贫血（缺铁性贫血、叶酸和维生素 B_{12} 缺乏引起的巨幼细胞贫血）、骨软化症（维生素 D、钙缺乏）、营养不良性水肿（维生素 B_1、蛋白质缺乏）、维生素缺乏等，同时可能影响胎儿宫内发育，导致出生缺陷、低出生体重、早产、小于胎龄儿、脑发育受损、围产期死亡率增高等。孕期体重增长过多与妊娠并发症（妊娠高血压、妊娠糖尿病等）密切相关，并且有可能娩出巨大儿。

（2）远期影响：早在半个世纪前就有生态学研究提示生命早期营养与健康状况和成年期 NCDs 风险有关，之后被大量队列研究所证实。20 世纪 90 年代英国学者 David Barker 团队提出成年期疾病的胎源性假说（fetal origins hypothesis of adult diseases，FOAD），认为孕中晚期营养不良可使胎儿生长发育不均衡，并与生命中后期慢性疾病（糖尿病、冠心病、恶性肿瘤、精神疾病等）的发生相关。21 世纪初，David Barker 进一步修正此假说，认为不仅是宫内环境不良，出生后生长方式也与成年期疾病有关，并据此提出 DOHaD 学说。其机制可能涉及表观遗传、代谢程序化、节约表型假说、预知适应反应等众多方面。

（二）哺乳期营养

哺乳期（breastfeeding period）是指分娩后开始泌乳，直至断乳这段时间。目前推荐母乳喂养至婴幼儿 2 岁或更久，因此哺乳期可长达 2 年或更长。哺乳期合理营养不仅有助于产褥期（puerperium）母亲器官和系统功能的恢复，也是母亲用乳汁哺育新生子代，使其获得最佳生长发育，并奠定其一生健康基础的阶段。

1．乳汁分泌　乳汁分泌受神经和内分泌系统的共同调节。泌乳（lactation）可分为泌乳启动和泌乳活跃两个阶段。孕前乳腺具有简单的树状导管结构，怀孕后在激素作用下乳腺上皮细胞的结构和功能发生一系列的改变，分化成具有分泌功能的细胞。此时由于高浓度雌激素对乳汁分泌的抑制，乳汁分泌并未开始。随着胎儿和胎盘娩出后，母亲血液雌激素及黄体酮水平迅速下降，而催乳素上升；同时，通过婴儿反复吸吮乳头和乳晕，刺激神经通路传至垂体前叶，促进催乳素（prolactin）分泌，促使乳腺细胞分泌乳汁，进入泌乳活跃阶段。婴儿吸吮乳头同时刺激垂体后叶分泌催产素（oxytocin），作用于乳腺腺泡和乳腺导管周围的平滑肌细胞，使其收缩将腺泡内的乳汁压向导管，到达乳窦，引起射乳，这一过程称为排乳反射。

坚持每日哺乳或吸空乳房，可维持泌乳功能。婴儿吸吮的次数越多，乳房产生的乳汁越多。婴儿啼哭声或视觉刺激，以及与婴儿的肌肤接触均可刺激乳母催乳素、催产素、促肾上腺皮质激素等分泌增加，促进泌乳和乳汁排出（或射乳）。母亲超重肥胖、剖宫产、糖尿病、多囊卵巢综合征、分娩过程中补液过多以及母婴分离等，均可能与下奶延迟有关。母亲吸烟、抑郁、焦虑、疼痛（剖宫产）、乳汁未完全排空引起的乳房肿胀，会影响乳汁分泌。

母乳（breast milk）是成分相对稳定的生物性液体，大多数情况下母乳量和乳汁成分能够满足婴儿的弹性需求。营养和健康状况良好的乳母，其膳食摄入通常并不会明显影响乳汁分泌。但在某些特殊的情况下，如母亲营养素储备不足、摄入不够或者耗竭，则可能会影响泌乳量以及乳汁成分。母乳中的脂肪特别是必需脂肪酸，以及部分微量营养素（如维生素 A、维生素 B_1、维生素 B_2、维生素 B_6、维生素 B_{12}、碘、硒等）受膳食营养状况影响较大，而维生素 D、叶酸、钙、铁、铜、锌等营养素受母亲摄入量影响较小。

2．哺乳期营养需要　哺乳期女性既要分泌乳汁，哺喂婴儿，还要逐步补偿妊娠和分娩时的营养消耗并促进各器官和系统功能的恢复，与正常非哺乳期比较，哺乳期需要更多的能量和营养素。其中所需要的能量部分来自孕期储存的脂肪，从而使乳母哺乳期间体重下降，避免产后体重滞留。

（1）增加富含维生素 A 的食物：婴儿体格生长、视觉发育、免疫系统成熟以及造血功能与维生素 A 密切相关。乳母维生素 A 摄入量可以影响乳汁中维生素 A 含量，尤其产后 2 周内的初乳和过渡乳富含维生素 A，对于促进新生儿免疫功能早期发展具有重要意义。乳母维生素 A 推荐摄入量在之前基础上增加 600 μgRAE/d，达 1300 μgRAE/d，建议乳母应增加富含视黄醇的动物肝、蛋黄、奶类，富含类胡萝卜素的深绿色和红黄色蔬菜水果等。WHO 循证证据并不推荐乳母以营养素补充剂的形式来补充维生素 A。在维生素 A 严重缺乏地区，鉴于小婴儿补充高剂量维生素 A 可能存在中毒的风险，因此乳母间接补充大剂量维生素 A 可能是一种更安全的方式。

（2）保证碘摄入：碘对于婴儿的神经发育、蛋白质合成有着重要影响。乳母平均每日分泌到乳汁中碘为 85 μg/d，对碘的需要较孕前增加 1 倍，仅依靠碘盐不能满足需要，还需要增加富含碘的海产品摄入，如海带、紫菜和鱼虾等。

（3）食物多样："坐月子"是中国的传统习俗，受时间、空间的影响，既往传承下来的"月子食谱"往往并不合理，如过量摄入动物性食物，导致产后体重滞留等；或诸多"忌口"，使得微量营养素和膳食纤维摄入不足。而"坐月子"过后很快恢复到孕前饮食，动物性食物明显减少，使得能量和蛋白质等达不到乳母的推荐摄入量，也会影响到母乳喂养的持续。因此不仅产褥期，整个哺乳期都要做到食物均衡、多样，充足但不过量，以保证乳母健康和乳汁质量。WHO（2015）建议确保产妇相信健康食物不会影响母乳喂哺的婴儿，从而对健康食物不要有禁忌。

（4）适宜饮水：乳母每天摄入的水量与乳汁分泌有密切关系。当水摄入不足时，乳汁分泌量减少。乳母平均每日泌乳量约 750 ml，每日应饮水 2 100 ～ 2 300 ml，用于补充泌乳的损耗。水来源应多样化，包括 400 ～ 500 ml 液态乳、200 ml 汤、1 500 ml 白开水等。

3．母乳喂养促进 WHO、联合国儿童基金会、中华医学会儿科学分会、中国营养学会等国际国内组织均推荐婴幼儿母乳喂养至 2 岁或更久。不仅因为母乳对婴幼儿的生长发育和心理行为发展至关重要，可以减少婴儿腹泻和呼吸道感染疾病的发生率和死亡率，降低子代生命中后期超重、肥胖和 2 型糖尿病风险等；也是因为通过哺乳，可促进母亲子宫复原和产褥期恢复，防止产后体重滞留，并改善母亲心理状况，降低母亲乳腺癌、卵巢癌风险等，使母亲收获近期和远期的健康效益。

2013 年我国 6 月龄内婴儿纯母乳喂养率 20.8%，全球营养目标之一为 2025 年"0 ～ 6 个月纯母乳喂养率提高到 50%"，而我国《国民营养计划（2017—2030 年）》主要目标之一也是"到 2020 年 0 ～ 6 个月婴儿纯母乳喂养率达到 50% 以上，2030 年再提高 10%"。母乳喂养促进任重而道远，包括以下几个方面。

（1）乳母个体支持：乳母的个体特征如遗传、年龄、受教育程度、收入、职业、知识、技能等和乳母的膳食行为、母乳喂养行为等密切相关。社区和医疗卫生机构应把乳母作为营养教育的重点人群，以提高乳母的营养健康素养及喂哺婴儿的信心和自我效能，促成健康饮食行为以及成功进行母乳喂养。

（2）家庭环境支持：除个体特征外，家庭是乳母最紧密联系和直接作用的环境，家庭成员（尤其丈夫）支持、家庭护理人员的知识和技能均影响母乳喂养情况。《母乳喂养促进策略指南（2018 版）》认为"孕期对父亲进行母乳喂养相关知识教育可提高母乳喂养率"。

（3）社区和社会环境支持：社会价值观和行为准则、社区设施、卫生保健机构人员和设施的可及性和恰当性、工作机构、非政府组织等都是影响乳母营养和母乳喂养的关键因素。创建一个使母亲、家庭和其他提供照护者能在各种情况下就最佳婴幼儿喂养方法做出并实施知情选择的环境。爱婴医院倡议（the baby-friendly hospital initiative，BFHI）就是针对母乳喂养的有效措施。2018 年 WHO 和 UNICEF 联合发布了《成功促进母乳喂养十项措施》，为医疗机构提供了倡导母乳喂养的指导意见。强调母亲在新生儿娩出后宜尽早吸吮（< 30 min），尽早（< 1 h）与母亲进行肌肤接触，并且生后母婴同室。

（4）政策法规支持：应制定实施有利于婴幼儿喂养的综合政策，将母乳喂养改善工作纳入国家、全球层面的规划。进一步完善母乳喂养保障制度，改善母乳喂养环境，在公共场所和机关、企事业单位建立母婴室；制定法律规范保护乳母的健康和权益；审查《国际母乳代用品销售守则》的实施情况，并考虑采取必要的新立法或其他措施，以保护家庭免受不利的商业影响。

总之，促进母乳喂养、改善母婴健康，需要多个部门、多个利益相关者的支持。

四、婴幼儿营养

婴幼儿期（0 ~ 3 岁）是儿童青少年阶段生长发育最快的时期，包括体格、大脑、语言、运动、心理行为发展等。婴儿出生时身长平均 50 cm，1 岁时可达 75 cm，2、3 岁分别达 90 cm、100 cm。与之相矛盾的是，婴幼儿各器官系统生理性发育不完善，尤其是与营养素消化、吸收、代谢、利用、排泄密切相关的消化系统和泌尿系统。因此，婴幼儿营养和合理喂养需充分考虑其生理、心理及生长发育特点，应顺应喂养。

（一）母乳喂养

母乳喂养（breast feeding）是确保儿童健康和生存的最有效措施之一，母乳可满足 0 ~ 6 月龄小婴儿、7 ~ 24 月龄较大婴儿和幼儿，对于液体、能量和营养素的全部及部分需求，到目前为止，没有任何天然食物可以与之媲美。母乳中含有大量免疫活性物质，可降低婴儿腹泻和呼吸道感染的发病率和死亡率。母乳喂养儿在青少年阶段和成年期发生超重肥胖、2 型糖尿病的风险更低，认知能力发育更好。母乳可直接获得、经济方便，对于经济状况较差的家庭具有更重要的意义。据此，WHO 和我国均建议婴儿在出生后 1 h 内开始母乳喂养，0 ~ 6 月龄内纯母乳喂养，并持续母乳喂养至 2 岁或更长时间，以实现婴幼儿最佳生长发育和健康状况。由营养不良直接或间接造成的 5 岁以下儿童死亡约占死亡总数的 1/3，其中 2/3 以上的死亡通常与 1 岁以前不合理的喂养方式有关。如果全球婴幼儿均能成功地母乳喂养，那么每年可挽救约 82 万名儿童的生命。

当然，母乳也适应婴儿咀嚼能力差（液体）、消化道淀粉酶分泌不足（主要为乳糖）、肝肾功能不完善（钙和蛋白质含量低）等特点。母乳中维生素 D 含量不足，婴儿出生后需补充维生素 D，以预防佝偻病发生。

（二）补充喂养

婴儿满 6 月龄后，母乳已不能完全满足其对营养素和食物消化的需求，此时应适时适宜进行补充喂养（complementary feeding），以补充母乳中营养素的不足、增强消化功能、促进神经系统的发育、培养良好的饮食习惯等。补充喂养同时也是婴儿由单一纯乳类液体食物向多样化固体食物逐渐转换的过程，也被称为食物转换（food transition）。补充喂养中添加的非乳类其他食物称为辅助食品或补充食品（complementary food，weaning food）。

补充喂养通常涵盖了 7 ~ 24 月龄这一年龄段，这是一个非常脆弱的时期，是婴幼儿发生营养不良的易感时期，在很大程度上导致了全世界 5 岁以下儿童营养不良的高度流行。为保证补充喂养的充分性（adequacy），要做到以下 4 点：①及时（timely），所有的婴儿都应从 6 个月开始食用除母乳之外的食品。过早则婴儿可能会吸吮减少，影响乳汁分泌，影响婴儿胃肠防御功能的发育及局部免疫机制，导致腹泻、过敏性湿疹，并增加婴儿期及童年期肥胖风险；过晚则婴儿可能会营养不良，且因错过认识食物关键期从而易造成挑食、偏食。②充分

(adequate)，在持续母乳喂养的同时，补充食品应当在喂养数量、频率、连贯性及食品多样性方面满足幼儿成长的营养需求。③安全（safe），应采取措施将食品污染风险降至最低。④合理（appropriate，properly），食品的口感与儿童的年龄相符，并采用顺应喂养（responsive feeding）原则，即能及时感应孩子的进食信号，并做出分析和正确回应，鼓励婴儿采用与发育特点相适应的方式进食。

（三）顺应喂养和饮食行为的培养

7 ~ 24 月龄婴幼儿的食物转换不仅是食物种类的转换，也包括进食方式的转换，逐渐从被动喂养过渡到自主进食——顺应婴幼儿消化系统、神经系统、动作发育等的特点。尤其是 1 岁之后的幼儿期，其感知觉、认知和行为能力不断发展，逐渐认识食物，掌握自主进食技能，因此这一时期也是饮食行为形成的关键期。幼儿期的饮食习惯可以延续到童年期、青少年期，直至成年期。

婴幼儿膳食结构从完全依赖单一乳汁到建立起相对自主的多样化饮食，其改变并不是一蹴而就的，伴随着婴幼儿生理、心理发展，婴幼儿社会意识、注意力和学习认知能力的提高，婴幼儿的味觉偏好以及对食物和环境、进食后果的认知，都会影响这种转变。新生儿有喜欢甜味、拒绝苦味的倾向。婴幼儿拒绝新食物（拒食）本身具有进化的意义，可以避免摄入不安全或不可食用物品带来的生存风险；同时婴幼儿又具有学习和接受新食物的能力，可以通过感官认知、熟悉并接受食物，而且食物刺激越及时、越频繁，越容易接受。一般认为，婴幼儿接受新食物可能需要 10 次左右的尝试。婴幼儿可以通过模仿构建自己的食物选择行为，此时他并不能分辨食物和非食物，但到两岁时就可以具有和成年人相似的分辨食物的能力。食物最初的咀嚼、加工和消化在口腔，同时刺激味觉，激发食欲。口腔运动不协调的婴幼儿进食时不能协调咬 - 嚼 - 吞咽以及与呼吸之间的关系，易出现拒食半固体或固体食物、进食困难及进食时易呛咳等问题。

顺应喂养的关键要素包括：①根据婴幼儿发育特点鼓励自主进食，并予以恰当的帮助；②给予积极的口头鼓励，而不是口头或身体上的强迫；③使用与年龄和文化相适应的餐具进食；④及时识别早期饥饿信号并进食；⑤在保护和舒适的环境下进食；⑥喂养人需与婴幼儿建立积极的情感关系，了解其身体和情感状态的变化。

总之，不适当的喂养行为是婴幼儿营养不良的重要影响因素。在卫生专业人员和以社区为基础的支持下，父母及照护人需要根据婴幼儿的生理、心理及生长发育特点，准备适宜的食物，进行顺应喂养，培养婴幼儿良好的饮食习惯，从而为童年期、青少年期、成年期的健康打下基础。

五、学龄儿童和青少年营养

如前所述，不仅是生命早期 1 000 天，之后 7 000 天的营养和发展与全生命历程健康均密切相关。而且青少年在青春中期即具备生殖功能，进入育龄期，因此青少年营养还具有隔代意义。

学龄儿童和青少年的身体、认知、社会属性、个性、生理等都处于快速变化阶段，充足的营养对健康成长至关重要。学龄儿童阶段是饮食行为养成的关键时期，一方面儿童早期形成的不良饮食习惯如挑食、偏食、喜好甜食、油炸食品等往往延续至学龄期，另一方面学龄儿童的行为发展进入到了主动发展阶段和自主发展阶段，在食物的选择中具有更多的自主性，可能出现新的不健康饮食行为，如饮酒、不合理零食、不吃早餐、限制性进食、喜好含糖饮料、偏爱西式快餐、在外就餐等。近年来，我国学龄儿童和青少年营养健康状况有了很大改善，但仍然面临双重负担，一方面营养不足仍然存在，钙、铁、维生素 A 等微量营养素缺乏常见，特别是在贫困农村地区；另一方面饮食不合理、身体活动不足、超重和肥胖检出率持续上升，血脂异常、高血压、糖尿病等慢性非传染性疾病低龄化问题日益凸显。此外，青春期女性营养不良，可能增加孕期风险，影响下一代健康。

保障学龄儿童和青少年营养与健康具有重要的经济、人口红利以及社会意义。学龄期和青春期有效的营养保障和干预措施可以修正儿童早期的营养与发育问题，建立健康的生活模式，降低成年营养相关疾病的发病率、致残率及过早死亡率。美国心理学家 Urie Bronfenbrenner 认为真实自然的环境是影响儿童行为和心理发展的主要源泉，并提出了生态系统理论，构建了影响儿童行为与健康的因素——社会生态模型（social ecological model），包括个人层面，如年龄、性别、知识、技能和被赋予的权力；家庭和同伴层面，即与儿童关系最密切的层面；社区层面，给儿童提供服务和机会的组织，如学校和卫生机构；其他层面，如文化习惯和风俗、大众传媒和数字互动媒体、社会决定因素（资源、权力分配的政策和政治决定）以及人权的行使等。个体、人际、社区、组织、政策等生态学水平既是影响儿童健康与发展的决定因素，也是学龄儿童和青少年营养改善的主要层面（表 3-1）。

表3-1 学龄儿童和青少年营养改善的证据推荐

干预水平	干预措施	说明
结构和环境	使用营养素度量法	采用营养素度量法识别不健康食物和饮料
	使用营养标签体系	实施标准化的全球营养标签体系，控制具有健康误导倾向的营养声称，强制将营养标签印刷在食品包装袋正面
	降低不健康食物和饮料的可及性	提高高能量 / 低营养密度食物和含糖饮料的税率，降低其消费
	降低不健康食物和含糖饮料的推销	降低高糖、高盐和高脂食品和饮料的市场营销；建立跨地区合作，禁止向儿童推销不健康食品和含酒精饮料
组织和社区	提高营养素养	制定和传播适当的、符合当地实际情况的、有针对性的、简单易懂的营养信息和指南
	营造健康食物环境	在儿童青少年经常去的场所（学校、托儿所、游乐园、体育场等）营造健康食物环境
	提高健康食物的可及性	在公共场所提高健康食物的可及性，提高弱势群体对健康食物的支付能力，尤其在经济欠发达地区
	提高对学龄儿童肥胖的认识	涵盖政策制定者、医务人员、成年人、儿童等，提高其控制肥胖及识别肥胖高危因素的能力
人际和个人	制定膳食指南	制定针对儿童、青少年的膳食指南和身体活动指南
	肥胖儿童体重管理	为超重儿童、青少年开展包括营养、身体活动、生活方式和社会心理支持等多方面的体重管理服务

引自 WHO．Global accelerated action for the health of adolescents（AA-HA!）：guidance to support country implementation．Geneva：World Health Organization，2017.

2015 年 9 月联合国启动了《妇女、儿童和青少年健康全球战略（2016—2030）》，其愿景是到 2030 年，全世界每一位妇女、儿童和青少年都实现其身体和精神健康以及幸福的权利，拥有社会和经济机会，并且能够完全参与塑造可持续的繁荣社会。

（朱文丽）

第二节　老年营养

衰老（ageing，senescence）又称老化，通常是指在正常情况下生物发育成熟后，随着年龄增加而出现的自身功能减退、内环境稳定能力与应激能力下降、结构和组分逐步退行性变，趋向死亡的不可逆现象。衰老过程受多种因素的影响，如遗传因素、环境改变、饮食习惯、疾病状态及社会发展等。

WHO 对老年人的划分标准是：60 ~ 74 岁为年轻老年人，大于 75 岁为老年人，大于 90 岁为长寿老年人。我国将 60 岁以上人群统称为老年人。近年来，人类预期寿命有所延长，国际上有将 65 岁作为中年人与老年人的划分界限的趋势。《中国老年人居民膳食指南（2016）》和《中国居民膳食营养素参考摄入量》也将 65 岁以上的成年人定义为老年人，80 岁以上的成年人定义为高龄老人。但可以达到共识的是，随着年龄的增加，机体产生很多潜在的生理变化，慢性疾病的患病风险增加。年老之后，失能及死亡在大多数情况下都是由老龄相关的听力、视力、行动能力的丧失，以及心脏病、卒中、慢性呼吸系统疾病、癌症、阿尔茨海默病等非传染性疾病造成。

尽管衰老是不可避免的，但是通过改变生存环境、生活习惯及饮食行为等可以延缓衰老、延长寿命。因此，从营养的角度探讨老年人生理改变、营养需求、面临的问题和疾病，对延缓衰老进程、防治老年相关疾病和促进健康老龄化具有重要意义。

一、人体衰老过程及衰老机制

衰老是以循序渐进、终生积累的分子和细胞损伤为特点，引起的机体渐进性、全身性的生理和功能改变。目前公认的有关衰老学说主要包括遗传学说、自由基学说、生物分子自然交联学说、免疫学说和营养学说等。具体的衰老过程主要体现在以下几个方面。

1．代谢与内分泌功能降低　①机体的基础代谢率（basal metabolic rate，BMR）随年龄增长而减低。据统计，在 20 ~ 90 岁之间，每增加 10 岁，BMR 将下降 2% ~ 3%，75 岁时 BMR 将较 30 岁时下降 26%。因此，老年人的能量供给应随着年龄的增长进行调整，40 岁后每增加 10 岁能量供给应下降 5%。②代谢功能随年龄增长而减退，分解代谢大于合成代谢，容易发生负氮平衡。老年人体脂增加、自主身体活动强度和频率减低，导致 BMR 降低和全日总能量消耗减少。老年人容易出现血 TG、TC 和 LDL-C 升高，HDL-C 下降的现象。③老年人由于脑垂体功能下降、甲状腺功能下降，机体基础代谢、物质代谢过程均受到影响，代谢性疾病的发病率明显增高，如糖尿病、肥胖、骨质疏松症、痛风等；且老年人机体胰岛素的分泌功能减弱，机体组织对于胰岛素的敏感性降低，会导致糖耐量减低。④老年人的肠道微生态发生改变，主要体现在肠道微生态多样性、稳定性下降和肠道菌落结构改变几个方面。

2．体成分改变　随着年龄的增长，体成分改变的具体表现为：①体内脂肪组织逐渐增加，瘦体重逐渐减少；同时，脂肪在体内的储存部位出现向心性分布的趋势，即由肢体逐渐转向躯干。②水分减少，主要是细胞内液减少。③骨矿物质减少，骨密度降低，尤其是女性在绝经期后因雌激素分泌不足，骨量减少更明显，表现为骨痛、身高缩短、驼背、骨质疏松症及易骨折等。40 ~ 50 岁骨质疏松症发病率为 15% ~ 30%，60 岁以上可达 60%；④肌肉细胞数量下降和体积逐渐减小，表现为肌肉组织的重量减少而出现萎缩，表现为肌力下降、肌萎缩。30 岁后，每 10 年人体骨骼肌减少 6% ~ 8%。60 岁时，肌少症发病率约为 30%；80 岁时，有 50% 的老人患有肌少症。

3．消化系统功能减退　多数老年人的各种消化酶分泌量减少、活性降低，使食物消化变难；因牙齿脱落而影响食物咀嚼；因味蕾、舌乳头和神经末梢的改变而使味觉、嗅觉减退；因胃酸与胃蛋白酶分泌减少而使矿物质、维生素和蛋白质的生物利用率下降；因胃肠蠕动减慢、胃排空时间延长，粪便在肠道的时间延长，增加了肠道对水分的吸收，易引起便秘；因胆汁分泌减少，对脂肪的消化能力下降。此外，老年人的肝体积缩小、血容量减少、合成蛋白质的能力下降，导致食欲减退、消化和吸收功能进一步降低。

4．免疫功能下降　老年人的骨髓造血干细胞减少、外周血免疫细胞数减少、免疫细胞分化增殖及反应能力降低、免疫细胞间相互调节失去平衡，导致整个免疫功能紊乱与衰退，致使老年人易患各种疾病。

二、老年人的营养需要与膳食实践

1．蛋白质　由于老年人的蛋白质分解大于合成，机体较中青年时期更容易出现负氮平衡状态。老年人的胃肠道、肝、胰腺等器官的功能衰退，对蛋白质的消化和吸收功能减弱；老年人的内分泌系统功能有所下降，对氨基酸和蛋白质的利用率降低。一方面，蛋白质摄入不足可使肌肉衰减加速、相关疾病发病率增高。蛋白质缺乏型营养不良是老年常见疾病发生发展的重要危险因素，导致其疾病易感性增高及不良的临床结局。另一方面，过多的蛋白质摄入会造成肝及肾负担，所以蛋白质的摄入应当保质限量。一般认为，老年人蛋白质摄入量为按体重 1.0 ~ 1.2 g/（kg・d）为宜，老年人膳食蛋白质的 RNI 男女分别为 65 g/d 和 55 g/d。特别应强调对于优质蛋白的摄入，动物类食物及豆类等提供的优质蛋白应当占蛋白质总摄入量的 50% 以上。

2．脂类　老年人的体脂比例增加、瘦体重减少、胆汁分泌降低、脂酶活性下降、对于脂肪的消化能力减弱，所以要控制脂质的摄入。但由于进食能力降低，消化吸收减慢，老年人营养不良的风险也在增加。现推荐老年人膳食脂肪的宏量营养素可接受范围（acceptable macronutrient distribution ranges，AMDR）为 20% E ~ 30% E。随年龄增长，老年人体内总脂肪明显增加，主要是胆固醇、甘油三酯和游离脂肪酸增加，故应控制富含 SFA 食物（如猪油、牛油等）的摄入，以植物油等为主。老年人 SFA 的 AMDR 上限值（upper-AMDR）U-AMDR $<$ 10% E。研究发现，*n*-3 族的 PUFA 对降低心脏病死亡率、预防慢性非传染性疾病有积极作用，老年人应适量增加 *n*-3 族 PUFA，其 AI 为 0.60% E，AMDR 为 0.5%E ~ 2.0% E。*n*-6 族 PUFA 的 AMDR 为 2.5%E ~ 9.0% E。在控制总脂肪和 SFA 供能，满足 *n*-6 族 PUFA、*n*-3 族 PUFA 适宜摄入量前提下，其余膳食脂肪由 MUFA 提供。

3．能量　老年人的 BMR 下降，体力活动减少，体脂比例增加，对于能量的需求量较中青年时期有所减少，老年膳食能量的摄入主要通过体重变化来衡量。

4．矿物质

（1）钙：老年人的胃肠道功能减退、胃酸分泌量减少、活性维生素 D 的合成量减少，对钙的吸收率下降、骨吸收快于骨形成，使得老年人易患骨质疏松症。老年人需要适当增加钙的摄入，65 岁及以上居民 RNI 为 1 000 mg/d；但补充钙也不宜过量，以免引起高钙血症、肾结石及内脏钙化的发生。

（2）铁：老年人对于铁的吸收利用能力也相应减弱，造血功能降低，由于老年人喜好清淡的食物，摄入的动物性食物减少，来源于动物性食物的铁摄入相应减少，使得老年人易患缺铁性贫血。65 岁及以上居民铁的 RNI 为 12 mg/d，应当适当多食用动物肝、血、家禽等富含铁且易吸收的食物。但过多的铁摄入可能会通过氧化自由基引起脂质过氧化而导致细胞膜损伤，还可能沉积在心肌细胞及间质细胞内部，引发心肌细胞坏死，还会使得 LDL 氧化从而促进动脉粥样硬化的发生；铁摄入过多还会影响机体对于锌、铜、锰、硒等元素的吸收。所以老年人在摄入铁时也要控制量，65 岁以上居民铁的 UL 为 42 mg/d。

（3）钠：老年人味觉减退，容易导致食盐摄入过量。人群流行病调查和试验研究均显示食盐摄入量与血压呈正相关。中国营养学会推荐 65 岁后钠的 AI 值为 1 400 mg/d，80 岁以后钠的 AI 值为 1 300 mg/d。为了预防高血压，中国营养学会规定了 65 岁以后钠的 PI-NCD 值为 1 800 mg/d，80 岁以后钠的 PI-NCD 值为 1 700 mg/d。同时，考虑到中国的饮食习惯和现况，建议健康成年人食盐摄入量不超过 6 g/d，高血压、冠心病患者的食盐摄入量不超过 5g/d。

5．维生素

（1）维生素 A：β- 胡萝卜素是我国居民膳食维生素 A 的重要来源，老年人进食量少，再加上牙齿的咀嚼功能下降，摄入的蔬菜水果量有限，易出现维生素 A 缺乏。50 岁以上居民维生素 A 的 RNI 为男性 800 μgRAE/d，女性 700 μgRAE/d。应当多食用黄绿色和橙色的蔬菜与水果来补充维生素 A 的摄入。

（2）维生素 D：老年人的户外活动减少，通过皮肤合成的维生素 D 数量降低；而且老年人肝、肾功能下降，在肝、肾将维生素 D 活化为 $1,25\text{-}(OH)_2D_3$ 的能力下降，使老年人易出现维生素 D 缺乏，影响钙、磷代谢及骨骼矿化，导致骨质疏松症的发生。近年研究发现，维生素 D 还参与多种老年相关疾病的发生与发展，例如认知障碍、肌少症等。因此老年人应注意维生素 D 的补充，65 岁以上老年人维生素 D 的 RNI 为 15 μg/d。然而维生素 D 过量也会引起中毒，且老年人维生素 D 代谢效率和受体敏感性降低，因此应注意维生素 D 的选择。

（3）B 族维生素：维生素 B_2 对维护老年人视力有积极作用。叶酸、维生素 B_6 和维生素 B_{12} 是同型半胱氨酸代谢的重要因子，参与血红蛋白及甲基化合物如肾上腺素、胆碱、肌酸等的合成。老年人缺乏它们可引起高同型半胱氨酸血症。缺乏会对血管内皮细胞产生损害，并激活血小板黏附和聚集，造成动脉粥样硬化，故叶酸缺乏被认为是心血管疾病的危险因素。给萎缩性胃炎及胃癌癌前病变患者补充叶酸有防止胃癌癌前病变向胃癌转变的作用。叶酸和维生素 B_{12} 都是 DNA 合成的重要辅酶，同时还可影响脑内蛋氨酸、L- 酪氨酸和乙酰胆碱的代谢，对脑内重要神经递质的合成起到关键作用，与阿尔茨海默病关系密切。

6．水　老年人机体含水量减少、失水和脱水反应较其他年龄组人群迟钝、血液黏稠、对水分的需求高于其他年龄组，故适量饮水可帮助保持正常的代谢功能、良好的肾排泄功能，预防血栓、认知障碍和心脑血管疾病的发生。老年人应保持良好的饮水习惯，做到主动规律饮水，最好选择白开水或者淡茶。老年人每日饮水量男性应为约 1 700 ml，女性应为约 1 500 ml，并且应该注意主动、足量饮水。

7．抗氧化营养素 / 植物化学物　衰老的自由基学说认为，自由基造成的损伤不断加重和积累，会导致机体一系列的衰老表现。研究发现，食物中的抗氧化营养素（如 β- 胡萝卜素、维生素 C、维生素 E、锌、硒等）具有减少自由基产生、清除自由基或抑制自由基对大分子的氧化损伤等作用。除了上述营养素外，如类胡萝卜素、多酚、植物雌激素、蛋白酶抑制剂和硫化物等植物化学物也具有明显的抗氧化作用。鼓励增加深色蔬菜和水果以及豆类等富含抗氧化营养素食物的摄入，以减少体内氧化应激损伤。必要时可适当补充含多种抗氧化营养素和植物化学物的膳食补充剂。

三、健康老龄化

国际上认为一个国家或地区 60 周岁以上老年人占总人口比例达 10%，或者 65 岁以上老年人占总人口比例达 7%，就算进入老龄化社会。在经济高速增长的背景下，人口出生率下降、人均寿命延长，老年人口增多已成为我国乃至全世界面临的重要趋势。与人口特征改变密切相关的是健康状况和疾病模式的变化，而与人口老龄化相关的主要问题之一就是慢性非传染性疾病负担加重。

WHO 将健康老龄化（healthy ageing）定义为发展和维护老年健康所需的功能能力的过程（图 3-2）。功能能力是由个人的内在能力、环境特征及其两者间的关系组成。功能发挥是指使

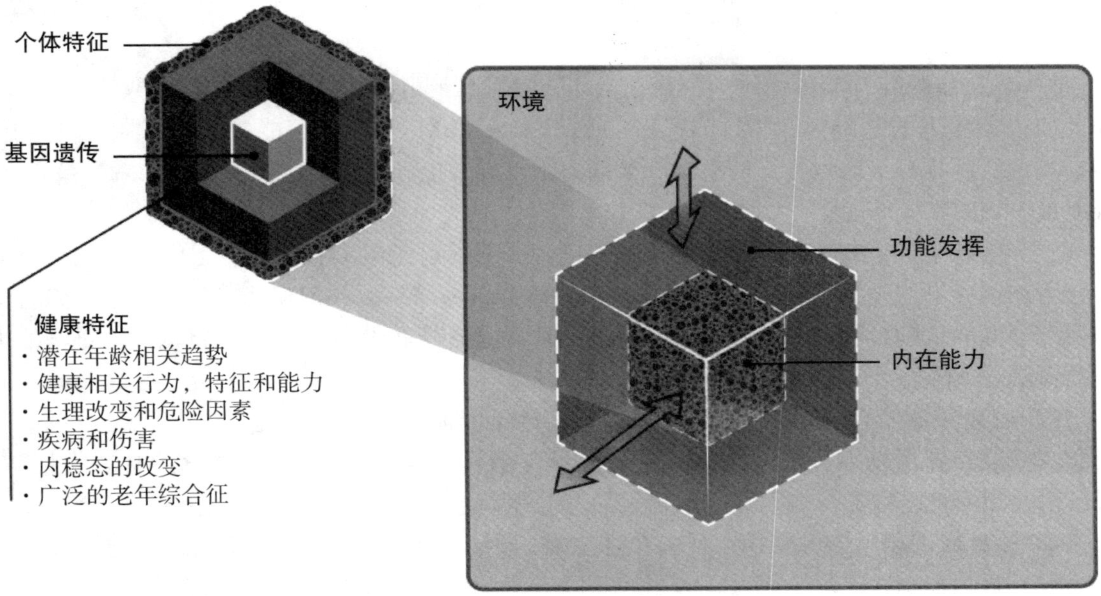

图 3-2 健康老龄化定义和构成

引自 WHO．World report on ageing and health 2015

个体能够按照自身观念和偏好来生活和行动的健康相关因素。内在能力是指个体在任何时候都能动用的全部身体功能和脑力的组合。环境指组成个体生活背景的所有外界因素，包括从微观到宏观层面的家庭、社区和社会。营养在个体内在能力和功能发挥中均起重要作用，合理营养有助于延缓衰老，而营养不足或营养过剩则有可能加快衰老的进程。

四、老年人常见营养相关问题

（一）营养不良

营养不良（malnutrition）指由于一种或一种以上营养素的缺乏或过剩所造成的机体功能异常或疾病状态，包括营养不足或缺乏和营养过剩。老年人常见的营养不良主要包含营养缺乏、微量营养素缺乏、超重和肥胖，以及膳食相关慢性非传染性疾病等。

1．营养缺乏 导致营养缺乏的原因多与口腔疾病、进食障碍、胃肠道疾病等有关。老年人消化系统功能处于逐渐衰退的阶段，极易受一些内外因素的影响而发生胃溃疡、慢性感染和腹泻等疾病，导致营养素摄取障碍、体重下降。

人体内的肌肉、脂肪含量过低，BMI ＜ 21 即为消瘦。老年消瘦者不仅容易出现易疲劳、体力差，免疫力差等问题，而且易患认知障碍、卒中、慢性阻塞性肺疾病、抑郁障碍等多种疾病。因此，《中国老年人膳食指南（2016）》指出老年人应“摄入充足食物，鼓励陪伴进餐”。

2．微量营养素缺乏 由于生理上的因素，老年人易发生微量营养素缺乏，主要原因包括：①老年人对一些微量营养素需求的增加、吸收及利用率的降低，易造成某些营养素的不足，引起营养素缺乏；②老年人对营养素缺乏不敏感，发现时往往处于严重缺乏状态；③一部分老年人服用降压药物、利尿药、抗惊厥药物等，会干扰微量元素的吸收与利用。

老年人易出现钙、铁、维生素 A、维生素 D、B 族维生素（尤其是维生素 B_2、叶酸、维生素 B_{12}）和维生素 C 的缺乏，高钠低钾和一些抗氧化营养素的缺乏，导致骨质疏松症、贫血、H 型高血压（伴有高同型半胱氨酸血症的原发性高血压）、认知障碍、动脉粥样硬化等慢性疾病的发病风险增加。因此，《中国老年人膳食指南（2016）》指出老年人饮食应“少量多餐细软，预防营养缺乏”。

3．超重和肥胖 能量代谢的改变在老年人单纯性肥胖的发生原因中居于主要地位，年龄增大使得老年人的基础代谢率（basal metabolic rate，BMR）降低，能量消耗下降，因此能量需要减少；而且对摄取食物量的主动调节能力不足导致摄入增加，以及身体活动减少是老年人群能量过剩的重要原因。

肥胖是老年人中最为常见的一种营养不良，严重影响老年人生活质量及寿命。一方面，肥胖会增加罹患心肌梗死、卒中、高血压、高脂血症、糖尿病、肺部疾病（如呼吸暂停综合征）和多种癌症的风险；另一方面，肥胖还会直接影响老年人的身体功能（如运动性、平衡能力、腿部力量等下降）。

《中国老年人膳食指南（2016）》中指出，老年人适宜的BMI应处于21 ～ 26.9之间，并注意“积极户外活动”“维持适宜体重”。对于老年肥胖的治疗目标是减去多余体重，控制策略包括改变膳食、增加身体活动、改善生活习惯和观念等。

4．膳食相关非传染性疾病 目前全球主要的慢性病包括心血管疾病、癌症、慢性呼吸系统疾病及糖尿病。近年，老年人高血压的患病率明显上升，47.4%的老年人存在高血压。高血压的高发群体多由于环境因素影响，其中膳食营养因素是主要因素之一，高能量、高脂肪、高盐饮食，超重及肥胖是高血压的危险因素。同样地，我国老年人还易发生高脂血症、高胆固醇血症、脑卒中糖尿病等慢性疾病，这些不仅降低老年人生活质量，同时给社会及家庭造成沉重负担。

（二）肌少症

肌少症（sarcopenia）是老龄化进程中以骨骼肌质量及其力量下降为特征的一类临床综合征，可增加老年人跌倒、发生骨折的风险，严重的肌少症可降低老年人生活质量，增加老年人残疾发生率和疾病死亡率。

目前，医学界已经将肌肉衰减视为一种有独特体征、独立的疾病。多种因素可以影响肌少症的发生，其中因年龄增大引起的骨骼肌肉系统蛋白质合成速度下降，线粒体/氧化损伤导致的骨骼肌修复受损，能量、蛋白质缺乏，身体活动不足是主要因素。

1．肌少症的评估 不同种族肌少症的诊断标准有所差异，但都主要通过测定评估以下几点来进行诊断：①肌肉质量是否低于同种族同性别年轻人2个标准差；②肌肉力量是否低于正常值；③躯体功能是否减退三个方面。若同时出现①+（②/③），即可诊断为肌少症。目前我国尚无统一的诊断标准。亚洲肌少症工作组（Asian Working Group on Sarcopenia，AWGS）推荐的各指标截点值如下：手握力的截点值男性为26 kg，女性为18 kg；步行速度截点值为0.8 m/s；肌肉质量以ASMI［appendicular skeletal muscle index，四肢肌肉质量（kg）/身高^2（m^2）］为指标，应用双能X线吸收测量法（dual-energy X-ray absorptiometry，DXA）测定时男性和女性的截点值分别为7.0 kg/m^2和5.4 kg/m^2，应用生物电阻测量法（bioelectrical impedance analysis，BIA）测定时男性和女性的截点值分别为7.0 kg/m^2和5.7 kg/m^2。

2．肌少症的营养和运动防治 营养和运动治疗是防治肌少症的有效手段。《肌肉衰减综合征营养与运动干预中国专家共识》的推荐意见如下。

（1）蛋白质：适宜的蛋白质摄入，同时保证优质蛋白（富含亮氨酸等支链氨基酸的蛋白质，如乳清蛋白及其他动物性蛋白质）比例最好能达到50%。

（2）脂肪酸：在控制总脂肪摄入量的前提下，应增加深海鱼油、海产品等富含*n*-3族PUFA的食物摄入。推荐EPA+DHA的AMDR为0.25 ～ 2.00 g/d。

（3）维生素D：有必要检测所有肌少症老年人体内维生素D的水平，当老年人血清

25-（OH）-D 低于正常值范围时，应予补充。建议维生素 D 的补充剂量为 15 ～ 20 μg/d（600 ～ 800 IU/d），维生素 D_2 与维生素 D_3 可以替换使用。增加户外活动，适当增加海鱼、动物肝和蛋黄等维生素 D 含量较高食物的摄入都有助于提高老年人血清维生素 D 水平。

（4）抗氧化营养素：鼓励增加富含抗氧化营养素食物的摄入，以减少肌肉有关的氧化应激损伤。适当补充含多种抗氧化营养素的膳食补充剂。

（5）口服营养补充剂：每天在三餐间、餐时或锻炼后额外补充 2 次营养制剂，每次摄入 15 ～ 20 g 富含必需氨基酸或亮氨酸的蛋白质及约 200 kcal（836.8 kJ）的能量，有助于克服增龄相关的肌肉蛋白质合成抗性。

（6）运动：能有效改善肌肉力量和身体功能，尤其是以抗阻运动为基础的运动（如坐位抬腿、静力靠墙蹲、举哑铃、拉弹力带等），同时补充必需氨基酸或优质蛋白效果更好。每天进行累计 40 ～ 60 min 中、高强度运动（如快走、慢跑），其中抗阻运动 20 ～ 30 min，每周 ≥ 3 天，肌少症患者需要更多的运动量。减少坐卧时间，增加日常身体活动量。

（徐美虹）

小　结

本章重点阐述生命早期的概念及其意义、生命早期不同阶段的营养特点与原则、老年营养的需要与膳食实践，以及老年人常见营养相关问题。重点要掌握生命早期 1 000 天合理营养的原则和老年营养的膳食原则。

思考题

1．名词解释：responsive feeding，life course approach。
2．简述生命早期合理营养的意义。
3．简述婴幼儿补充喂养的原则。

拓展延伸

通过阅读文献，整理 DOHaD 学说发生发展的过程及其流行病学证据；
通过阅读文献，整理老年相关退行性疾病（如阿尔茨海默病）的营养干预策略。

参考文献

1．苏宜香．儿童营养及相关疾病．北京：人民卫生出版社，2016.
2．孙长灏．营养与食品卫生学．8 版．北京：人民卫生出版社，2017.
3．Black RE，Laxminarayan R，Temmerman M，et al．Reproductive，Maternal，Newborn，and Child Health．Disease Control Priorities 3rd edition．Washington DC：World Bank，2016.
4．Bundy D.A.，de Silva N，Horton S，et al．Child and Adolescent Health and Development．Disease Control Priorities．3rd edition．Washington DC：World Bank，2017.
5．Baird J，Jacob C，Barker M，et al．Developmental origins of health and disease：a life course approach to the prevention of non-communicable diseases．Healthcare（Basel），2017，5（1），pii：E14.

6. WHO. Global Accelerated Action for the Health of Adolescents（AA-HA!）：Guidance to Support Country Implementation. Geneva：World Health Organization，2017.
7. WHO. World report on ageing and Health 2015，Geneva：World Health Organization，2016.

第四章 营养调查

课程导入

营养和健康调查可为公共卫生与疾病防控提供必不可少的信息，在改善人们的营养和健康状况、引导支持食品生产和制定慢性病防控的决策中具有重要意义。近年来，中国的营养供应能力显著提高，居民的营养和健康状况已明显改善。大量来自国家级和省级的营养调查结果已在国内相关学术期刊的营养与健康调查专项栏目中发表。研究者们充分利用调查数据，在全国各地居民的营养和健康状况以及地区特征方面提供了大量的信息。这些详细可靠的结果对于制定国家和区域营养与卫生政策和战略具有重要的参考价值。当前，我国的营养工作还面临诸多挑战。我国一贯重视居民的营养和健康状况，为了达成全民健康的目标，已经实施了一系列的营养促进政策和战略。营养与健康调查也将是进一步评估这些政策与战略实施效果的重要手段。

思考：结合"健康中国"战略，试述开展全国性营养与健康状况调查的意义是什么？

营养与健康状况是反映一个国家或地区经济与社会发展水平、卫生保健水平和人口素质的重要指标。营养调查是全面了解人群膳食结构和营养健康状况的主要手段。本章将对营养调查的基础理论、内容、方法及进展进行阐述。

第一节 营养调查

营养调查（nutrition survey）主要指运用科学手段了解某人群或特定个体的膳食状况和营养水平，以判断其膳食结构是否合理，当前的营养和健康状况是否良好的重要手段，是公共营养的基本方法和内容。国民的营养与健康状况在一定程度上可以反映一个国家和地区的经济发展、社会文明、卫生保健水平和人口素质。

一、营养调查的目的

营养调查的目的包括以下几点。

（1）了解不同地区年龄和性别人群的能量和营养素摄入情况。

（2）了解与能量和营养素摄入不足、过剩有关营养问题的分布和严重程度。

（3）分析营养相关疾病的病因及影响因素。

（4）了解人群膳食结构变迁及其变化趋势。

（5）提供居民营养与健康状况数据。

（6）为国家或地区制定营养政策、法规、标准、干预策略和发展规划提供科学依据。

二、营养调查的内容

营养调查一般由膳食调查、人体测量、人体营养水平的生化检查、人体营养相关疾病的临床检查四部分组成。上述四部分内容互相联系、互相验证，一般应同时进行全面的营养调查，并与健康检查同步进行，可以综合地分析人群营养与健康的关系，找出其原因和影响因素，提高营养干预的针对性和有效性。

（一）膳食调查

膳食调查（dietary survey）是对个人、家庭或人群一定时间内各种食物摄入量及营养素摄入状况进行调查的一种方法。即通过对每人每天各种食物摄入量的调查，计算出能量和各种营养素的摄入量、各种营养素之间的相互比例关系，分析能量和营养素的食物来源等，并根据合理营养的要求，进行分析、评价的方法。膳食调查是全面了解人群膳食模式的重要手段，是研究营养与健康关系的基础。

1．膳食调查的方法 为了解不同地区、不同生活条件下人群的膳食习惯、食物品种及每日从食物中所能摄取各种营养素的量，研究人员经常选择适当的膳食调查方法对不同人群进行膳食评价。按照不同观察单位、调查方式、研究时限、食物量的测量方法和食物转成营养素的方法，可将膳食调查方法根据调查的具体方式（记录法和询问法）、食物量的测量方法（称重和估计）、研究时限（通常的膳食情况和刚吃过的膳食情况）和食物向营养素转化的方法（利用营养素数据库和化学法分析）进行分类。这些方法可单独进行，也可联合进行。不同的膳食调查方法有各自的特点，可根据调查研究目的、研究人群、经费、项目实施要求、方法精确性要求、研究时间长短、数据分析要求的不同，选择适当的膳食调查方法，通常包括称重法、记账法、询问法（24 h 回顾法）、化学分析法和食物频率问卷法。

（1）称重法：指运用标准化的称量工具对食物量进行称重，从而了解调查对象当前食物消费情况的一种方法，调查时间一般为 3 ～ 7 日。称重法需要准确记录每餐各种食物（包括调味品）的名称、烹调前的毛重、舍去废弃部分后的净重、烹调后的熟重及剩余饭菜的重量，通过生熟比值（烹调前各种食物可食部分的重量 / 烹调后熟食物的重量）计算出摄入的各种食物的生重，再计算每人或每标准人每日食物消耗量及营养素的摄入量。

称重法的主要优点是比其他方法更准确，能准确计算和分析每人每日各种营养素的摄入量，且可调查每人每餐膳食的变动情况，尤其是称量制作复杂的主食；缺点是需要较多的人力物力，要求调查对象具有一定的文化水平，这会增加调查对象的负担，可能导致应答率下降，从而难以保证样本的代表性。该方法一般适用于家庭、个人及特殊工作人员的膳食调查，不适合大规模的调查工作，也不适合长期调查。

（2）记账法：是通过记录一定时期内某一饮食单位（如托儿所、学校、部队、单位的集体食堂等）的食物消耗总量和进餐人数，计算每人每日各种营养素的平均摄入量。这种方法可以调查较长时期的膳食，可为 1 个月或更长。记账法需要在开始调查前称量并记录该饮食单位各种食物的现存量，之后详细记录每日各种食物的购入量和废弃量，以计算调查期间消费的各种食物的总量。对于相对封闭，调查对象的年龄、劳动强度、生理状态相近且基本吃满三餐的饮食单位，可直接记录调查期向的就餐人数；否则，要记录每人每日的进食状况，然后计算总的标准人口数。然后，再计算每人或每标准人每日各种食物的摄取量和营养素摄入量。

记账法的优点是在账目准确和每餐用人数统计确实的情况下，使用本法结果较准确，可调查较长时期的膳食。缺点是由于调查结果代表单位或家庭人均的摄入量，故不能用来分析个体的膳食摄入状况。此法一般适用于有详细账目、就餐人数变动不大的集体单位和家庭，如部队、机关、托儿所等。

（3）24 h 回顾法：是通过询问调查对象过去 24 h 实际的膳食摄入状况，对其食物摄入量进行计算的一种方法，是获得个人食物摄入量资料最常用的一种方法。24 h 回顾法中的 24 h 通常是指从调查时间点开始向前推 24 h。在实际工作中，一般选用 3 日连续调查方法（包括 2 个工作日和 1 个休息日）来保证调查数据的可靠性。采用连续 3 日 24 h 回顾法所得膳食摄入结果与全家食物称重法的结果具有较高的一致性。进行 24 h 膳食回顾的调查人员在上岗前要进行严格的专业培训。食物量通常采用家用量具、标准餐具食物模型或食物图谱进行估计。

24 h 回顾法的优点在于所用时间短、食物的摄入能够量化、不会改变个人的饮食习惯、应答率较高、一年中的多次回顾可能可以提供个体通常入量的估计值、调查对象不依赖长期记忆。此法适用于评估大的人群组的膳食摄入量和个体或进行特殊人群的调查，如病人、散居儿童、老人、咨询门诊等；但它也有缺点，如食物份额大小很难准确评估、对某些人群（如幼儿）的调查可能有困难、需要培训调查者等。

（4）化学分析法：收集被调查者一日摄入的所有主食和副食，在实验室测定其营养素的摄入量。样品的收集方法有两种：①双份饭法，是最准确的方法，即制作出两份完全相同的饭菜，一份供食用，另一份则作为分析样品；②收集研究期间消耗的各种加工的食物或从当地市场上购买相同的食物作为样品。后者的优点在于样品容易收集，缺点在于收集的样品与食用样品不完全一致。与其他方法相比，化学分析法结果相对更加准确地得出各种营养素的摄入量，但此方法操作复杂，需配备必要的仪器设备及有一定技术水平的专业人员。化学分析法由于成本高，仅适用于较小规模的调查，或分析食物中某些成分以满足特殊研究需要时使用。

（5）食物频率问卷法（food frequency questionnaire，FFQ）：简称食物频率法，是估计调查对象在规定的一段时间内摄入某些类食物的次数或数量来评价膳食营养状况的一种方法，分为定性、定量及半定量食物频率法。定性食物频率法通常只得到每种食物在特定时期内（如过去一个月）所吃食物的次数，而不收集食物份额大小的资料；定量食物频率法要求受试者提供所吃食物的数量，通常借助于测量辅助物；半定量食物频率法通常要求研究者提供标准（或平均）的食物份额的种类，供受试者在回答时选择。基本的食物频率问卷包括食物清单和食物频率两部分。

调查期可为几日、1 周、1 个月到 3 个月或 1 年以上。应用食物频率问卷调查可以测量个体的“经常摄入量”，在膳食与健康关系的流行病学研究中应用日益广泛。在评价营养与慢性病的关系时，较长时期的经常摄入比短期的摄入更有意义。

食物频率法的优点在于能够得到通常的膳食摄入量，不需要训练有素的调查者，调查方法简单、费用少，习惯性饮食模式不易受影响；调查对象负担轻，应答率高，能获得总膳食的数据或某些食物与营养素的数据。本法常用于研究膳食与疾病之间的关系。其缺点包括需要对过去食物模式的记忆，且回忆的准确性会影响结果的准确性；当前的饮食模式可能影响过去膳食的回顾产生偏倚；因对食物份额或标准份额大小的估计不准，食物摄入量的估计可能不准确；调查对象负担取决于所列食物的数量、复杂性、定量方法；通常得不到对食物的特殊描述；对方法的准确性评价有困难。

（6）新型膳食调查法：近年来随着信息化技术的发展，一些新型膳食调查方法被发现和逐渐推广使用。例如：①基于图像的膳食调查法（图像法），通过让调查对象在就餐前及就餐后按照要求拍摄食物图片，之后由专业人员或计算机程序进行食物量估计。可以免去调查对象的回忆负担，同时减少了调查对象接受调查的时间，提高了膳食调查工作的准确度和成本效益比。图像法比 24 h 回顾法得到的数据更接近于称重法，并且图像法估量的数据分布更集中；但图像法也存在一些局限性，如某些类型的食物（如调味品等）无法使用图像法进行估计。②软件 / 网络 / 可穿戴传感设备膳食调查法等。

2．辅助食物定量的方法 在进行膳食调查的过程中，可以借助工具来辅助食物定量，常用的辅助食物定量的工具有：①标有刻度 / 容积固定的家用量具；②二维食物图片；③三维食物模型；④标准餐具。各种方法在调查适用范围、便携性、制作成本等方面各有优缺点，调查者可根据具体调查任务的需要进行选择。

（二）人体测量

根据调查对象的年龄、性别选用适当的人体测量指标，可以较好地反映调查对象的营养状况。体格状况和生长、发育速度是评价营状况的灵敏指标，特别是针对学龄前儿童的体格测量，具有敏感性及代表性好、测定方法规范、所需费用低等特点，常被用来评价一个地区人群的营养状况。常用的体格测量指标有身高（身长）、体重、头围、胸围、上臂围、腰围、臀围及皮褶厚度等。若开展专题调查，还可以选用骨盆径、小腿围、肩峰距离等指标和腕骨 X 线测量等方法。此外，也可以根据研究目的综合运用多个指标，通过建立评价指数或标准化的方法，综合分析被调查对象的营养状况。体格测量的常用评价指标包括以下几点。

1．体重指数（body mass index，BMI） BMI 是目前评价人体营养状况的最常用方法之一。BMI（kg/m^2）= 体重（kg）/［身高（m）］^{2}。2003 年中国肥胖问题工作组根据我国 20 多个地区流行病学数据与 BMI 的关系分析，提出我国成年人 BMI 标准：BMI ＜ 18.5 为消瘦，18.5 ～ 23.9 为正常，24.0 ～ 27.9 为超重，BMI ≥ 28.0 为肥胖。

2．Z 评分 国际上通常按照调查数据（身高、体重等）与其相应性别及年龄组的儿童的参考表中的中位数的差值，相当于该组儿童参考标准的标准差倍数，来评价儿童生长发育和超重 / 肥胖情况。其具体指标包括年龄别体重（weight for age，WT/A）、年龄别身高（height for age，HT/A）、身高别体重（weight for height，WT/HT）和年龄别 BMI（BMI for age，BMI/A）。通常地，WT/A 是用来衡量低体重的指标；WT/HT 用来反映近期的营养不良状况（消瘦）；HT/A 主要用于反映慢性、较长期的营养不良（生长迟缓）；而 BMI/A 既可用于判断消瘦，也可用于超重 / 肥胖的诊断。

3．腰围、臀围及腰臀比（waist-to-hip ratio，WHR） 腰围、臀围及 WHR，也是评价人体营养状况的重要指标。腰围是反映体内脂肪总量和脂肪分布的综合指标，是诊断中心性肥胖的指标。男性腰围最好不要大于 85 cm，女性不大于 80 cm。WHR 为腰围（cm）和臀围（cm）的比值。WHR 的理想值为男性 0.85 ～ 0.90，女性 0.75 ～ 0.80。腰臀比测量的意义在于评估身体脂肪的分布，进而可以预测被测者是否有患心脑血管疾病和糖尿病的危险。脂肪堆积在腰腹部比堆积在大腿和臀部对身体的危害要大得多。腰腹部肥胖很容易导致高血压、冠心病、高脂血症、卒中和糖尿病等疾病的发生。

4．皮褶厚度 皮褶厚度是通过测量皮下脂肪厚度来估计体脂含量的方法，测量点常选用肩胛下角、肱三头肌和脐旁，可分别代表肢体、躯干、腰腹等部位的皮下脂肪堆积情况。实际应用时常测量肩胛下角和肱三头肌腹处的皮褶厚度之和，并根据相应的年龄、性别标准来判断。皮褶厚度一般不单独作为肥胖的标准，通常与身高、体重结合起来判定。

5．上臂围和上臂肌围 上臂围一般测量左上臂肩峰至鹰嘴连线中点的臂围长，可用来反映营养状况，与体重密切相关。我国 1 ～ 5 岁儿童上臂围＜ 12.5 cm 为营养不良，12.5 ～ 13.5 cm 为中等，＞ 13.5 cm 为营养良好。上臂肌围 = 上臂围— 3.14 × 肱三头肌皮褶厚度，成年人正常参考值为男性 25.3 cm，女性 23.2 cm。

6．身体脂肪百分比（percent of body fat，PBF） 是指体内脂肪重量占体重的百分比。正常范围为男性 15% ～ 20%，女性 20% ～ 30%。

（三）人体营养水平的生化检查

我们通过人体营养水平的生化检查手段，来发现人体营养储备水平低下、营养缺乏或营养过剩等状况，以预防营养相关疾病的发生。人体营养水平的生化检验可为观察某些因素对人体营养状况的影响提供科学依据，常用的检测指标和试验见表 4-1。

表4-1　人体营养状况的生化检测常用的指标和试验

营养素	检测指标和试验
蛋白质	血清总蛋白、血清白蛋白（A）、血清球蛋白（G）水平，血清白蛋白 / 血清球蛋白（A/G），空腹血中氨基酸总量 / 必需氨基酸含量，游离氨基酸含量，必要氮损失等
脂类	血清甘油三酯、α - 脂蛋白、β- 脂蛋白、胆固醇、游离脂肪酸、酮体水平等
钙、磷及维生素 D	血清钙（包括游离钙）、血清无机磷、血清碱性磷酸酶、血浆 25-(OH)-D_3、血浆 1,25-$(OH)_2$-D_3 水平，血清钙磷乘积
锌	发锌、血浆锌、红细胞锌水平，血清碱性磷酸酶活性
铁	全血血红蛋白、血清运铁蛋白、血清铁、血清铁蛋白浓度，血液血细胞比容、血液游离原卟啉水平、平均红细胞体积、平均红细胞血红蛋白量、平均红细胞血红蛋白浓度等
其他维生素	维生素 A：血清视黄醇、血清胡萝卜素水平 维生素 B_1：红细胞转酮醇酶活性系数、5 mg 尿负荷试验 维生素 B_2：红细胞谷胱甘肽还原酶活性系数、5 mg 尿负荷试验 烟酸：50 mg 尿负荷试验 维生素 C：血浆维生素 C 水平、500 mg 尿负荷试验 叶酸：血浆叶酸、红细胞叶酸水平等
其他	尿糖、尿蛋白、尿肌酐水平，尿肌酐系数，全血丙酮酸水平等

引自：孙长颢．营养与食品卫生学．8 版．北京：人民卫生出版社，2017.

（四）人体营养相关疾病的临床检查

临床检查的目的是根据症状和体征判断是否存在营养不足 / 缺乏或过剩所致营养相关疾病，明确其严重程度。某种营养素不足 / 缺乏或过剩引起的营养相关疾病，在不同的发展阶段，呈现相应的特征性症状和体征，常见临床体征与可能缺乏的营养素（能量）关系见表 4-2，但是现实生活中，个体可能同时存在多种营养素不足或过剩，表现出的症状和体征可能并不典型。

表4-2　常见临床体征与可能缺乏的营养素（能量）关系

可能缺乏的营养素（能量）	部位	体征
能量、蛋白质、锌	全身	消瘦或水肿、发育不良
蛋白质、铁、叶酸、维生素 B_{12}、维生素 B_6、维生素 B_2、维生素 C		贫血
维生素 A	皮肤	干燥，毛囊角化
维生素 C		毛囊四周有出血点
烟酸		癞皮病皮炎
维生素 B_2		阴囊炎、溢脂性皮炎
蛋白质，维生素 A	头发	稀少、失去光泽
维生素 A	眼	比脱斑、角膜干燥、夜盲

续表

可能缺乏的营养素（能量）	部位	体征
维生素 B_2	唇	口角炎、唇炎
维生素 C	口腔	齿龈炎、齿龈出血、齿龈疏松和肿胀
维生素 B_2、烟酸		舌炎、舌猩红、舌肉红
维生素 B_2、烟酸、锌		地图舌
铁	指甲	舟状甲
维生素 D	骨骼	颅骨软化、方颅、鸡胸、串珠肋、“O”形或“X”形腿
维生素 C		骨膜下出血
维生素 B_1	神经	肌肉无力、四肢末端蚁行感、下肢肌肉疼痛

三、营养状况分析评价

通过收集膳食调查、人体测量、生化检查和临床检查的资料，对调查对象的膳食结构、营养结构进行分析与评价，并结合人体测量、生化检查和临床检查结果等综合性分析，得出评价、结论，在此基础上提出相应的改进建议。

第二节 膳食营养评价

膳食调查结果评价可按照合理膳食的 5 个要求进行评价，不仅需要评价食物摄入量和营养素摄入量及相互比例是否合适、是否能满足人群能量及各种营养素需求，同时要结合烹调加工方法的合理性，食品卫生、储存、加工、烹调等的情况，以及进餐制度和环境等因素进行综合评价。目前，膳食评价主要是以营养标准即膳食营养素参考摄入量（dietary reference intakes，DRIs）和《中国居民膳食指南》及中国居民平衡膳食宝塔为依据，衡量调查对象膳食模式是否合理、能量和各种营养素摄入是否能满足其需求。

一、膳食指南

膳食指南（dietary guidelines，DG）是政府部门或学术团体为了引导国民合理饮食维持健康而提出的饮食建议。其核心目的是为了实现平衡膳食，满足 DRIs 要求。

（一）中国居民膳食指南

我国于 1989 年首次发布了《中国居民膳食指南》，之后于 1997 年和 2007 年进行了两次修订。2016 年 5 月发布了《中国居民膳食指南（2016）》系列指导性文件，它由一般人群膳食指南、特定人群膳食指南和平衡膳食模式及实践 3 个部分组成。

一般人群膳食指南适用于 2 岁以上健康人群，核心推荐内容包括：①食物多样，谷类为主；②吃动平衡，健康体重；③多吃蔬果、奶类、大豆；④适量吃鱼、禽、蛋、瘦肉；⑤少盐少油，控糖限酒；⑥杜绝浪费，兴新食尚。

（二）中国居民平衡膳食宝塔

中国居民平衡膳食宝塔（Chinese food guide pagoda）是根据《中国居民膳食指南（2016）》

的核心内容和推荐，结合中国居民膳食的实际情况，把平衡膳食的原则转化为代表各类食物的数量和比例的图形表示，体现比较理想的膳食模式。

平衡膳食宝塔共分 5 层（图 4-1），各层面积大小不同，体现了 5 类食物的量，其食物量是根据不同能量需要而设计的。宝塔旁边的文字注释，标明了能量摄入为 1 600 ～ 2 400 kcal 时，一段时间内成年人每天各类食物摄入量的平均范围。第一层为谷薯类食物，成年人应摄入谷、薯、杂豆类食物 250 ～ 400 g/d。其中全谷物（包括杂豆类）50 ～ 150 g/d，新鲜薯类 50 ～ 100 g/d。第二层为蔬菜、水果，应摄入蔬菜 300 ～ 500 g/d，深色蔬菜占总体蔬菜摄入量的 1/2 以上；水果 200 ～ 350 g/d。第三层为鱼、禽、肉、蛋等动物性食物，摄入 120 ～ 200 g/d，其中畜禽肉 40 ～ 75 g/d，水产品 40 ～ 75 g/d，蛋类 1 个（约 50 g）。第四层为乳类、大豆和坚果，每天应摄入相当于鲜奶 300 g 的乳类和乳制品，大豆和坚果制品摄入量为 25 ～ 35 g，其中坚果每天 10 g 左右。第五层为烹调油和盐，烹调油不超过 25 ～ 30 g/d，食盐不超过 6 g/d。

水和身体活动的需要量也包含在可视化图形中，强调增加身体活动和足量饮水的重要性。水的需要量主要受年龄、身体活动、环境温度等因素的影响，轻体力活动的成年人每天至少饮水 1 500 ～ 1 700 ml（7 ～ 8 杯），在高温或强体力活动的条件下应适应增加饮水量。提倡饮用白开水和淡茶水，不喝或少喝含糖饮料。鼓励养成天天运动的习惯，坚持每天多做一些消耗体力的活动。推荐成年人每天进行至少相当于快步走 6 000 步的身体活动，每周最好进行 150 min 中等强度的运动。

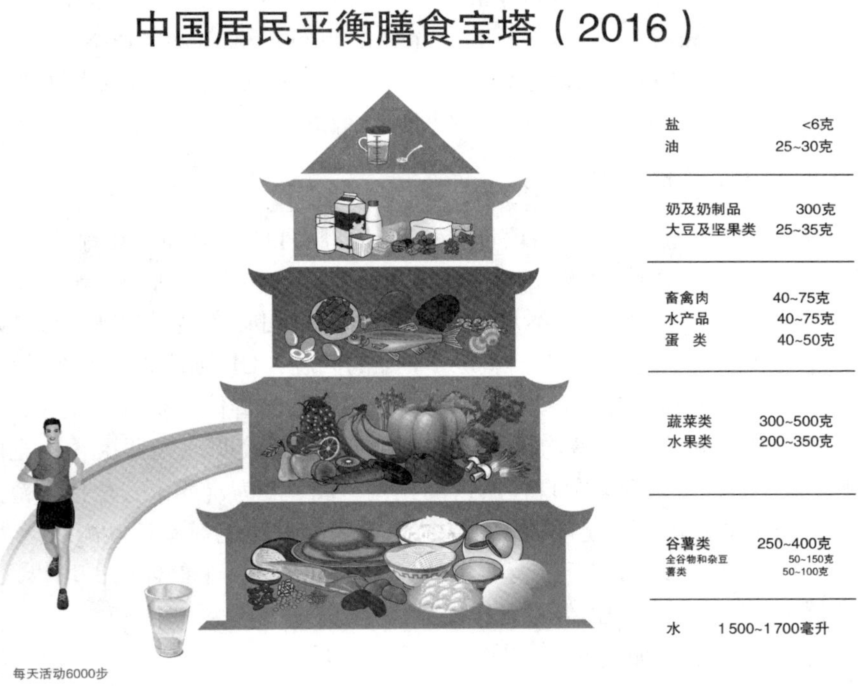

图 4-1　中国居民平衡膳食宝塔

引自：中国营养学会．中国居民膳食指南（2016）．北京：人民卫生出版社，2016.

二、膳食营养素参考摄入量

为了使人体能从食物中摄取足够的能量和充足的营养素，从而使机体处于适宜的健康状态，世界各国都制定了 DRIs。中国营养学会应用循证营养学与风险评估的原则，制定的中国居民 DRIs（2013 年）是评价膳食营养摄入是否满足需要的依据。

（一）DRIs 的主要指标

1．平均需要量（estimated average requirement，EAR） EAR 是指某一特定性别、年龄及生理状况人群中个体对某营养素需要量的平均值。成年人 EAR 的制定采用平均值计算法，能量需要量通过测定总能量消耗量来确定。

2．推荐摄入量（recommended nutrient intake，RNI） RNI 是指可以满足某一特定性别、年龄和生理状况群体中绝大多数个体（97% ~ 98%）需要量的某种营养素摄入水平。当人群营养素需要量的分布为近似正态分布时，$RNI = EAR + 2SD$ 或 $RNI = EAR + 2 \times 0.1EAR = 1.2EAR$；能量的 RNI 就是人群能量的 EAR。

3．适宜摄入量（adequate intake，AI） AI 是通过观察或实验获得的健康群体某种营养素的摄入量。当某种营养素的个体需要量研究资料不足而不能计算出 EAR，从而无法推算 RNI 时，可通过设定 AI 来代替 RNI。

4．可耐受最高摄入量（tolerable upper intake level，UL） UL 是指平均每日摄入营养素的最高限量。主要通过营养素摄入的剂量 - 反应关系评估获得，UL=NOAEL/UF（NOAEL 为未观察到不良作用水平，UF 为不确定系数）。目前存在尚未制定 UL 的营养素，这并不意味着过量摄入该营养素没有潜在的危险。

5．预防慢性病摄入量 若某种营养素或某些传统营养素以外的食物成分与预防和控制慢性病有因果关系。在此基础上对其有效摄入量进行比较和筛选，作为提出宏量营养素可接受范围（acceptable macronutrient distribution ranges，AMDR）、预防慢性非传染性疾病的建议摄入量（proposed intakes for preventing non-communicable chronic diseases，PI-NCD）或特定建议值（specific proposed levels，SPL）的基本依据。由于婴幼儿和儿童少年阶段慢性病的研究资料很少，因此目前没有提出未成年人的 AMDR、PI-NCD 或 SPL。

（二）应用 DRIs 评价膳食

DRIs 在专业领域的应用主要包括评价膳食和计划膳食两个方面。在评价膳食工作中，可根据评价目标分为评价个体膳食摄入和评价群体膳食摄入两个类别：①评价个体膳食摄入，EAR 是用于评价个体摄入水平是否不足的直接指标；AI 可以作为个体营养素摄入量的目标值，用来判断个体摄入水平是否可以排除摄入不足的问题；UL 则用以判断个体是否存在过量摄入的风险。②评价群体膳食摄入，通常采用，EAR 来估测群体中摄入不足个体所占的比例；RNI 不用于评价群体的摄入量；平均摄入量达到或超过 AI 表明该人群摄入不足的概率很低；UL 用以估测人群中面临摄入健康分现任所占的比例。图 4-2 为营养素安全摄入范围的示意图。

随着摄入量的增加，摄入不足的概率相应降低，发生缺乏的风险逐渐减少。当一个随机个体摄入量达到 EAR 水平时，则缺乏该营养素的风险为 50%；一个群体的平均摄入量达到 EAR 水平时，则人群中有半数个体的需要量可以得到满足。

当随机个体的摄入量增加到 RNI 水平时，摄入不足的概率变得很小，发生缺乏的风险在 3% 以下；一个群体的平均摄入量达到 RNI 水平时，人群中有缺乏风险的个体仅占 2% ~ 3%，因此 RNI 也称为“安全摄入量”。

摄入量超过安全摄入量并不表示有风险，但若继续增加到某一点，可能就会摄入过多，这一点可能就是该营养素的 UL。RNI 和 UL 之间是一个安全摄入范围，日常摄入量保持在这一范围内，发生缺乏和中毒的风险都很小。摄入量超过安全摄入范围继续增加则产生不良反应的概率随之增加，理论上达到某一水平时，机体出现不良反应的概率等于 1.0，即一定会或全体都发生中毒。在自然膳食条件下这种情况是不可能发生的，但为了避免摄入不足和摄入过量的风险，应当努力把营养素的摄入量控制在安全摄入范围之内。

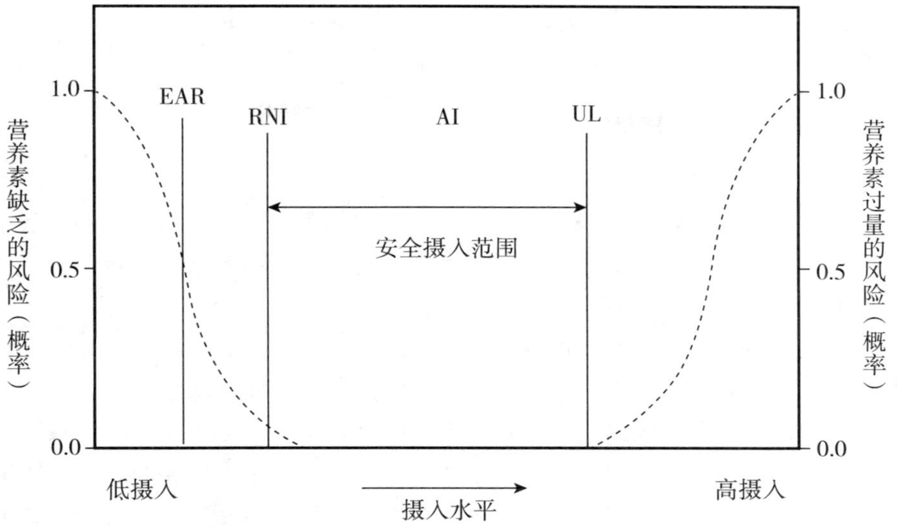

图 4-2　营养素安全摄入范围示意图

三、膳食营养评价步骤与方法

1．根据膳食调查的结果确定食物消费量和每人每日的食物消费状况。

2．按食物成分表计算每种食物所提供的各种营养素的量。

3．将所有食物中各种营养素的量累计相加，计算每人每日各种营养素摄入量。

4．将计算结果与 DRIs 中同年龄、同性别、同体力活动水平人群的营养素参考摄入量进行比较，评价能量和营养素摄入状况。

5．分析能量、蛋白质、脂肪的食物来源分布。

6．计算并评价三餐供能比。

四、膳食营养评价内容

在进行膳食调查时，不仅要得到确切的数据、资料对结果进行评价，而且还要善于发现问题，如食物的储存、加工烹调方法、个体的饮食习惯、食物的选购和搭配及就餐环境等，对存在的问题提出切实可行的建议，同时开展一些营养教育活动，使大众做到科学合理用膳，以利于身体健康。膳食调查结果应与实验室、体格、症状与体征等三方面结果结合起来分析，才能比较全面、准确地评价被调查对象的总体营养状况。目前的膳食营养评价内容主要包括以下两个方面。

（一）能量及各种营养素摄入量的评价

中国居民 DRIs（2013 年）是评价膳食营养摄入是否满足需要的依据（表 4-3）。

表4-3　应用DRIs评价能量及营养素摄入

	个体	群体
EAR	用来检查日常摄入量不足的概率	用来估测群体中摄入不足个体所占的比例
RNI	日常摄入量达到或超过此水平则摄入不足的概率很低	不用来评价群体的摄入量
AI	日常摄入量达到或超过此水平则摄入不足的概率很低	平均摄入量达到或超过此水平表明人群摄入不足的概率很低
UL	日常摄入量超过此水平可能面临健康风险	用来估测人群中面临过量摄入风险的人的比例

引自：曾果．公共营养学．北京：科学出版社．2018，253

需要注意的是能量与蛋白质等营养素不同，它的 EAR 等于 RNI。为了避免混淆，近期文献使用估计能量需要量（estimated energy requirement，EER）来表达能量的参考摄入量，不再使用 EAR 或 RNI 来表述。

（二）膳食质量整体评价

健康的饮食是提高人体素质的根本，是减少慢性病如肥胖、高血压、高胆固醇等的主要影响因素。因此，正确、合理、科学地评价个体的膳食营养状况将有助于通过改善膳食模式提高公众的健康水平。

传统的膳食调查研究方法主要是探讨单一营养素或者食物与健康的关系，如探讨脂肪、膳食纤维、水果和蔬菜等对人群肥胖的影响。这种方法具有一定的局限性。首先，个体饮食不是单一的营养素或者食物，而是能够提供多种营养素的食物组合，营养素之间、食物之间或者营养素与食物可能存在着交互或者协同作用。其次，单一营养素或者食物对人体健康的影响效应可能因为太小而不能观测到其作用。此外，营养素的摄入通常与膳食模式有一定相关性，所以单一营养素分析可能会受到膳食模式的潜在影响。

实际应用中常以中国居民平衡膳食宝塔为依据，对调查人群的膳食模式进行评价。如果一日膳食中包括了五大类食物，且食物品种达到 12 种以上，可认为膳食结构合理；如果包括了四大类食物，且食物品种达到 10 种以上，可认为膳食结构比较合理；如果只包括 2 ～ 3 大类食物，且食物品种在 10 种以下，可认为膳食结构单调，组成不合理。

膳食模式是对整体膳食进行分析，能够全面、客观地反映食物和营养素的综合效应，从而更有效地研究膳食因素与人体健康的关系。目前在营养流行病学中使用的膳食模式研究方法主要有两类：一类是评分法，以现有的膳食指南或其他学科的饮食建议为基础，通过将个体的饮食与之比较进行评分，也称为“先验法”。通常情况下分为 4 种：营养素充足或营养密度评分、膳食多样化评分、食物组分评分和指数型评分。另一类是数据驱动法，以膳食调查数据为基础，运用统计方法来确定膳食模式的种类，也称为“后验法”，主要统计方法包括因子分析和聚类分析等。目前，国内外学者从不同的角度出发建立了几种综合的膳食评价方法，以食物或营养素为基础进行膳食评价，或结合食物和营养素进行个体和群体的膳食评价，包括：①以营养素为基础的综合评价方法，如平均充足率（mean adequacy ratio，MAR）、营养质量指数（nutritional quality index，NQI）；②以食物为基础的综合评价方法，理想膳食模式评价（desirable dietary pattern，DDP）、膳食平衡指数（dietary balance index，DBI）与 DBI-16 等，其中 DBI 和 DBI-16 由中国学者何宇纳等建立和改进；③结合食物和营养素的综合评价方法，健康饮食指数（healthy eating index，HEI）、替代的健康饮食指数（alternative healthy eating index，AHEI）、膳食质量指数（diet quality index，DQI）等。

小　结

本章介绍了营养调查的概念、内容、特点和评价方法，膳食营养素参考摄入量，膳食指南，膳食营养调查和评价的方法，尿负荷试验的方法。重点掌握膳食调查的评价方法。

思考题

1．名词解释：nutrition survey，dietary survey，food frequency questionnaire，body mass index，dietary reference intakes，dietary guidelines，Chinese food guide pagoda，estimated average requirement，recommended nutrient intake，adequate intake，tolerable upper intake level，safe level of intake，尿负荷试验。

2．简述营养调查的内容。

3．简述膳食调查的常用方法。

4．简述尿负荷试验的原理和应用范围。

拓展延伸

通过阅读文献，整理常用膳食质量综合评价方法的特点。

（徐美虹　王军波）

实习一　膳食调查与评价

一、概述

膳食调查是指对个人、家庭或人群一定时间内各种食物摄入量及营养素摄入状况的调查。膳食调查既是营养调查的一个基本组成部分，又是相对独立的内容。随着营养学研究的深入进展，膳食对人体健康的重要影响越来越受到人们的关注。膳食调查所获得的食物和营养素摄入量数据用途广泛，既是评价个人、家庭或人群膳食摄入状况的重要依据，又是国家或地区制定政策、研究机构开展科学研究的依据以及企业研发新产品的数据基础，也是营养教育部门针对居民的膳食问题进行有效的膳食干预指导的科学依据。

二、实验目的

1．掌握膳食调查与评价的原理和应用。

2．掌握运用膳食分析软件评价膳食摄入状况的方法。

三、实验内容

1．采用 3 日 24 h 膳食回顾法进行膳食调查，并用膳食分析软件进行评价。

2．根据膳食调查的分析结果，提出相应的膳食改进建议。

四、实验步骤

1．膳食调查　应用 24 h 膳食回顾法进行膳食调查（表 4-4），一般连续调查 3 日（包括 2 个工作日和 1 个休息日）。

表4-4　24 h膳食回顾调查表

姓名	性别	编号	住址	联系电话
食物名称	原料名称	原料重量（g）	进餐时间	进餐地点

进餐时间：A. 早餐；B. 上午小吃；C. 午餐；D. 下午小吃；E. 晚餐；F. 晚上小吃

进餐地点：A. 在家；B. 单位 / 学校；C. 饭馆 / 摊点；D. 亲戚朋友家；E. 其他

2．膳食计算

（1）计算每人日各类食物摄入量

1）计算餐次比：常规三餐的餐次比为 2∶4∶4 或者 3∶3∶4，或按实际询问的记录（一般餐次比以主食计算）。

2）计算人日数：根据餐次比计算人日数（代表调查对象用餐的天数），一个人 24 h 为一个人日。

①家庭或单位食物记账法（在外就餐不计算在餐次总数内）：个人人日数 = 早餐餐次总数 × 早餐餐次比 + 中餐餐次总数 × 中餐餐次比 + 晚餐餐次总数 × 晚餐餐次比；全家或单位内总人日数 = 所有在家或在单位用餐个人的人日数之和。

② 24 h 食物回顾法：个人人日数 = 早餐餐次总数 × 早餐餐次比 + 中餐餐次总数 × 中餐餐次比 + 晚餐餐次总数 × 晚餐餐次比。注意在外就餐也要询问，计算在餐次总数内。

3）标准人系数的计算：标准人是指体重 60 kg，从事轻体力劳动的成年男性，其能量需要量为 2 250 kcal。参照 DRIs 能量推荐摄入量，按照每个人的年龄、性别、劳动强度、生理状况及妊娠阶段所对应的营养素推荐摄入量除以 2 250，所得到的系数即为标准人系数。

4）标准人日计算：标准人日 = 标准人系数 × 人日数；总标准人日数 = 全家或单位内每个人标准人日数之和。

5）混合系数的计算：混合系数 =（成员 1 标准人系数 × 人日数 + 成员 2 标准人系数 × 人日数 + ……）/ 全家总人日数。

6）记账法计算每种食物实际消耗量：全家或单位内各种食物实际消耗量（g）= 食物结存量 + 购进食物总量废弃食物总量 − 剩余总量。

7）计算平均每人每日各种食物摄入量

a．24 h 食物回顾法：平均每人每日各种食物摄入量 = 全家各种食物实际消耗量（g）/ 全家进餐总人日数。

b．记账法：每标准人每日各种食物摄入量 = 平均每人每日各种食物摄入量 / 混合系数，或每标准人每日各种食物摄入量 = 全家各种食物实际消耗量（g）/ 全家总标准人日数。

8）计算各类食物的进食量：常用的分类方法是按《中国食物成分表》食物编码分类，分别记录各类食物的进食量。

9）注意事项：①豆类及其制品摄入量：按照每 100 g 各种豆类中蛋白质的含量与每 100 g 大豆中蛋白质的含量（35 g）的比作为系数，折算成大豆的量。折算公式为：[摄入量（g）× 蛋白质含量（%）/100 g] /35.0；②奶类食物摄入量：按照每 100 g 各种奶类中蛋白质的含量与每 100 g 鲜奶中蛋白质的含量（3.0 g）的比作为系数，折算成鲜奶的量，折算公式为：[摄入量（g）× 蛋白质含量（%）/100 g] /3.0。

（2）计算平均每人每日营养素摄入量：平均每人每日营养素摄入量是根据食物成分表中各种食物的能量及营养素的含量来计算。

食物中某营养素含量 = [食物量（g）× 可食部比例（%）] × [每 100 g 食物中营养素含量 / 100]。

将每个人所摄入的所有食物中的营养素的量累加得到每人每日的营养素摄入量。

（3）确定能量、蛋白质、脂肪和铁的食物来源

1）能量的食物来源：①将食物分为谷类、豆类、薯类、动物性食物、纯热能食物和其他六大类；②按照六类食物分别计算各类食物提供的能量及能量总和；③计算各类食物提供的能量占总能量的百分比。

2）能量的营养素来源：根据蛋白质、脂肪、碳水化合物的能量系数，分别计算出蛋白质、脂肪、碳水化合物 3 种营养素提供的能量及占总能量的比例。①蛋白质供能比（%）= 蛋白质摄入量 ×4/ 能量摄入量 ×100%；②碳水化合物供能比（%）= 碳水化合物摄入量 ×4/ 能量摄入量 ×100%；③脂肪供能比（%）= 脂肪摄入量 ×9/ 能量摄入量 ×100%。

3）蛋白质的食物来源：①将食物分为谷类、大豆类、动物性食物和其他四大类；②按照四类食物分别计算各类食物提供的蛋白质的量及蛋白质总量；③计算各类食物提供的蛋白质占蛋白质总量的百分比，尤其是动物性及大豆类蛋白质占蛋白质总量的比例。

4）脂肪的食物来源：①将食物分为动物性食物和植物性食物；②分别计算动物性食物和植物性食物提供的脂肪量和脂肪总量；③计算各类食物提供的脂肪占总脂肪的百分比。

5）铁的食物来源：①将食物分为动物性食物和植物性食物；②分别计算动物性食物和植物性食物提供的铁元素量和铁总量；③计算各类食物提供的铁占铁总量的百分比。

（4）三餐能量比：分别把早、中、晚餐摄入的食物所提供的能量除以一日摄入的总能量，乘以 100%，就得到三餐提供能量的比例。

3．膳食评价

（1）膳食结构：①根据中国居民平衡膳食宝塔的内容，将调查对象的食物分成 9 类；②与平衡膳食宝塔的内容进行比较，对调查对象的膳食结构即食物种类、数量进行分析；③针对分析的结果，进行评价并提出合理营养的建议（表 4-5）。

如果一日膳食中包括了五大类食物，且食物品种达到 12 种以上，可认为膳食结构合理；如果包括了四大类食物，且食物品种达到 10 种以上，可认为膳食结构比较合理；如果只包括 2 ~ 3 大类食物，且食物品种达在 10 种以下，可认为膳食结构单调，组成不合理。

表4-5　各类食物的摄入量（g/d）

	谷类	蔬菜	水果	肉、禽	蛋类	鱼虾	豆类及制品	奶类及制品	油脂
平衡膳食宝塔推荐量									
实际摄入量									

（2）营养结构分析：主要从两个方面进行。一是对能量和营养素摄入种类和数量的分析，以中国居民 DRIs 为标准。二是对能量和营养素来源、比例的分析，根据合理营养原则的要求，对能量及营养素食物来源、主要营养素之间的比例、餐次分配等进行分析与评价。

1）能量和营养素摄入分析：将能量和各种营养素摄入量与 DRIs 进行比较（表 4-6、表 4-7）。一般认为能量和各种营养素的摄入量应占摄入量标准的 90%，低于标准 80% 为供给不足，长期供给不足会导致营养不良。

表4-6　每日能量及三大营养素摄入量与DRIs比较

	每日摄入量			
	总能量（kcal）	蛋白质（g）	脂肪（g）	碳水化合物（g）
实际摄入量				
DRIs 中 RNI 或 AI				
实际摄入量与参考摄入量比例（%）				

表4-7　每日主要营养素平均摄入量与DRIs比较

	钙（mg）	铁（mg）	锌（mg）	维生素A（μgRAE）	维生素B_1（mg）	维生素B_2（mg）	烟酸（mg）	维生素C（mg）	膳食纤维（g）	胆固醇（mg）
平均摄入量										
DRIs 中 RNI 或 AI										
实际摄入量与参考摄入量比例（%）										

2）三大营养素供能比（表 4-8）：一般碳水化合物、脂肪、蛋白质所提供的能量应分别占总能量的 50% ～ 65%、20% ～ 30%、10% ～ 15%。

表4-8　产能营养素提供的能量与供能比

	实际摄入量（g）	提供的能量（kcal）	占总能量的百分比（%）	合理营养供能比（%）
蛋白质				
脂肪				
碳水化合物				
合计				

3）蛋白质、脂肪的食物来源及构成比例分析

a．蛋白质（表 4-9）：评价蛋白质时，不仅要看其摄入总量是否满足，而且要对其质量进行分析评价。一般而言，合理的膳食应在蛋白质总量满足标准的基础上，保证优质蛋白（动物性蛋白质及豆类）占蛋白质总量的 1/3 以上，最好是 1/2。考虑氨基酸的互补作用，将几种食物合理搭配混合使用，以提高蛋白质的生物价。

表4-9　蛋白质来源和构成

	谷类	豆类及其制品	动物性食品	其他	合计
提供蛋白质的量（g）					
占总蛋白质的比例（%）					

b．脂肪（表 4-10）：脂肪的来源除了动物性食物和谷类以外，主要来自油脂。一般来说，植物油的营养价值优于动物脂肪。油脂的品种不要太单一，至少在两种以上，动物油和植物油都要食用，植物油的摄入量每日以 20 ～ 25 g 为宜。除了评价脂肪的种类和摄入量以外，还要评价摄入脂肪酸的比例，饱和脂肪酸的 AMDR 为＜ 10%E，*n*-6 族多不饱和脂肪酸的 AMDR 为 2.5%E ～ 9.0%E，*n*-3 族多不饱和脂肪酸的 AMDR 为 0.5%E ～ 2.0%E。

表4-10　脂肪来源和构成

	动物性食物	植物性食物	合计
提供脂肪的量（g）			
占总脂肪的比例（%）			

4）三餐能量比（表 4-11）：三餐的能量分配适宜比例分别为早餐 30%、中餐 40%、晚餐 30%。

表4-11　三餐能量比

	早餐	午餐	晚餐	合计
提供能量（kcal）				
占总能量的比例（%）				

（3）膳食改进：通过对膳食调查结果的分析，对调查对象的膳食结构、营养结构是否合理，以及存在的营养问题得出结论，并提出相应的改进建议。

思考题

1．简述营养学上常用的膳食调查方法和存在的优缺点。
2．简述如何对膳食调查的结果进行整理和评价。
3．简述通常营养调查结果的评价有哪几方面。

实习二　尿负荷试验

一、概述

水溶性维生素在体内没有特殊的储备组织和器官，当机体处于缺乏状态时，一次摄入大剂量水溶性维生素将首先满足机体的需要，从尿中排出的量相对较少；反之，如果机体营养状态良好，则从尿中排出的量就多，因此可以用尿负荷试验的结果对机体营养状况做出评价。

常用尿负荷试验进行评价的维生素主要有维生素 C、维生素 B_1、维生素 B_2、烟酸。测定时，让受试者口服一定量该种维生素，收集口服维生素时算起的 4 h 内所有尿液，测定该维生素从尿中排出的总量。其判定的标准见表 4-12。

表4-12　水溶性维生素尿负荷试验评价标准

项目	正常	不足	缺乏
维生素 C	≥ 10 mg	3 ～ 10 mg	≤ 3 mg
维生素 B_1	≥ 200 μg	100 ～ 200 μg	≤ 100 μg
维生素 B_2	≥ 1 300 μg	500 ～ 1 300 μg	≤ 500 μg
烟酸（尿中 N^1-MN）	3.0 ～ 3.9 mg	2.0 ～ 2.9 mg	＜ 2.0 mg

注：N^1-MN，N^1- 甲基酰胺酸

以下以维生素 C 为例，介绍尿负荷试验的具体内容。

二、实验目的

1．掌握尿负荷试验的原理和应用；
2．掌握尿中维生素 C 的测定方法。

三、实验原理

维生素 C 又称抗坏血酸，其纯品为白色无臭结晶，熔点为 190 ~ 192 ℃，溶于水或乙醇中，不溶于油剂。在水溶液中易被氧化，在碱性条件下易分解，在弱酸条件下较稳定。还原型维生素 C（L- 抗坏血酸）可被氧化为氧化型维生素 C（L- 脱氢抗坏血酸），此时还保留一定的生理作用，如果进一步水解则生成 2,3- 二酮 -L- 古洛糖酸，则失去生理作用。总抗坏血酸包括还原型抗坏血酸、氧化型抗坏血酸和 2,3- 二酮 -L- 古洛糖酸。

维生素 C 半衰期为 16 d，在人体储存较少，最多 3 000 mg，主要在细胞内。当组织维生素 C 达到饱和后，多余的维生素 C 从尿中排出。一般当维生素 C 摄入量＜ 100 mg，尿中没有维生素 C 原形排出；摄入量＞ 100 mg 时，主要排泄物是维生素 C 原形、草酸和维生素 C 硫酸酯。

常用的测定方法有 2,6- 二氯靛酚法、2,4- 二硝基苯肼法、铅 - 硫化氢法、碘酸法以及荧光分光光度法。2,6- 二氯靛酚法用于测定还原型维生素 C，其他方法多用于测定总维生素 C 的含量。本次实验采用 2,6- 二氯靛酚法测定负荷尿样本中的还原型维生素 C 含量。

还原型维生素 C 结构中有烯二醇结构存在，因此具有还原性，能将染料 2,6- 二氯靛酚（2,6-diehloroindophenol sodium salt，DCIP）还原为无色的化合物，维生素 C 则被氧化为脱氢维生素 C，反应式如下。

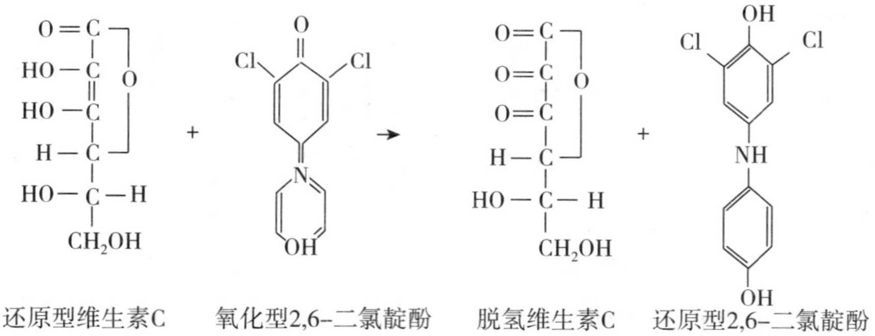

2,6- 二氯靛酚具有酸碱指示剂及氧化还原指示剂两种特性，其氧化态在碱性介质中呈深蓝色，而在酸性介质中呈浅红色（变色范围为 pH 4 ~ 5），还原态时为无色。因此根据这个特性，当用此染料滴定含有维生素 C 的酸性溶液时，维生素 C 尚未全部被氧化前，滴下的染料立即被还原成无色。一旦溶液中的维生素 C 已全部被氧化时，则滴下的染料立即使溶液变成浅红色。所以，当溶液从无色变成微红色时即表示溶液中的维生素 C 刚刚全部被氧化，此时即为滴定终点。如无其他杂质干扰，样品所还原的标准染料量与样品中所含还原型维生素 C 量成正比。根据滴定消耗染料的体积可以计算样品中维生素 C 的含量。

四、实验仪器及试剂

1．主要仪器 1 ml、5 ml、10 ml 的刻度吸管，50 ml、100 ml 的三角烧杯，以及微量滴定管和支架。

2．试剂及配制 配制所有试剂均须使用重蒸馏水。

（1）1% 草酸溶液：准确称取草酸 1 g 溶于 100 ml 水中，贮于避光处。

（2）2% 草酸溶液：准确称取草酸 2 g 溶于 100 ml 水中，贮于避光处。

（3）淀粉指示剂：准确称取 0.5 g 可溶性淀粉，加 5 ml 水搅拌匀后，慢慢倒入 100 ml 沸水中。随倒随搅拌，放冷备用，临用时配制。

（4）0.1 mol/L 碘酸钾溶液：精确称取 0.3567 g 干燥碘酸钾加少量水溶解后，移入 100 ml 容量瓶中，用水稀释至刻度。

（5）0.001 mol/L 碘酸钾溶液：准确吸取 0.1 mol/L 碘酸钾溶液 1.0 ml 移入 100 ml 容量瓶中，用水稀释至刻度。

（6）6% 碘化钾溶液。

（7）维生素 C 标准贮备液：精确称取 0.020 g 维生素 C 置于 100 ml 容量瓶中，加 1% 草酸溶液并稀释至刻度，置冰箱中贮存。

（8）维生素 C 标准应用液：准确吸取 5.0 ml 维生素 C 标准贮备液置于 50 ml 容量瓶中，用 1% 草酸稀释至刻度，进行维生素 C 标定并计算维生素 C 标准应用液的浓度。

a．标定：吸取 5.0 ml 维生素 C 标准应用液置于锥形瓶中，加 0.5 ml 6% 碘化钾溶液、3 滴淀粉指示剂，混匀，以 0.001 mol/L 碘酸钾标准溶液滴定至淡蓝色为终点。

b．计算：根据如下公式进行计算

$$X=\frac{V_1\times 0.088}{V_2}$$

式中 X 为维生素 C 标准应用液的浓度，mg/ml；V_1 为滴定时消耗 0.001 mol/L 碘酸钾溶液的体积，ml；V_2 为滴定时吸取维生素 C 标准应用液的体积，ml；0.088 为 1 ml 0.001 mol/L 碘酸钾溶液相当于维生素 C 的量。

（9）2,6- 二氯靛酚溶液：精确称取 0.052 g 分析纯碳酸氢钠（$NaHCO_3$）溶解于 200 ml 沸水中，然后称取 0.50 g 2,6- 二氯靛酚（分析纯）溶解在此碳酸氢钠溶液中。冷却后放冰箱过夜，次日过滤于 250 ml 容量瓶中，用水稀释至刻度，置于棕色瓶中，在冰箱中贮存，每周至少标定一次。

a．标定：准确吸取 5.0 ml 已知浓度的维生素 C 标准应用液，加入 5 ml 1% 草酸，用 2,6- 二氯靛酚溶液滴至呈粉红色 15 s 不退色为终点。计算每毫升染料溶液相当于维生素 C 的量（mg），即滴定度（染料力价）T。

b．计算：

$$T=\frac{C\times V_3}{V_4}$$

式中 T 为滴定度（染料力价），即 1 ml 染料溶液所能氧化维生素 C 的量，mg/ml；C 为维生素标准应用液的浓度，mg/ml；V_3 为吸取维生素 C 标准应用液的体积，ml；V_4 为滴定时消耗 2,6- 二氯靛酚溶液的体积，ml。

五、实验方法和步骤

1．负荷尿的收集　早饭后排空尿液，口服 0.5 g 维生素 C，收集服药后 4 h 内排出的全部尿液，准确记录尿液的总体积。留取约 100 ml 尿液放入加有草酸和甲苯的棕色瓶中，混匀后测定并调整尿液 pH 值至 4.0。如尿液不能立即进行测定，应置于 4℃的冰箱中保存。

2．尿中维生素 C 含量测定

（1）滴定：取 1 ml 尿样加 5 ml 1% 草酸，用 2,6- 二氯靛酚滴定，尿由浅黄色转为淡红色并在 15 s 内不退色为终点，记录 2,6- 二氯酚靛酚用量。

（2）计算：

$$尿中\ VC\ 含量（mg）= \frac{V \times T}{W}$$

V 为滴定达终点时所用染料体积，ml；W 为滴定时所用尿样的体积，ml；T 为染料力价，1 ml 染料所能氧化维生素 C 的量，mg。

六、人体维生素 C 营养状况评价

尿负荷试验时口服 500 mg 维生素 C，4 h 内尿液排出 3 ～ 10 mg 还原型维生素 C 可认为营养状况正常。

思考题

1．简述负荷尿的收集过程中的主要注意事项。
2．简述采用尿负荷试验评价人体维生素 C 营养状况的方式的优缺点。

（徐美虹　王军波）

第五章　临床营养

课程导入

临床营养是营养学科的重要领域，也是现代医学的重要组成部分，是研究合理应用各类食物、营养制剂和药物，通过肠内或肠外途径来预防、治疗与营养摄入、吸收、代谢功能障碍有关的疾病，增进健康的综合性学科。临床营养对预防疾病、免疫调控、减轻氧化应激、维护肠道功能和结构、降低炎症反应、减少并发症、提高患者康复率、改善患者生存率、缩短住院时间、降低医疗费用等都有积极的作用。医学营养治疗（medical nutrition therapy，MNT）已经发展成为临床综合治疗策略中必不可少的关键部分。2017 年，国务院印发《国民营养计划（2017—2030 年）》，将临床营养行动列为要开展的六项重大行动之一，预示着我国临床营养工作将得到进一步全面推进。

第一节　营养风险筛查和营养评定

2011 年版美国肠外肠内营养学会（American Society for Parenteral and Enteral Nutrition，ASPEN）临床指南指出，营养风险筛查、营养评定与营养干预是营养诊疗的 3 个关键步骤，可见营养风险筛查和营养评定在营养诊疗中的重要地位。

一、基本概念

（一）营养风险

欧洲肠内肠外营养学会（European Society of Parenteral and Enteral Nutrition，ESPEN）将营养风险（nutritional risk）定义为“现存的或潜在的与营养因素相关的导致患者出现不利临床结局的风险”。营养风险的概念与临床结局（包括并发症、住院时间、住院费用等）密切相关，而不是指发生“营养不良的风险”（risk of malnutrition）。

（二）营养风险筛查

ASPEN 将营养风险筛查（nutritional risk screening）定义为“判断个体是否已有营养不良或有营养不良的风险，以决定是否需要进行详细的营养评定”。ESPEN 认为，“营养风险筛查是一个快速而简单的过程，通过营养风险筛查如果发现患者存在营养风险，即可制定营养计划”。前者的筛查目标为“是否已有营养不良或有营养不良的风险”，后者的筛查目标为是否有发生不利临床结局的风险。中华医学会肠外肠内营养学分会的定义为“营养风险筛查是指由临床医护人员、营养师等实施的快速、简便方法，以决定是否需要制定和实施营养支持计划”。

（三）营养评定

营养评定（nutritional assessment）是临床营养专业人员通过膳食调查、人体测量、临床检查、实验室检查及多项综合营养评定方法等手段，判定人体营养状况、确定营养不良的类型及程度、估计营养不良所致后果的危险性，并监测营养支持治疗的效果。营养评定是营养干预的基础，医生根据评定获得的信息确定患者是否需要营养干预。如图 5-1 所示，临床评定（包括再筛查和再评定）是一个连续的过程。

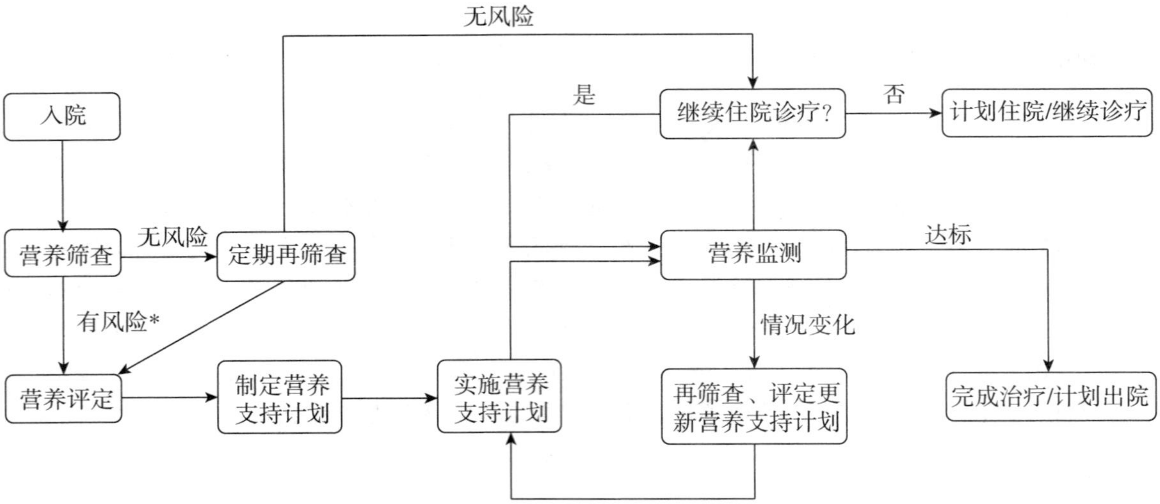

图 5-1　营养诊疗流程

引自 Ukleja A，Freeman K L，Gilbert K，et al．Standards for nutrition support．Nutrition in Clinical Practice，2010，25（4）．

* 欧洲和中国的临床指南推荐，如果筛查显示患者有营养风险、有明确的营养支持适应证，且营养缺失情况不复杂，可直接进入“制定营养支持计划”。

二、营养风险筛查

（一）常用营养风险筛查与评价工具

目前常用的营养风险筛查与评价工具包括：营养风险筛查 2002（Nutritional Risk Screening 2002，NRS 2002）、主观全面评定（Subjective Globe Assessment，SGA）、患者主观全面评定（Patient-Generated Subjective Globe Assessment，PG-SGA）、微型营养评定（Mini Nutritional Assessment，MNA）、营养不良通用筛查工具（Malnutrition Universal Screening Tools，MUST）、营养风险指数（The Nutrition Risk Index，NRI）等。上述方法中，有些是纯筛查性质的，如 NRS 2002；有些是纯评价性质的，如 SGA、PG-SGA；有些则兼具筛查与评价功能，如 MNA、MUST。也有人认为 SGA 兼具筛查与评价功能。

（二）营养风险筛查 2002

1．概述　NRS 2002 是丹麦学者（Kondrup J、Rasmussen HH、Hamberg O）、瑞士学者（Stanga Z）及 ESPEN 特别工作组提出的一种营养风险筛查方法。该方法建立在循证医学基础上、简便易行，适用于住院患者的营养风险筛查。《中华人民共和国卫生行业标准——临床营养风险筛查（WS/T 427—2013）》中规定，NRS 2002 的适用对象为年龄 18 ~ 90 岁、住院过夜、入院次日 8 时前未进行急诊手术、神志清楚、愿意接受筛查的成年住院患者。中华医学会肠外肠内营养学分会推荐在住院患者中使用 NRS 2002 作为营养风险筛查的首选工具。

2．操作方法　NRS 2002 由第一步筛查和第二步筛查两个部分组成。

（1）第一步筛查（表 5-1）。

表5-1　NRS 2002 第一步筛查

筛查项目	是	否
BMI ＜ 20.5（18.5）kg/m^2		
患者在过去 3 个月有体重下降吗？		
患者在过去 1 周内有摄食减少吗？		
患者有严重疾病吗（如 ICU 治疗）？		

注：中国人 BMI 正常值下限为 18.5 kg/m^2，因此对中国患者进行营养风险筛查时，应该询问患者的 BMI 是否小于 18.5 kg/m^2。

如果以上任一问题回答“是”，则直接进入第二步筛查。

如果对以上所有问题回答“否”，说明患者目前没有营养风险，但应每周重复筛查 1 次。如患者计划接受腹部大手术治疗，可以制定预防性的营养支持计划，以降低发生营养风险的概率。

（2）第二步筛查：第二步筛查内容包括营养状况受损、疾病严重程度、年龄三部分（表 5-2）。

表5-2　NRS 2002 第二步筛查

营养状况受损评分	营养状况
0 分	正常营养状况
1 分	3 个月内体重丢失＞ 5%，或食物摄入比正常需要量低 25% ~ 50%
2 分	一般情况差或 2 个月内体重丢失＞ 5%，或食物摄入比正常需要量低 50% ~ 75%
3 分	BMI ＜ 18.5 kg/m^2 且一般情况差，或 1 个月内体重丢失＞ 5%（或 3 个月体重下降 15%），或前 1 周食物摄入比正常需要量低 75% ~ 100%
疾病严重程度评分	
0 分	正常营养需要量
1 分	需要量轻度增加：髋关节骨折、慢性疾病（肝硬化*、COPD*、血液透析、糖尿病、肿瘤）有急性并发症的患者
2 分	需要量中度增加：腹部大手术*、脑卒中*、重度肺炎、血液恶性肿瘤患者
3 分	需要量明显增加：颅脑损伤*、骨髓移植、APACHE 评分＞ 10 的 ICU 患者
年龄评分	
0 分	18 ~ 69 岁
1 分	≥ 70 岁

* 表示经过循证医学验证的疾病

NRS 对于疾病严重程度的定义为：① 1 分，慢性疾病患者因出现并发症而住院治疗，患者虚弱但不需卧床。蛋白质需要量略有增加，但可以通过口服和补充来弥补。② 2 分，患者需要卧床，如腹部大手术后，蛋白质需要量相应增加，但大多数人仍可以通过人工营养得到恢复。③ 3 分，患者在加强病房中靠机械通气支持，蛋白质需要量增加而且不能被人工营养支持所弥补，但是通过人工营养可以使蛋白质分解和氮丢失明显减少。

第二步筛查评分计算方法为三项评分相加。总分≥ 3 分说明患者存在营养风险，开始制定营养支持治疗计划；总分< 3 分应每周复查营养风险筛查。

临床意义：对于下列所有 NRS 2002 评分≥ 3 分的患者应设定营养支持治疗计划，评分≥ 3 的情况有：①严重营养状况受损（≥ 3 分）；②严重疾病（≥ 3 分）；③中度营养状态受损 + 轻度疾病（2 分 +1 分）；④轻度营养状况受损 + 中度疾病（1 分 +2 分）。

三、营养评定

营养评定是整个临床营养支持治疗流程的第一步，而疾病相关营养不良经常涉及多个系统，很难用单一指标完成营养评定。临床营养专业人员通过获取及分析、评价临床信息，综合医疗及营养摄入史、消化吸收能力、体格检查、人体测量及体成分分析、生化及实验室指标、临床表现等营养相关的主观、客观信息，得出疾病相关的营养诊断。随后根据营养评定结果确定液体及营养素需求、营养支持治疗途径以及营养监测指标，最终改善患者的临床结局。

（一）营养评定的内容

1．主观指标

（1）病史及临床表现调查：了解患者与营养相关的既往病史，如糖尿病、肾病、卒中、胃次全切除、骨髓移植、近期大手术等病史；截肢史；用药情况；既往营养支持治疗史；营养相关的临床表现，如腹胀、腹泻、恶心、呕吐、反酸等影响营养摄入的症状；以及咀嚼能力、吞咽能力、义齿适应能力等。

（2）膳食调查：膳食调查数据可用于对患者确立营养素需要量和进行整体营养的评价。调查内容包括饮食习惯、饮食结构、食物频率、膳食摄入量等。常用的膳食调查方法包括记账法、24 h 回顾法、化学分析法。

2．客观指标

（1）体格检查：除了应了解患者的呼吸、心率、血压、体温等反映基本生命体征的信息外，临床营养专业人员还应进行营养相关的专科体格检查。检查方法包括望诊、触诊、叩诊、听诊。望诊主要针对营养消耗或某种营养素缺乏的外在表现，如皮下脂肪消耗状态、舟状腹、特异性维生素缺乏体征等；触诊旨在了解肌肉及脂肪的储备情况、腹部柔软程度、水肿情况等；叩诊主要用于了解腹水和胸腔积液情况；听诊主要了解肠鸣音、呼吸音、心音等。

（2）人体测量：人体测量数据可以较好地反映营养状况，通过人体测量可对患者的营养状况进行一定程度的评价。人体测量的内容主要包括身高（身长）、体重、体重指数（BMI）、围度（包括上臂围、胸围、腰围、臀围等）、皮褶厚度、握力、人体成分分析（包括体脂重、体脂率、去脂体重、肌肉量、推定骨量、蛋白质质量、水分量、水分率、细胞外液量、细胞内液量、基础代谢率等）等。

（3）实验室检查：实验室检查通常包括对血、尿、便或组织中的营养标志物或反应器官功能的因子测定，如血常规、尿常规、肝功能、肾功能检测，血脂谱测试，血浆蛋白、C 反应蛋白、矿物质和维生素水平测定，以及反映免疫功能的指标测定等。

（4）综合评价：目前，多数学者主张采用综合性营养评定方法，以提高营养评定的灵敏度和特异度。常用的综合评价指标包括预后营养指数、营养危险指数、营养评定指数、腹部创伤指数、SGA、MNA 等。

（二）营养评定的目的和结果

营养评定的最终目的是在整体营养支持治疗中发挥营养诊断、评判和检测的作用。营养评定的结果应遵循最新版国际疾病分类（international classification of diseases，ICD）编码，按照标准分类判定营养不良的类型及程度。

第二节　医院膳食

医院膳食（hospital patient diet）是医院为满足住院病人营养需要而经胃肠道提供的各种饮食及其营养制剂。医院膳食种类复杂，分类方法多样。通常根据对膳食中营养素种类及含量是否有特殊要求将医院膳食分为医院常规膳食（regular hospital diet）、治疗膳食（therapeutic diet）、诊断用试验膳食和代谢膳食（experimental diet and metabolic diet for diagnosis）。

一、医院常规膳食

医院常规膳食也称医院基本膳食，是对营养素种类及含量没有特殊要求的膳食，按其质地分为四种形式：普通膳食（regular diet）、软食（soft diet）、半流质膳食（semi-liquid diet）和流质膳食（liquid diet）。

（一）普通膳食

普通膳食也称普食，与正常健康人平时所用的膳食基本相同。在医院里，一般食用普食的患者人数最多，是应用范围最广的医院膳食。

1．适用对象　主要适用于在治疗上无特殊膳食要求又不需要任何膳食限制、体温正常或接近正常、无咀嚼功能障碍、消化功能正常的患者。

2．配膳原则

（1）膳食结构：普食应符合平衡膳食的原则，各类营养素要齐全、数量要充足、比例要恰当。

1）能量：住院患者活动较少，普食每日提供的总能量一般为 8.4 ～ 10.47 MJ（2 000 ～ 2 500 kcal），应用时应根据个体差异（如年龄、身高的不同）予以适当调整。

2）蛋白质：每日蛋白质供能应占总能量的 10% ～ 15%，为 70 ～ 90 g，其中动物性蛋白质须达到总蛋白质供给量的 30%，优质蛋白应占总蛋白质供给量的 40% 以上。

3）脂肪：每日脂肪供能应占总能量的 20% ～ 25%，不宜超过 30%，为 60 ～ 70 g。

4）碳水化合物：每日碳水化合物供能应占总能量的 50% ～ 65%，为 350 ～ 450 g。

5）维生素：每日维生素的供给量可参照 DRIs。

6）矿物质：每日钙的供给量为 800 mg，磷为钙的 1.0 ～ 1.5 倍，钾、钠、镁等的供给量可参照 DRIs。

7）水：每日水的供给量应根据患者个体情况及病情而定，以保证水分出入量平衡的原则。

8）膳食纤维：如无消化系统疾病，膳食纤维供给量可同健康人。

（2）食物要求：各种食物均可食用，食物品种应多样化，烹调方法要合理，做到色、香、味、形俱全。食物应保持适当体积，使患者有饱腹感。忌（少）食用刺激性食物和调味品、不宜消化的食物、过分坚硬的食物以及易产气的食物。

（二）软食

软食是比普食更容易消化的膳食，特点是质软、少渣、易咀嚼，是由半流质膳食向普食过渡或从普食向半流质膳食过渡的中间膳食。

1．适用对象 软食适用于轻度发热、有消化道疾病、牙齿咀嚼不便而不能进食大块食物的患者，以及老人和幼儿。也可用于肛门、结肠及直肠术后恢复期患者，以及痢疾、急性肠炎等恢复期患者。

2．配膳原则

（1）膳食结构：软食也应符合平衡膳食的原则，各类营养素应满足患者的正常营养需求。每日膳食供能 7.5 ～ 9.2 MJ（1 800 ～ 2 200 kcal），蛋白质为 70 ～ 80 g，其他营养素按正常需要量供给。

（2）食物要求：软食应细软、易咀嚼、易消化。限制含膳食纤维和动物肌纤维多的食物的进食，如选用应切碎、煮烂后食用。不宜食用煎炸食物、过于油腻的食品，以及凉拌菜、整粒的坚果、豆类、糙米、硬米饭。忌用刺激性的调味品。软食中的蔬菜及肉类需切碎、煮烂，这样易导致维生素和矿物质丧失或破坏，应多补充果汁、菜汁等，以保证足够的维生素和矿物质摄入。

（三）半流质膳食

半流质膳食是比软食更易于咀嚼和消化的膳食，外观呈半流质状态，介于软食和流质膳食之间。

1．适用对象 半流质膳食适用于发热温度较高，身体虚弱，有消化道疾病、口腔疾病，耳鼻喉手术术后患者。

2．配膳原则

（1）能量要求：能量供给应适宜，术后早期或虚弱、高热的患者不宜给予过高的能量。每日供给的总能量一般为 6.28 ～ 7.53 MJ（1 500 ～ 1 800 kcal）。

（2）食物要求：食物应呈半流质状态，含膳食纤维很少，易咀嚼吞咽和消化吸收。忌用浓烈、有刺激性的调味品。

（3）餐次要求：半流食膳食能量密度较低，因此应增加餐次，以满足患者各类营养素需求。通常每 2 ～ 3 h 进餐 1 次，每日 5 ～ 6 餐。

（四）流质膳食

流质膳食是极易消化、含渣很少、呈流体状态或在口腔内能融化为液体的膳食。常用流质膳食一般分为 5 种形式：普通流质、清流质、浓流质、冷流质和不胀气流质（忌甜流质）。流质膳食是一种不平衡膳食，不宜长期食用。

1．适用对象 流质膳食适用于高热、肠道手术前准备和术后患者，以及急性重症、极度衰弱、无力咀嚼的患者。浓流质适用于口腔、面部、颈部术后的患者。清流质和不胀气流质可用于由肠外营养向全流质或半流质膳食的过渡。清流质也可用于急性腹泻和严重衰弱患者恢复肠内营养的最初阶段。冷流质可用于咽喉部术后的最初 1 ～ 2 天。

2．配膳原则

（1）膳食结构：流质膳食是不平衡膳食，所含各类营养素均不足且不均衡，常作为过渡期膳食短期应用。它每日能量供给仅为 3.35 MJ（800 kcal）左右，最多能达到 6.69 MJ（1 600 kcal），其中浓流质膳食能量最高，清流质膳食最低。有时为增加膳食中的能量供给，在病情允许的情况下可给予少量芝麻油、奶油、黄油和花生油等易消化的脂肪。

（2）食物要求：流质膳食所选用的食物应为流体状态，或进入口腔后即融化成液体的食物。食物要易吞咽，易消化，咸、甜适宜，不宜过于油腻、厚味。

1）普通流质：可选用米汤、藕粉、麦乳精、去壳过箩赤豆或绿豆汤、各种肉汤、蛋花汤、牛乳、酸奶、牛乳冲鸡蛋、豆浆、蔬菜汁、水果汁等。

2）清流质：是一种不含产气、残渣最少，较普通流质膳食更为清淡的液体食物，可选用过箩米汤、稀藕粉、过箩猪肉汤、过箩牛肉汤、排骨汤、过滤蔬菜汁和果汁等。

3）浓流质：可选用无渣较浓稠食物，如鸡蛋薄面糊、较稠的藕粉、牛乳、可可乳等。

4）冷流质：一般选用冷米汤、冷藕粉、冷蛋羹、冷豆浆、冷牛乳、冷果汁、冰淇淋等。

5）不胀气流质：应忌用蔗糖、牛乳、豆浆等产气食物，其他同普通流质。

二、治疗膳食

治疗膳食也称成分调整膳食（modified diet），是需要对膳食中营养素的种类或含量进行调整的膳食。治疗膳食的种类很多，临床常用的包括高蛋白质膳食、低蛋白质膳食、限脂肪膳食、低饱和脂肪低胆固醇膳食、限钠（盐）膳食、低嘌呤膳食等。本书重点介绍低蛋白质膳食和低嘌呤膳食（表 5-3）。

表5-3 临床常用治疗膳食

种类	适用对象
高蛋白质膳食	明显消瘦、营养不良、烧伤、创伤、手术前后、慢性消耗性疾病（如恶性肿瘤、结核病等）或消化系统炎症的恢复期患者，以及孕妇、乳母和儿童等
低蛋白质膳食	急性肾炎、急 / 慢性肾功能不全、肝性脑病或肝性脑病前期患者
限脂肪膳食	急 / 慢性胰腺炎、胆囊疾病、肥胖症、高脂血症患者，以及与脂肪消化吸收不良有关、表现为脂肪泻（如肠黏膜疾病、胃切除和短肠综合征等）的患者
低饱和脂肪低胆固醇膳食	高胆固醇血症、高甘油三酯血症、高脂蛋白血症、高血压、动脉粥样硬化、冠心病、肥胖症、胆结石患者等
限钠（盐）膳食	高血压、先兆子痫、心功能不全、肝硬化腹水、急性肾炎、慢性肾炎水肿、用肾上腺皮质激素治疗的患者等
低嘌呤膳食	痛风及无症状高尿酸血症患者

（一）低蛋白质膳食

低蛋白质膳食（protein restricted diet）是蛋白质含量低于正常人的膳食。蛋白质在肝分解产生的含氮代谢产物需经肾排出体外。肝、肾功能下降时，代谢产物在体内堆积会损害机体，应限制膳食中蛋白质的供给量。

以慢性肾脏病（chronic kidney disease，CKD）为例，CKD 是指经肾活检或检测肾损伤标志物证实的肾损伤或肾小球滤过率（glomerular filtration rate，GFR）持续＜ 60 ml/（min · 1.73 m^2）达 3 个月，按照 GFR 值可分为以下 5 期（表 5-4）。

表5-4 慢性肾脏病的分期

分期	描述	GFR ml/（min · 1.73 m^2）	说明
1	肾损伤指标（+），GFR 正常	≥ 90	GFR 无异常，重点为诊治原发病
2	肾损伤指标（+），GFR 轻度降低	60 ～ 89	延缓 CKD 进展，降低心血管病风险
3	GFR 中度降低	30 ～ 59	延缓 CKD 进展，评估治疗并发症
4	GFR 重度降低	15 ～ 29	综合治疗，治疗并发症
5	肾衰竭	＜ 15 或透析	需透析前准备及透析治疗

根据中华人民共和国卫生行业标准 WS/T 557—2017，CKD 患者的治疗膳食方案如下。

1．CKD 患者治疗膳食配膳原则

（1）平衡膳食：在适当限制蛋白质摄入的同时保证充足的能量摄入以防止营养不良发生。选择多样化、营养合理的食物。

（2）合理计划餐次及能量、蛋白质分配：定时定量进餐，早、中、晚三餐的能量可占总能量 20% ～ 30%、30% ～ 35%、30% ～ 35%。均匀分配三餐食物中的蛋白质。为保证摄取能量充足，可在三餐间增加点心，占总能量的 5% ～ 10%。

（3）膳食计划个体化及营养教育：应根据患者生活方式、CKD 分期及营养状况、经济条件等进行个体化膳食安排和相应的营养教育。

（4）食物选择

1）限制米类、面类等植物性蛋白质的摄入量，采用小麦淀粉（或其他淀粉）作为主食部分代替普通米类、面类，将适量的奶类、蛋类或各种肉类、大豆等富含优质蛋白的食品作为蛋白质的主要来源。

2）可选用包括马铃薯、白薯、藕、荸荠、澄粉、山药、芋头、南瓜、粉条、菱角粉等富含淀粉的食物替代普通主食；也可选用低磷、低钾、低蛋白质的米类、面类食品替代普通主食。

3）当病情需要限制磷含量高的食品时，应慎选动物肝、坚果类、干豆类、各种含磷的加工食品等。

4）当病情需要限制高钾的食品时，应慎选水果、马铃薯及其淀粉、绿叶蔬菜等。

当患者能量摄入不足时，可在食物中增加部分碳水化合物及植物油摄入以达到所需能量。

2．CKD 患者能量和营养素推荐摄入量

（1）能量：CKD 1 ～ 3 期患者，能量摄入以达到和维持目标体重为准。目标体重可以参考国际推荐适用于东方人的标准体重计算方法：男性的标准体重 =［身高（cm）－ 100］×0.9（kg），女性的标准体重 =［身高（cm）－ 100］×0.9（kg）－ 2.5（kg）。当体重下降或出现其他营养不良表现时，还应增加能量供给。对于 CKD 4 ～ 5 期患者，在限制蛋白质摄入量的同时，能量摄入需维持 146 kJ（35 kcal）/（kg · d）（年龄≤ 60 岁）或 126 ～ 146 kJ（30 ～ 35 kcal）/（kg · d）（年龄＞ 60 岁）。再根据患者的身高、体重、性别、年龄、活动量、饮食史、合并疾病及应激状况进行调整。

（2）蛋白质：CKD 1 ～ 2 期患者，不论是否患有糖尿病，蛋白质摄入推荐量为 0.8 ～ 1.0 g/（kg · d）［其中包含 0.8 g/（kg · d）］。对于 CKD 3 ～ 5 期的没有进行透析治疗的患者，蛋白质摄入推荐量为 0.6 ～ 0.8g/（kg · d）。血液透析及腹膜透析的患者，蛋白质摄入推荐量为 1.0 ～ 1.2 g/（kg · d）；当合并急性高分解代谢状态时，蛋白质摄入推荐量增加到 1.2 ～ 1.3 g/（kg · d），其中至少 50% 来自优质蛋白。可同时补充复方 α- 酮酸制剂 0.075 ～ 0.12 g/（kg · d）。再根据患者的体重、年龄、饮食史、合并疾病及应激状况进行调整。

（3）脂肪：CKD 患者每日脂肪供能比为 25% ～ 35%，其中饱和脂肪酸不超过 10%，反式脂肪酸不超过 1%。可适当提高 *n*-3 族脂肪酸和 MUFA 摄入量。

（4）碳水化合物：在合理摄入总能量的基础上适当提高碳水化合物的摄入量，碳水化合物供能比应为 55% ～ 65%。有糖代谢异常者应限制精制糖摄入。

（5）矿物质：各期 CKD 患者钠摄入量应低于 2 000 mg/d，磷摄入量应低于 800 mg/d，钙摄入量不应超过 2 000 mg/d。当 CKD 患者出现高钾血症时应限制钾的摄入。当出现贫血时，应补充含铁量高的食物。其他微量元素以维持血液中正常范围为宜，避免发生血液电解质异常。

（6）维生素：长期接受治疗的 CKD 患者需适量补充天然维生素 D，以改善矿物质和骨代谢紊乱。必要时可选择推荐摄入量范围内的多种维生素制剂，以补充日常膳食之不足，防止维生素缺乏。

（7）膳食纤维：根据每日摄入能量，推荐膳食纤维摄入量 14 g（4 180 kJ，1 000 kcal）。

（8）液体：CKD 患者出现少尿（每日尿液量小于 400 ml）或合并严重心血管疾病、水肿时需适当限制水的摄入量，以维持出入量平衡。

3．CKD 患者治疗膳食处方的制定 采用五步法，根据患者身高、体重、活动强度、CKD 分期等，计算患者每日需要总能量、蛋白质及其他营养素，最终分配至全日各餐。

（二）低嘌呤膳食

低嘌呤膳食（low purine diet）是限制膳食中嘌呤含量的膳食。嘌呤在体内参与遗传物质核酸的代谢，有重要的生理功能。嘌呤在体内代谢的最终产物是尿酸，若嘌呤代谢紊乱，血清中尿酸水平升高，或尿酸经肾排出减少，可引起高尿酸血症（hyperuricemia），严重时出现痛风（gout）症状。

高尿酸血症是嘌呤代谢障碍引起的代谢性疾病，与痛风密切相关，并且是糖尿病、代谢综合征、血脂异常、CKD 和脑卒中等疾病发生的独立危险因素。其诊断标准为通常饮食状态下，2 次采集非同日的空腹血，以尿酸氧化酶法测定血尿酸值，男性高于 420 μmol/L 者或女性高于 360 μmol/L 者。痛风是一种由单钠尿酸盐沉积所致的晶体相关性关节病，与嘌呤代谢紊乱和（或）尿酸排泄减少所致的高尿酸血症直接相关，属代谢性疾病范畴。常表现为反复发作性急性关节炎、痛风石及关节畸形、尿酸盐肾病和尿酸性尿路结石等，重者可出现关节残疾和肾功能不全。痛重者可出现关节破坏、肾功能受损，也常伴发代谢综合征的其他表现，如腹型肥胖、血脂异常、2 型糖尿病及心血管疾病等。

低嘌呤膳食的目的是通过医学营养治疗，减少外源性嘌呤摄入、减轻血尿酸负荷、降低痛风发生的风险或减少痛风急性发作的次数，延缓相关并发症的发生与发展，促进并维持机体适宜的营养状况、预防及配合治疗相关疾病、改善临床结局。

根据中华人民共和国卫生行业标准 WS/T 560—2017，高尿酸血症和痛风患者的治疗膳食方案如下。

1．高尿酸血症和痛风患者治疗膳食配膳原则

（1）总体原则：应基于个体化原则，建立合理的饮食习惯及良好的生活方式，限制高嘌呤动物性食物（常见食物嘌呤含量详见表 5-5、表 5-6）、控制能量及营养素供能比例，保持健康体重，配合规律降尿酸药物治疗，并定期监测随诊。

表5-5 常见动物性食物嘌呤含量

食物名称	嘌呤含量（mg/kg）	食物名称	嘌呤含量（mg/kg）
鸭肝	3 979.0	草鱼	1 344.4
鹅肝	3 769.0	黄花鱼	1 242.6
鸡肝	3 170.0	鸡胸肉	2 079.7
猪肝	2 752.1	猪肉（后臀尖）	1 378.4
牛肝	2 506.0	羊肉	1 090.9
羊肝	2 278.0	肥瘦牛肉	1 047.0
河蟹	1 470.0	牛肉干	1 274.0
基围虾	1 874.0	猪肉松	762.5
扇贝	1 934.4	驴肉加工制品	1 174.0

表5-6 常见植物性食物嘌呤含量

食物名称	嘌呤含量（mg/kg）	食物名称	嘌呤含量（mg/kg）
黄豆	2 181.9	普通大米	346.7
豆腐块	686.3	香米	343.7
水豆腐	675.7	小米	200.6
内酯豆腐	1 001.1	甘薯	186.2
腐竹	1 598.7	木薯	104.5
豆浆	631.7	红萝卜	132.3
豆皮	1 572.8	白萝卜	109.8
绿豆	1 957.8	榛蘑（干）	1 859.7
红小豆	1 564.5	猴头菇（干）	1 776.6
红芸豆	1 263.7	黑木耳（干）	1 662.1
花生	854.8	四季豆	232.5
腰果	713.4	紫菜（干）	4 153.4
南瓜子	607.6	大葱	306.5
山核桃	404.4	橘子	41.3
豆粉	1 674.9	柚子	83.7
糯米	503.8	菠萝	114.8

（2）建议避免的食物：应避免食用肝和肾等动物内脏，贝类、牡蛎和龙虾等带甲壳的海产品及浓肉汤和肉汁等。对于痛风急性发作、药物控制不佳或痛风石及关节畸形的患者，还应禁用含酒精饮料。

（3）建议限制食用的食物

1）高嘌呤含量的动物性食品，如牛肉、羊肉、猪肉等。

2）鱼类食品。

3）含较多果糖和蔗糖的食品。

4）各种含酒精饮料，尤其是啤酒和蒸馏酒（白酒）。总体饮酒量男性不宜超过 2 个酒精单位 / 日，女性不宜超过 1 个酒精单位 / 日（1 个酒精单位约合 14 g 纯酒精）。1 个酒精单位相当于酒精体积分数（alcohol by volume，ABV）12% 的红葡萄酒 145 ml、ABV 3.5% 的啤酒 497 ml 或 ABV 40% 的蒸馏酒 43 ml。

（4）建议选择的食物，包括：①脱脂或低脂乳类及其制品，每日 300 ml；②蛋类，鸡蛋每日 1 个；③足量的新鲜蔬菜，每日应达到 500 g 或更多；④鼓励摄入低 GI 的谷类食物；⑤充足饮水（包括茶水和咖啡等），每日至少 2 000 ml。

（5）体重管理：超重或肥胖的患者应缓慢减重达到并维持正常体重。

（6）饮食习惯：建立良好的饮食习惯。进食要定时定量或少食多餐，不要暴饮暴食或一餐中进食大量肉类。少用刺激性调味料。海产品、肉类及高嘌呤植物性食物煮后弃汤可减少嘌呤量。

2．高尿酸血症和痛风患者能量和营养素推荐摄入量

（1）能量：摄入能量以达到并维持正常体重为标准，应根据患者性别、年龄、身高、体重和体力活动等估计能量需求。在轻体力活动水平情况下（如坐姿工作），正常体重者每日给予 25 ～ 30 kcal/kg 能量，体重过低者每日给予 35 kcal/kg 能量，超重 / 肥胖者每日给予 20 ～

25 kcal/kg 能量；在中等体力活动水平情况下（如电工安装），正常体重者每日给予 30 ~ 35 kcal/kg 能量，体重过低者每日给予 40 kcal/kg 能量，超重 / 肥胖者每日给予 30 kcal/kg 能量；在重体力活动水平情况下（如搬运工），正常体重者每日给予 40 kcal/kg 能量，体重过低者每日给予 45 ~ 50 kcal/kg 能量，超重 / 肥胖者每日给予 35 kcal/kg 能量。

（2）碳水化合物：碳水化合物提供的能量占总能量的 50% ~ 60%。应限制添加糖摄入。宜选择低 GI 食物。鼓励全谷物食物占全日主食量的 30% 以上。全天膳食纤维摄入量达到 25 ~ 30 g。

（3）蛋白质：蛋白质的推荐摄入量为 1 g/（kg · d），提供的能量占总能量的 10% ~ 20%。食物来源推荐奶制品和蛋类。

（4）脂肪：脂肪提供的能量占全天总能量的 20% ~ 30%。合并肥胖或代谢综合征者应严格限制每日脂肪摄入总量占全天总能量不超过 25%，且 SFA 占全天总能量不超过 10%。如合并血浆 LDL-C 升高（≥ 2.59 mmol/L）者，SFA 摄入量应小于总能量的 7%。反式脂肪酸应小于全天总能量的 1%。亚油酸与 α- 亚麻酸的每日摄入量应分别占全天总能量的 5% ~ 8% 和 1% ~ 2%。MUFA 每日摄入量应占总能量的 10% ~ 15%。

三、诊断用试验膳食和代谢膳食

试验膳食是通过膳食的方法协助临床诊断，即在短期的试验期间，在患者膳食中限制或增添某种营养素，并结合临床检验和检查的结果，以达到明确诊断的目的。临床上常用的试验膳食有潜血试验膳食、胆囊照相检查膳食、内生肌酐试验膳食等。

代谢膳食是临床上用于诊断疾病，观察疗效或研究机体代谢反应等情况的一种方法，是一种严格的称重膳食。临床上常用的代谢膳食有钙磷代谢膳食、钠钾代谢膳食等。

第三节 肠内与肠外营养支持治疗

一、肠内营养

肠内营养（enteral nutrition，EN）是临床营养支持治疗（nutrition support therapy）的重要手段之一，指对于消化功能障碍而不能耐受正常饮食的患者，经胃肠道供给只需化学消化或不需消化的、由中小分子营养素组成的流质营养制剂的营养支持治疗方法。

自 20 世纪 50 年代以来，肠内营养有了显著的进展。目前在发达国家，肠内营养的应用率已占全部营养支持的 80% 左右。在国内，肠内营养支持治疗也已日渐受到关注。肠内营养支持治疗适应范围广，方法简便，且能使消化道保持适当负荷，维持消化道功能，避免肠道黏膜失用性萎缩对全身免疫及营养代谢功能造成的损害。原则上，只要患者胃肠道功能存在，就应该首先考虑肠内营养。对于胃肠道功能受损者，可以采用特殊制剂，以维持或改善患者的营养状况。

（一）肠内营养的分类

根据供给方式，可将肠内营养分为口服营养（oral feeding）和管饲营养（tube feeding）。

1．口服营养 口服营养是指在非自然饮食条件下，口服由极易吸收的中小分子营养素配制的营养液。口服的肠内营养液不一定要求等渗。冷饮、热饮，加调味剂或以其他饮料配制都可随患者的喜爱。口服剂量应能满足营养素的需要并纠正过去的缺乏。不能耐受要素型肠内营养液的气味者可用冷饮，以降低其不适。

2．管饲营养 管饲营养是指对于上消化道通过障碍者，经鼻 - 胃（nasogastric）、鼻 - 十二指肠（nasoduodenal）、鼻-空肠（nasojejunal）置管，或经颈食管、胃、空肠造瘘（cervical esophagostomy，gastrostomy，jejunostomy）置管，输注肠内营养制剂的营养支持方法。

（二）肠内营养制剂

肠内营养的有效实施有赖于营养师充分了解肠内营养制剂的类别、组成、特性、制备及评价等，并充分利用现代的输液系统（包括输液泵、导管、输液袋和电脑自动混合器等），使不能或不愿正常摄食的患者的营养状况得以改善。

目前，市场上肠内营养制剂的种类多达 100 多种，根据其组成，可分为要素型制剂、非要素型制剂、组件制剂和特殊应用制剂四类。

1．要素型制剂 也称单体膳（monomeric formulas），是一种营养素齐全、不需消化或稍加消化即可吸收的少渣营养剂。一般以氨基酸或短肽为氮源，以葡萄糖、蔗糖或糊精为碳水化合物来源，以植物油（如玉米油、红花油等）、中链甘油三酯（medium-chain triglycerides，MCT）为脂肪来源，并含有多种维生素和矿物质，故又称化学组成明确制剂（chemically defined diet，CDD）。

要素制剂具有营养全面、无须消化即可直接或接近直接吸收、成分明确、不含残渣或残渣极少、不含乳糖、刺激性小、适合特殊用途、应用途径多等优点，但适口性差。

2．非要素型制剂 也称多聚体膳（polymeric formulas），以未加工蛋白（intact protein）或水解蛋白（hydrolyzed protein）为氮源。其中以未加工蛋白为氮源的包括混合奶和匀浆制剂。以水解蛋白为氮源的非要素制剂也称半要素膳（semi-elemental diet）。非要素制剂的渗透压接近等渗（300 ~ 450 mOsm/L），口感较好，适合口服，亦可管饲。它具有使用方便、耐受性强等优点，适用于胃肠道功能较好的患者。

3．组件制剂 营养素组件（nutrient module）制剂，也称不完全营养制剂，是以某种或某类营养素为主的肠内营养制剂。它可对完全营养制剂进行补充或强化，以弥补完全营养制剂在适应个体差异方面欠灵活的不足；亦可采用两种或两种以上的组件制剂构成组件配方（modular formulas），以适合患者的特殊需要。组件制剂主要包括蛋白质组件、肽类组件、脂肪酸组件、糖组件、多糖组件、膳食纤维组件、维生素组件和矿物质组件，各种组件的来源与要素制剂类似（蛋白质组件还可选用蛋白水解物）。组件制剂与要素制剂的本质区别在于组件制剂不属于均衡膳食。

4．特殊应用制剂 包括婴儿用制剂、肝功能衰竭用制剂、肾衰竭用制剂、肺疾病专用制剂、创伤用制剂、先天性氨基酸代谢病用制剂、糖尿病用制剂、肿瘤用制剂等。

特殊医学用途配方食品（food for special medical purpose，FSMP），是指为满足进食受限、消化吸收障碍、代谢紊乱或者特定疾病状态人群对营养素或者膳食的特殊需要，专门加工配制而成的配方食品，包括适用于 0 ~ 12 月龄的特殊医学用途婴儿配方食品和适用于 1 岁以上人群的特殊医学用途配方食品。特殊医学用途婴儿配方食品包括无乳糖配方食品或者低乳糖配方食品、乳蛋白部分水解配方食品、乳蛋白深度水解配方食品或者氨基酸配方食品、早产或者低出生体重儿配方食品、氨基酸代谢障碍配方食品和母乳营养补充剂等。适用于 1 岁以上人群的 FSMP，包括全营养配方食品、特定全营养配方食品、非全营养配方食品。

FSMP 是食品，不是药品。它可以单独使用，也可以与普通食品或其他特殊膳食食品共同使用。实践证明，FSMP 在国际上已有 30 多年的使用历史，很少有因产品本身的问题出现不良反应。该类产品的使用风险往往在于长时期的误用和滥用，因此必须在医生和临床营养师的指导下使用。

目前我国已发布并实施了 3 个 FSMP 食品安全国家标准：《特殊医学用途婴儿配方食品通则》（GB25596—2010）、《特殊医学用途配方食品通则》（GB29922—2013）和《特殊医学用途配方食品良好生产规范》(GB29923—2013)。我国主要依据《食品安全法》《特殊医学用途配方食品注册管理办法》及其相关配套文件对 FSMP 进行严格管理。

(三) 肠内营养的适应证

肠内营养的可行性主要取决于小肠是否具有能吸收所提供各种营养素的功能以及肠道是否能耐受肠内营养制剂。所以，当患者因原发疾病或因治疗的需要而不能或不愿经口摄食，或摄食量不能满足需要时，均可考虑肠内营养支持治疗。肠内营养主要适应证包括以下几种情况。

1．经口摄食不足或禁忌　①不能经口摄食，口腔和咽喉炎症或食管肿瘤手术后；②经口摄食不足，营养素需要量增加而摄入不足，如大烧伤、创伤、脓毒症、甲亢、癌症、接受化疗 / 放疗、畏食、蛋白质缺乏型营养不良、抑郁障碍、有恶心或呕吐的症状；③经口摄食禁忌，中枢神经系统紊乱、知觉丧失、脑血管意外以及咽反射丧失而不能吞咽者。

2．胃肠道疾病　用于包括短肠综合征、胃肠道瘘、炎性肠病、胰腺疾病、憩室炎、胆盐腹泻、吸收不良综合征及顽固性腹泻的患者以及结肠手术后与进行诊断准备时。

3．其他　包括术前或术后的营养补充，以及用于心血管疾病、肝功能衰竭、肾衰竭、先天性氨基酸代谢缺陷病的患者。

(四) 肠内营养的禁忌证

1．年龄小于 3 个月的婴儿不能耐受高渗性肠内营养，应采用等渗的婴儿肠内营养，使用时要注意可能产生的电解质紊乱，并补充足够水分。

2．小肠广泛切除后宜采用肠外营养 6 ～ 8 周，之后采用逐步增量的肠内营养。

3．胃部分切除后不能耐受高渗性肠内营养，易产生倾倒综合征。

4．对于空肠瘘的患者，不论在瘘的上端或下端喂养，均有困难。由于缺乏足够的小肠吸收面积，不能贸然进行管饲，以免加重病情。

5．处于严重应激状态、麻痹性肠梗阻、上消化道出血、顽固性呕吐、腹膜炎或腹泻急性期中，均不宜给予肠内营养。

6．严重吸收不良综合征及衰弱的患者在肠内营养前，应给予一段时间的肠外营养，以改善其小肠酶的活动力及黏膜细胞的状态。

7．症状明显的糖尿病、接受高剂量类固醇药物的患者，都不耐受通用型肠内营养的高糖负荷。

8．先天性氨基酸代谢病的儿童不能采用通用型肠内营养。

(五) 肠内营养的并发症

1．机械性并发症　主要有鼻、咽及食管损伤，喂养管堵塞，喂养管拔出困难，造瘘口并发症等原因，应留意喂养管的质地、粗细、置管方法和部位。

2．胃肠道并发症　主要有恶心、呕吐、腹泻、腹胀、肠痉挛等症状，应注意尽可能用等渗配方或将营养液稀释至等渗，应用低脂配方，灌注速率由低到高，床头抬高等。

3．代谢性并发症　主要有水、电解质、糖、微量元素及酸碱代谢异常，维生素及脂肪酸缺乏，各脏器功能异常等原因，应保证营养液的质量并完善监测和管理系统。

4．感染性并发症　如吸入性肺炎，应注意防止营养液的误吸和营养液的污染。

二、肠外营养

肠外营养（parenteral nutrition，PN）是指无法经胃肠道摄取营养或摄取营养物不能满足自身代谢需要的患者，通过肠道外通路（即静脉途径）输注包括氨基酸、脂肪、碳水化合物、维生素及矿物质在内的营养素，提供能量，纠正或预防营养不良，改善营养状况，并使胃肠道得到充分休息的营养支持治疗方法。

周围静脉营养的概念首先由 Brunschwing 和他的同事在 1945 年提出。Wrelind 首次引入氨基酸溶液和脂肪乳剂概念，1968 年美国的 Durick 及 Wilmore 等外科医生首先经中心静脉置管，将肠外营养支持应用于临床。肠外营养技术不同于通常的静脉输液，它使用完全新型的营养物质（复方氨基酸液、脂肪乳剂、多种维生素和微量元素复合液等），经中心静脉导管或周围静脉输入，在大多数情况下可满足患者全面的营养需求，有效地改善并维持机体的营养状况。由肠外途径供给营养液，是不能经胃肠道吸收营养者的唯一营养途径，目前肠外营养支持已成为危重患者抢救工作中不可缺少的重要组成部分。

（一）肠外营养的分类

根据患者营养需要的满足程度，可将肠外营养分为完全肠外营养（total parent nutrition，TPN）和部分肠外营养（partial patent nutrition，PPN）。前者是指患者需要的所有营养物质都由静脉途径输入；后者则只是部分输入，其余部分营养物质可能通过经肠途径（口服或管饲）补充。

根据置管方式还可将肠外营养分为中心静脉营养（central parenteral nutrition，CPN）和周围静脉营养（peripheral parenteral nutrition，PPN）两种。CPN 多由上腔静脉穿刺置管；PPN 多由外周静脉穿刺置管，是在患者肠内营养摄入不足情况下应用。患者可以经肠道摄取一定量的营养物质，不足部分由静脉途径补充，其优点是对机体全身代谢的影响较小，并发症也少。

（二）肠外营养制剂

肠外营养制剂没有统一的配方，但必须含有全部人体所需的营养物质。应根据患者的年龄、性别、体重或体表面积及病情需要等制备。

肠外营养制剂的组成成分包括蛋白质（氨基酸）、脂肪、糖类、多种维生素、多种微量元素、电解质和水等，均为中小分子营养素。肠外营养制剂可提供足够的水分（1 kcal/ml），能量为 30 ~ 35 kcal/(kg · d)，以维持患者的营养需要。

肠外营养制剂的基本要求包括无菌、无毒、无热源，适宜的 pH 和渗透压，良好的相容性、稳定性、无菌无热源包装等。

肠外营养的临床实施中，最主要的是掌握好营养液的用量。用量不足效果不明显，用量过大则导致副作用发生。根据病情，可按下列程序制定当天营养液用量：①确定当天拟补充的总能量、总氮量及总入水量。②根据总能量和入水量，确定葡萄糖溶液的浓度及量；若加用脂肪乳剂，脂肪供能通常占总能量的 30% 左右。③选用合适的氨基酸液，根据总氮需要量，确定其用量。④加入适量电解质溶液、复合维生素及微量元素，前者需要按病情而定，后两者则常规给予每天正常需要量。

一般而言，肠外营养液中不主张加入其他药物，如抗生素、止血剂、强心剂等，这些药物应由另外的静脉途径输入。但有时病情需要限制入水量，或其余静脉途径很难维持，不得不将各种药物加入肠外营养制剂中一并输入。近年来对各种药物对肠外营养制剂的配伍禁忌提出了初步结论，但尚不成熟，应尽量避免混合使用。

（三）肠外营养的适应证与禁忌证

总的来说，凡是需要营养支持，但又不能或不宜接受肠内营养支持的患者均为肠外营养支持的适应人群。此外，临床上许多患者虽然能够接受肠内营养，但由于疾病等原因，通过肠内营养无法满足机体对能量及蛋白质的目标需要量，需要补充或联合应用肠外营养。

2012 年 ASPEN 更新了应用 TPN 支持的准则，按疗效显著程度分为以下几种。

1．肠外营养疗效显著的强适应证

（1）胃肠道梗阻（如贲门癌、幽门梗阻、高位肠梗阻、新生儿消化道闭锁等）。

（2）胃肠道吸收功能障碍。

（3）短肠综合征。

（4）小肠疾病（如克罗恩病、肠结核、多发性肠瘘、小肠缺血性病变、系统性红斑狼疮、硬皮病或其他一些结缔组织病）。

（5）放射性肠炎。

（6）严重腹泻。

（7）顽固性呕吐。

（8）大剂量化疗、放疗或需接受骨髓移植。

（9）重症胰腺炎。

（10）严重营养不良伴胃肠功能障碍。

（11）高分解代谢状态。

2．肠外营养对治疗有益的中等适应证

（1）大的手术创伤及复合型外伤。

（2）中等程度应激状态。

（3）肠外瘘。

（4）肠道炎性疾病。

（5）妊娠剧吐或神经性厌食。

（6）需接受大手术或大剂量放疗、化疗，且已有中度营养不良。

（7）7 ~ 10 d 内无法提供充足的肠内营养。

（8）炎性、粘连性肠梗阻者。

3．肠外营养支持疗效不肯定的弱适应证

（1）营养状况良好处于轻度应激或创伤下而消化道功能在 10 d 内可以恢复。

（2）肝、小肠等脏器移植后功能尚未恢复。

4．肠外营养的禁忌证

（1）无明确治疗目的，或已确定为不可治愈，但仍继续盲目延长治疗。

（2）心血管功能紊乱或严重代谢紊乱尚未控制或处于纠正期间。

（3）胃肠道功能正常可适应肠内营养。

（4）原发病需要急诊手术的患者，术前不宜强求肠外营养。

（5）营养状况良好且仅需肠外营养支持少于 5 d。

（6）预计发生肠外营养并发症的危险性大于其可能带来的益处。

（7）脑死亡或临终或不可逆昏迷。

（四）肠外营养的并发症

肠外营养经过几十年的临床实践，从理论、技术到营养制剂都得到了很大的发展，取得了显著成就。目前，肠外营养已被临床普遍接受，其疗效也得到大家的认可，是一种安全、有效的营养支持方法。但是，肠外营养尤其是长期肠外营养可导致一系列并发症，严重者甚至可危及患者生命。肠外营养并发症有些是由于该营养支持方式本身存在不足所致，有些则与临床操作不当，护理、监测不够有关。因此，肠外营养期间规范操作，严密、定期监测以及精心护理对于并发症的预防、发现并及时处理极为重要。临床上常见的肠外营养并发症主要有静脉导管相关并发症、代谢并发症、脏器功能损害等几大类。

小 结

临床营养是营养学科的重要领域，也是现代医学的重要组成部分。临床营养对预防疾病、免疫调控、减轻氧化应激、维护肠道功能和结构、降低炎症反应、减少并发症、提高患者康复率、改善患者生存率、缩短住院时间、降低医疗费用等都有积极的影响。医学营养治疗已经发展成为临床综合治疗策略中必不可少的关键部分。本章从营养风险筛查和营养评定、医院膳食、肠内与肠外营养支持3个方面对临床营养常用技术和诊疗方法进行简要介绍，使学生对医学营养治疗有初步认识和了解。

思考题

1．名词解释：营养风险、营养风险筛查、营养评定、肠内营养、肠外营养、特殊医学用途配方食品。

2．简述肠内营养制剂的分类。

3．患者张某，男性，66岁，CKD 4期，身高175 cm，现体重65 kg，无下肢浮肿，未出现明显并发症。请为该患者制定膳食指导处方。

拓展延伸

随着生命科学日新月异的快速发展，临床营养学基础研究、临床营养诊疗相关技术研发、营养相关疾病的防治、临床肠内肠外营养治疗技术的研究、特殊医学用途配方食品的研发等都取得了显著的成效，并形成了许多权威的指南和专家共识。目前，临床营养学研究已经开始向微观的方向发展，并涉及细胞及分子的层面，营养药理学（nutritional pharmacology）、免疫营养学（immunological nutrition）、分子营养学（molecular nutrition）的概念相继被提出，营养因素在疾病发生、发展及转归中的作用机制也更为明确。营养支持治疗的目的也已从维持氮平衡、保持机体瘦组织群，深入到维护细胞代谢，改善与修复组织、器官的结构，调整生理功能等层面。此外，随着营养支持治疗、代谢研究的不断深入和发展，学者们提出了组织、器官特异性，疾病特异性及患者个体特异性营养支持治疗的概念，强调根据不同疾病状态、不同器官的代谢状况而有针对性地开展营养支持治疗。可以预见，随着临床营养学理论及技术的不断进步，营养支持治疗的手段也将取得长足的发展。临床营养学正逐渐发展成为一门综合性、交叉性强的独立学科。

（柳 鹏）

实习 糖尿病患者食谱编制

一、背景资料

糖尿病（diabetes mellitus，DM）是一组由于胰岛素分泌和（或）作用缺陷所导致的碳水化合物、蛋白质、脂肪等代谢紊乱，具临床异质性的表现，并以长期高血糖为主要特征的综合征。糖尿病可导致眼、肾、神经、心脏、血管等组织器官慢性进行性病变、功能减退及衰竭，病情严重或应激时可发生急性严重代谢紊乱，是严重威胁人类健康的世界性公共卫生问题。近几十年中，全球糖尿病患者人数以惊人的速度增长，国际糖尿病联盟公布的数据显示，2017年全球约4.25亿成年人患糖尿病，比2015年增加了0.10亿，预计到2045年，糖尿病患者人数可能达到6.29亿。截至2017年，我国20～79岁的糖尿病患者人数已经达到1.14亿，居世界第一位。医学营养治疗（medical nutrition therapy，MNT）是糖尿病治疗的基础，是糖尿病自然病程中任何阶段预防和控制必不可少的措施。

二、实验目的

1．掌握糖尿病患者食谱编制的原则及饮食计划的制定方法。

2．以糖尿病患者一日食谱为例，初步掌握食谱的编制程序及评价方法。

三、实验内容

1．食谱编制的原则。

2．食品编制的方法和步骤。

四、食谱编制的原则

总原则是个体化、因人因病情而异，合理选择并搭配食物，以帮助患者达到并保持较好的代谢控制，减少急、慢性并发症发生的危险，维持健康和从事正常活动，提高生活质量。

原则分为以下几点。

1．平衡膳食合理营养

（1）食物品种多样，数量充足，膳食既要能满足就餐者需要又要防止过量。

（2）各营养素之间的比例适宜。

（3）食物搭配合理。注意主食与副食、杂粮与精粮、荤素等食物的平衡搭配。

（4）膳食中能量来源及其在各餐中的分配比例合理，定时定量进餐。

2．兼顾饮食习惯，注意饭菜口味。

3．考虑季节和市场供应情况。

4．兼顾经济条件。

五、食谱编制方法与步骤

根据糖尿病患者的病情、年龄、身高、体重、劳动强度、是否有并发症、目前饮食状态等确定每天所需的总能量和各种营养素的数量，参照食物成分表、经济条件、市场供应情况等，兼顾饮食习惯，制定食谱。

1．计算法

（1）计算标准体重

1）身高标准体重法：标准体重（kg）= 身高（cm）– 105，患者实际测量体重超过标准体重20%为肥胖，低于20%为消瘦

2）体重指数法：体重指数（BMI）= 体重（kg）÷［身高（m）］^{2}。中国成年人BMI判定标准：BMI＜18.5为消瘦，18.5～23.9为正常，24.0～27.9为超重，BMI≥28.0为肥胖。

（2）计算全日总能量：根据患者体型和活动强度，参考表5-7确定每日每千克标准体重所需能量，计算全日总能量。

表5-7　成年糖尿病患者每日能量供给量［kJ/kg（kcal/kg）］

体型	卧床	轻体力活动	中等体力活动	重体力活动
消瘦	84 ~ 105（20 ~ 25）	146（35）	167（40）	188 ~ 209（45 ~ 50）
正常	63 ~ 84（15 ~ 20）	125（30）	146（35）	167（40）
肥胖	63（15）	84 ~ 105（20 ~ 25）	125（30）	146（35）

（3）计算碳水化合物、脂肪、蛋白质供给量

1）碳水化合物供给量占总能量的 50% ~ 60% 为宜，甚至可以高达 65%，但不宜超过 70%。一般成年患者每日碳水化合物摄入量为 200 ~ 350 g，相当于吃 250 ~ 400 g 主食。营养治疗开始时，应严格控制碳水化合物的摄入量，每日 200 g，经一段治疗后，如血糖下降、尿糖消失，可逐渐增加至 250 ~ 300 g，并根据血糖、尿糖和用药情况随时加以调整。单纯膳食治疗病情控制不满意者应适当减量，对使用口服降糖药或用胰岛素者可适当放宽。

2）脂肪供给量占总能量的 20% ~ 25%，最高不应超过 30%。其中饱和脂肪酸、多不饱和脂肪酸供能均应小于总能量的 10%，单不饱和脂肪酸功能可占总能量的 10% ~ 20%；或饱和脂肪酸、多不饱和脂肪酸、单不饱和脂肪酸的比值约为 1 : 1 : 1。胆固醇摄入量应低于 300 mg/d，合并高胆固醇血症者应低于 200 mg/d。

3）蛋白质供给量占总能量的 12% ~ 20%，或按体重 1.2 ~ 1.5 g/（kg · d）计算。伴有肾功能不全时，应限制蛋白质摄入量，限制程度根据肾功能损害程度而定，一般为按体重 0.5 ~ 0.8 g/（kg · d）。膳食中应有 1/3 以上的蛋白质为优质蛋白。

（4）主副食品种和数量的确定

1）主食品种和数量的确定：优先选择复合型碳水化合物（如粗杂粮等）或低 GI/GL 型主食，尽量避免摄入单 / 双糖类（如葡萄糖、蔗糖等），鼓励全谷物、杂豆类占全日主食量的 1/3。主食的数量根据各类主食原料中碳水化合物的含量确定。

2）副食品种和数量的确定：蛋白质广泛存在于动植物性食物中，除了谷类食物提供的蛋白质，各类动物性食物和豆制品是优质蛋白的主要来源。因此副食品种和数量的确定应在已确定主食用量的基础上，依据副食应提供的蛋白质的量来确定。计算步骤为：①计算主食中所含的蛋白质的量；②用应摄入的蛋白质总量减去主食中蛋白质的量，即为副食应提供的蛋白质的量；③设定副食中蛋白质的 2/3 由动物性食物提供，1/3 由豆制品提供，据此可求出各自的蛋白质供给量；④参照食物成分表计算各类动物性食物及豆制品的供给量；⑤设计蔬菜的品种和数量。

（5）油脂用量：油脂的摄入应以植物油为主。用应摄入脂肪的量减去主副食提供的脂肪量即为油脂应提供的脂肪量。

（6）确定餐次分配比例：餐次应综合考虑患者的病情、活动情况、饮食习惯、服降糖药或注射胰岛素时间等因素进行个体化的安排。至少一日 3 餐，定时、定量，可按早、午、晚各占 1/3，或 1/5、2/5、2/5 的能量比例分配。口服降糖药或注射胰岛素后易出现低血糖的患者，可在 3 次正餐之间加餐 2 ~ 3 次。在等能量等膳食结构的前提下，少量多餐有利于改善糖耐量和预防低血糖的发生。

（7）食谱的评价与调整：根据以上步骤设计出食谱后，还应该对食谱进行评价，确定编制的食谱是否科学合理。应参照食物成分表计算该食谱提供的能量和各种营养素的含量，与 DRIs 进行比较，两者相差在 10% 的范围内，可认为合乎要求，否则应增减或更换食品的种类或数量。值得注意的是，编制食谱时，不必严格要求每份食谱所提供的能量和营养素均与 DRIs 保持一致。一般情况下，每日摄入的能量、碳水化合物、蛋白质和脂肪的量出入不应过

大，其他营养素以一周为单位进行计算、评价即可。

2．食物交换份法　食物交换份法简单易行，将常用的食物分为 4 个组共 9 类，每类食物交换份的食物所含的能量相似（一般定为 90 kcal，即 377 kJ），每个交换份的同类食物中碳水化合物、蛋白质、脂肪等营养素的含量相似，将每类食物的内容列出表格供交换使用，最后，计算出各类食物的交换份数和实际重量，并按每份食物等值交换表选择食物。

具体步骤为：①计算标准体重；②计算每日所需总能量；③计算全天食物交换份数；④查出各类食物的比例分配；⑤对设计的食谱进行评价和调整；⑥根据患者的习惯和嗜好选择并交换食物。

思考题

患者王某，男性，33 岁，身高 178 cm，体重 85 kg，机关工作人员。2 年前诊断为 2 型糖尿病，血糖、尿糖均高于正常值，无并发症。请为该患者编制一日食谱。

（李　迪　柳　鹏）

参考文献

1．Mueller C，Compher C，Ellen D M．A.S.P.E.N．clinical guidelines：Nutrition screening，assessment，and intervention in adults．J Parenter Enteral Nutr，2011，35（1）：16-24.
2．Kondrup J，Allison S P，Elia M，et al．ESPEN guidelines for nutrition screening 2002．Clin Nutr，2003，22（4）：415-421.
3．American Society for Parenteral and Enteral Nutrition（ASPEN）Board of Directors and Clinical Practice Committee．Definition of terms，style，and conventions used in ASPEN Board of Directors-approved documents [EB/OL]．[2010-07-08]．http：//www．nutritioncare．org/Professional_Resources/July_2010_Defs/
4．蒋朱明．中华医学会肠外肠内营养学分会肠外肠内营养临床操作规范　住院患者营养风险筛查方法．“营养支持的概况与进展”分论坛暨浙江省医学会肠外肠内营养学分会成立大会资料汇编．浙江省医学会肠外肠内营养学分会，浙江省科学技术协会，2007：84-86.
5．中华医学会．临床诊疗指南：肠外肠内营养学分册（2008 版）．北京：人民卫生出版社，2009：1-10，16-20.

第六章 食品污染

课程导入

食品从农田到餐桌均可能受到某些有毒、有害物质的污染，并引起食品安全问题。

思考：1. 2013 年广州抽检大米时发现，镉含量超标大米占 44%，初期未公布不合格品名单，导致消费者不满。10 天后公布，发现 6 批不合格产品均产自湖南。

2. 某品牌花生油广告声称“绝对不含黄曲霉毒素”，是否可能？

食品是指各种供人食用或者饮用的成品和原料以及按照传统既是食品又是中药材的物品，但是不包括以治疗为目的的物品。食品从种植、养殖到生产、加工、贮存、运输、销售、烹调直至餐桌的整个过程中的各个环节，均可能受某些有毒有害物质污染，导致食品卫生质量降低或对人体产生不同程度的危害。

食品污染（food contamination）是指在各种条件下，外源性有毒有害物质进入食品，或食物成分本身发生化学反应而产生有毒有害物质，从而造成食品安全性、营养性和（或）感官性状发生改变的过程。

食品污染按其性质可分成三类，即生物性污染、化学性污染及物理性污染。

第一节 食品的微生物污染

食品的生物性污染包括微生物、寄生虫和昆虫的污染。微生物污染主要有细菌与细菌毒素、真菌与真菌毒素以及病毒等的污染。其中细菌、真菌及其毒素对食品的污染最常见、最严重。

污染食品的微生物按其对人体的致病能力，可分为致病性微生物、相对致病性微生物和非致病性微生物。

一、食品的微生物污染及其预防

1. 食品中微生物生长的条件 食品中含有微生物生长繁殖所需要的各类营养物质，利于微生物在食品中生长繁殖。食品的成分（水分、营养成分、抑菌成分）、理化性质（pH 值、渗透压、生物结构）以及环境因素（温度、氧气、湿度）等均会影响微生物的生长。

水分活度（water activity，Aw）是食品的水分蒸汽压 P 与相同温度下纯水的蒸汽压 P_0 的比值，即 $Aw=P/P_0$。Aw 的值介于 0 ～ 1 之间。食品中不同微生物的生长繁殖要求的最低 Aw 有所不同。

2．食品的细菌污染　食品中存活的细菌在食品卫生学上被称为食品细菌，其中绝大多数是非致病菌。食品细菌是评价食品卫生质量的重要指标。

（1）常见的食品细菌：包括假单胞菌属、微球菌属、芽孢杆菌属和梭状芽孢杆菌属、肠杆菌科、弧菌属和黄杆菌属、嗜盐杆菌属和嗜盐球菌属、乳杆菌属等。

（2）食品中的细菌菌相及食品卫生学意义：细菌菌相，特别是优势菌决定食品在细菌作用下发生腐败变质的程度与特征。

（3）反映食品卫生质量的细菌污染指标。

1）菌落总数：代表食品中细菌污染的数量，其卫生学意义是既可作为食品清洁状态的标志，又可用于预测食品的耐保藏性。一般而言，食品中细菌数量越多，食品腐败变质的速度就越快，保藏性越差。

2）大肠菌群及其食品卫生学意义：它是食品受到人与温血动物粪便污染的指示菌，也是肠道致病菌污染食品的指示菌。

3．真菌与真菌毒素对食品的污染及其预防　真菌毒素通常具有耐高温、无抗原性、主要侵害实质器官的特性。食品的水分、营养成分对真菌的繁殖与产毒具有重要的作用，同时食品所处环境的条件如温度、湿度以及通风情况也会对真菌产毒产生重要影响。目前已知的真菌毒素约有 200 种。真菌污染可引起食品变质和人畜中毒。

（1）黄曲霉毒素：黄曲霉毒素（aflatoxin，AF）是黄曲霉和寄生曲霉的代谢产物，都有二呋喃环结构（氧杂萘邻酮），紫外线下都发生荧光，据荧光颜色及结构确定种类有 20 多种。AF 的毒性与其结构有关，凡二呋喃环末端有双键者毒性较强并有致癌性。AF 的毒性顺序为 $AFB_1 > AFM_1 > AFG_1 > AFB_2 > AFM_2$，$AFB_1$ 最常见且致癌性较强，常作为污染指标。AFB_1 在体内的主要代谢途径为羟化、脱甲基和环氧化反应。

产毒条件和对食品的污染：黄曲霉生长、产毒的温度范围为 12 ～ 42℃，最适产毒温度为 25 ～ 33℃，最适 Aw 值为 0.93 ～ 0.98。不同菌株产毒能力差异很大，除基质外，温度、湿度、空气是黄曲霉生长繁殖及产毒的必要条件。玉米、花生和棉籽油最易受到污染，其次是稻谷、小麦等。

AF 有很强的急性毒性，也有明显的慢性毒性与致癌性。AF 对肝有特殊亲和性，具有较强的肝毒性及致肝癌作用。

预防 AF 危害人类健康的主要措施是防止污染和去除毒素：①食物防霉，选育优良品种和注重田间管理，防虫、防倒伏，及时晾晒，低温保藏，注意通风等；②去除毒素，用物理、化学或生物学方法将毒素去除或破坏，常用的方法有挑选霉粒法、碾轧加工法、植物油加碱去毒法、物理去除法、加水搓洗法、紫外光照射等；③制定并严格执行食品中 AF 限量标准。

（2）镰刀菌毒素：按其化学结构可分为单端孢霉烯族化合物、玉米赤霉烯酮、丁烯酸内酯和伏马菌素等。

1）单端孢霉烯族化合物：化学性质稳定，难溶于水，可溶于中等极性的有机溶剂。此类毒素耐热，在烹调过程中不易破坏。主要有 T-2 毒素（食物中毒性白细胞减少症的病原物质）、二醋酸藨草镰刀菌烯醇、脱氧雪腐镰刀菌烯醇（人类赤霉病麦中毒的病原物质）等。

2）玉米赤霉烯酮：又称 F-2 毒素，由镰刀菌产生。玉米赤霉烯酮具有生殖发育毒性、免疫毒性，对肿瘤发生也有一定影响，该毒素主要污染玉米，其次是小麦、大麦、大米等。

3）丁烯酸内酯：由三线镰刀菌、雪腐镰刀菌、拟枝孢镰刀菌和梨孢镰刀菌产生，常在牧草中检出，牛饲喂带毒牧草可导致烂蹄病。

4）伏马菌素：主要由串珠镰刀菌产生，可分伏马菌素 B_1（FB_1）和伏马菌素 B_2（FB_2）两类。食品中以 FB_1 污染为主，主要污染玉米及其制品。目前已知其主要危害是神经毒性作用。伏马菌素不仅是促癌物，还有致癌作用。

（4）赭曲霉毒素：包括赭曲霉毒素A、B、C和D等至少7种结构相似的真菌代谢产物。其中赭曲霉毒素A毒性较强，具有免疫毒性、肾毒性和肝毒性，还有致畸、致突变和致癌作用。赭曲霉毒素主要污染玉米、大豆、可可豆、大麦、柠檬类水果等。

（5）展青霉素：是一种可由多种真菌产生的有毒代谢产物，可存在于霉变的面包、香肠、水果等产品中。小鼠中毒死亡的主要病变为肺水肿、出血，肝、脾、肾淤血，中枢神经系统亦有水肿和充血。

4．食品的腐败变质（food spoilage） 是指食品在以微生物为主的各种因素作用下，其原有化学性质或物理性质发生变化，降低或失去其营养价值和食用价值的过程。

（1）食品腐败变质的原因和条件

1）微生物是食品发生腐败变质的重要原因：在食品腐败变质过程中起重要作用的是微生物，但一般情况下细菌更占优势。

2）食品本身的组成和性质：食品内的酶、食品中营养成分、水分、pH值、渗透压改变，组织破裂和损伤等均与腐败变质有关。

3）环境因素：在食品发生腐败变质的过程中，所处环境的温度、湿度、氧气、阳光（紫外线）照射等对腐败变质的进程和食品的保藏均有影响。

（2）食品腐败变质的化学过程

1）食品中蛋白质的分解：在酶的作用下蛋白质分解为氨基酸，并经过细菌进一步分解为其他低分子含氮物质时常伴有恶臭气味，即表现出富含蛋白质类食品的腐败变质特征。

2）食品中油脂酸败：油脂酸败化学过程复杂，但主要经水解与氧化产生醛、醇、酮、酸等小分子分解产物。酸败产生特殊的刺激性臭味，即所谓的“哈喇”味。油脂酸败使其过氧化值、碘价、酸价、羰基价等发生变化。

3）碳水化合物的分解：碳水化合物在微生物或动植物组织中酶的作用下，分解产生双糖、单糖、有机酸、醇、醛等，最后形成二氧化碳和水。主要变化是食品的酸度升高，并可伴有甜味、醇类气味（酒味）等。

（3）食品腐败变质的鉴定指标：一般采用四方面的指标，包括：①感官鉴定，通过视觉、嗅觉、触觉、味觉等对食品的组织状态和外在的卫生质量进行鉴定；②物理指标，主要是根据蛋白质、脂肪分解时低分子物质增多的现象，可测定食品浸出物量、浸出液电导度、折光率、黏度等指标；③化学鉴定，包括测定挥发性盐基总氮（total volatile basic nitrogen，TVBN）、三甲胺及组胺含量、pH值、过氧化值和酸价等，TVBN是指食品水浸液在碱性条件下能与水蒸气一起蒸馏出来的总氮量，即在此条件下能形成氨的含氮物；④微生物检验，常用指标为菌落总数和大肠菌群菌落群数。

（4）食品腐败变质的卫生学意义：腐败变质的食品首先出现感官性状改变，营养价值降低；再者引起人体的不良反应，甚至中毒。

5．防止食品腐败变质的措施 食品保藏的基本原理是改变食品的温度、水分、氢离子浓度、渗透压以及采用其他抑菌杀菌的措施，将食品中的微生物杀灭或减弱其生长繁殖的能力。

（1）食品的化学保藏：化学保藏法包括盐腌和糖渍、酸渍和防腐剂保藏等。

（2）食品的低温保藏：在低温下，食品自身酶活性及化学反应下降，微生物生长繁殖速度降低。一般可分为冷藏（-1 ～ 10℃）和冷冻（-18℃以下）两种方式。

（3）食品的加热杀菌保藏：高温使微生物体内酶、脂质体和细胞膜破坏，食品细胞内一切反应停止，从而达到保藏食品的目的。常用方法有常压杀菌（巴氏消毒法）、加压杀菌、超高温瞬时杀菌、微波杀菌等。

（4）食品的干燥脱水保藏：其机制是降低食品水分至15%以下或Aw值0.60以下，以抑制腐败微生物的生长，使食品在常温下长期保藏。其方法主要有日晒、阴干、喷雾干燥、减压蒸发、冷冻干燥等。

(5) 食品辐照保藏：目前主要用的辐照源有 ^{60}Co 和 ^{137}Cs 产生的 γ 射线，以及电子加速器产生的低于 10 兆 Mev 的电子束。

食品辐照的优点包括：①穿透力强；②节省能源，加工效率高；③在恰当的照射剂量下，食品的感官性状及营养成分很少改变；④没有非食品成分（如防腐剂）的残留。我国已经批准 20 余种辐照食品。

第二节 食品的化学性污染

1. 食品的化学性污染是指由各种有毒有害的有机和无机化学物质对食品造成的污染。其特点为：①污染途径复杂、多样，涉及的范围广，不易控制；②受污染的食品外观一般无明显的改变，不易鉴别；③污染物性质稳定，在食品中不易消除；④污染物的蓄积性强，通过食物链的生物富集作用可在人体内达到很高的浓度，易对健康造成多方面的危害，特别是致癌、致畸、致突变作用。

一、食品中常见的农药和兽药残留及其预防

农药是指用于预防、控制危害农业、林业的病、虫、草、鼠和其他有害生物，以及有目的地调节植物、昆虫生长的化学合成或者来源于生物、其他天然物质的一种物质或者几种物质的混合物及其制剂。农药按用途分为杀虫剂、杀菌剂、杀鼠剂、除草剂、落叶剂、植物生长调节剂等，按化学组成及结构分为有机氯、有机磷、氨基甲酸酯、拟除虫菊酯、有机砷、有机汞等，按急性毒性大小分为剧毒类、高毒类、中等毒类、低毒类农药，按残留特性分为高残留、中等残留、低残留农药。

农药残留物指由于使用农药而在农产品及食品中出现的任何特定物质，包括被认为具有毒理学意义的农药衍生物，如农药转化物、代谢产物、反应产物以及杂质等。最大残留限量指在生产或保护商品的过程中，按照农药使用的良好农业规范使用农药后，允许农药在各种农产品及食品中残留的最大浓度。

兽药指用于预防、治疗、诊断动物疾病或者有目的地调节动物生理功能的物质（含药物饲料添加剂）。兽药残留物指动物产品的任何可食部分所含兽药的原药和（或）其代谢物，以及与兽药有关的杂质的残留物。常见的兽药残留主要有抗微生物药物、抗寄生虫药物、激素类药物、促生长剂等违禁药物。

1. 食品中农药和兽药残留的来源

(1) 食品中农药残留的主要来源：①农田施药对农作物的直接污染；②农作物从污染的环境中吸收农药；③直接或通过食物链污染的动物性食品；④其他来源的污染。影响农药对农作物污染程度的主要因素有农药的性质，农药的剂型及施用方法，施药的浓度、时间和次数，气象条件和农作物的特性。

(2) 动物性食品中兽药残留的主要来源：①滥用药物；②使用违禁或淘汰药物；③违规使用饲料添加剂。

2. 食品中常见的农药和兽药残留及其毒性

(1) 有机氯农药：早期使用的化学合成农药，主要品种是 DDT（双对氯苯基氯乙烷）、六六六（六氯环己烷）。该类农药在环境中很稳定，是残留性最强的农药。它脂溶性强，主要蓄积在脂肪组织，属中等毒类或低毒类农药。某些品种可扰乱体内激素的分泌，具有一定的雌激素活性。部分品种及其代谢产物有一定的致畸性。我国于 1983 年停止生产、1984 年停止使用 DDT 和六六六。

（2）有机磷农药：主要用作杀虫剂，是目前使用量最大的农药。易于降解，多数有机磷农药在生物体内的蓄积性较低。有机磷是一类急性毒性较大的农药，有些品种属于剧毒（如甲胺磷、内吸磷等）。急性毒性主要机制是抑制血液及组织中胆碱酯酶的活性，表现为神经传导功能紊乱的症状。有些品种有迟发性神经毒性。慢性毒性主要表现为神经系统、血液系统和视觉的损伤。多数有机磷农药无明显的“三致”作用（致畸、致癌、致突变作用）。

（3）氨基甲酸酯类：可用作杀虫剂、除草剂，某些品种还有杀菌、杀螨、杀线虫活性。其优点是高效、选择性较强、毒性较低、易分解、不易在生物体内蓄积。氨基甲酸酯类也是胆碱酯酶抑制剂，但其抑制作用有较大的可逆性。有的品种毒性较大，有些可能有“三致”作用。

（4）拟除虫菊酯类：可用作杀虫剂和杀螨剂。优点是高效、杀虫谱广、毒性低、在环境中半衰期短、对人畜和环境较安全等，缺点是害虫容易产生抗药性。它属中等毒类或低毒类农药，但对皮肤有刺激和致敏作用，并可引起迟发型变态反应。因其蓄积性及残留量低，慢性中毒较少见。个别品种大剂量使用时有一定的致突变性和胚胎毒性。

（5）常见兽药残留的毒性主要有：①急性毒性；②慢性毒性和“三致”作用；③过敏反应；④激素样作用；⑤产生耐药菌株及破坏肠道菌群的平衡。

3．食品中农药和兽药残留的预防控制措施 措施包括：①登记注册管理；②生产许可管理；③经营管理；④使用管理；⑤制定、完善和执行残留限量标准；⑥调整农药和兽药的品种结构；⑦消除残留于食品中的农药和兽药；⑧尽可能减少农药和兽药的使用。

二、有毒金属毒作用特点及预防措施

1．有毒金属概述 有毒金属污染食品的途径：①农药的使用和工业三废的排放；②食品加工、储存、运输和销售过程中的污染；③自然环境的高本底含量。

食品中有害金属污染的毒作用特点：①毒性与存在形式有关；②毒作用与机体酶活性有关；③蓄积性强，可通过食物链的生物富集；④食物中某些营养素影响有毒金属的毒性；⑤某些有毒金属元素间也可产生协同作用。

预防措施：①严格监管工业生产中的“三废”排放；②农田灌溉用水和渔业养殖用水应符合标准；③禁止使用有毒金属农药、兽药，并严格控制有毒金属和有毒金属化合物的使用；④制定食品中有毒金属的允许限量标准，并加强监督检验。

2．几种主要有毒金属对食品的污染及毒性

（1）汞（Hg）：是强蓄积性毒物，人体内的生物半衰期平均为 70 d。汞及其化合物可通过废水、废气、废渣等污染环境，亦可通过含汞农药使用和含汞废水灌溉等途径污染农作物和饲料，造成谷类、蔬菜水果和动物性食品的汞污染。含汞的废水排入江河湖海后，又以鱼贝类食品的甲基汞污染最为严重。体内的汞可通过尿、粪和毛发排出。食品中的金属汞几乎不被吸收，无机汞的吸收率亦很低，90% 以上随粪便排出，而有机汞的吸收率很高，如甲基汞可达 95% 以上。长期摄入被甲基汞污染的食品可致甲基汞中毒。20 世纪 50 年代日本发生的典型公害病——水俣病，就是由于含汞工业废水污染了水俣湾，当地居民长期大量食用该水域捕获的鱼类而引起甲基汞中毒的典型事件。甲基汞中毒主要表现为神经系统损害的症状。FAO/WHO 提出的无机汞和甲基汞暂定每周可耐受最高摄入量分别为按体重 4 μg/kg 和 1.6 μg/kg。

（2）镉（Cd）：主要食物来源是工业含镉三废排放的污染，通过食物链的生物富集作用而在某些食品中达到很高的浓度；含镉食品包装材料和容器对食品也可造成污染。食物中镉的存在形式以及膳食中蛋白质、维生素 D 和钙、锌等元素的含量均可影响镉的吸收。镉中毒主要损害肾、骨骼和消化系统。日本镉污染大米引起的公害病“痛痛病”（骨痛病），就是由于环境镉污染通过食物链而引起的人体慢性镉中毒。研究表明镉及含镉化合物对动物和人体有一定的“三致”作用。FAO/WHO 提出镉的每周可耐受摄入量为按体重 7 μg/kg。

（3）铅（Pb）：食品铅污染主要来源为含铅废水废渣的排放和汽油燃烧造成环境铅污染、含铅农药的使用、含铅的食品添加剂或加工助剂以及含铅的食品容器和包装材料的铅污染；非职业性接触人群体内铅主要来自于食物。吸收入血的铅大部分（90% 以上）与红细胞结合后转运至全身，主要贮存于骨骼，在肝、肾、脑等组织中亦有一定的分布并产生毒性作用。铅主要损害造血系统、神经系统和肾。严重者可有铅中毒性脑病。慢性铅中毒还可导致凝血过程延长，并损害免疫系统。FAO/WHO 1993 年提出铅的暂定每周可耐受摄入量为 0.025 mg/kg.bw。

（4）砷（As）：主要食物来源是含砷工业废水对水体的污染，含砷农药的使用，食品加工过程中原料、添加剂及容器、包装材料等的污染。砷的毒性与其存在的形式和价态有关。食物和饮水中的砷经消化道吸收入血后主要与血红蛋白中的珠蛋白结合，24 h 内即可分布于全身组织，以肝、肾、脾、肺、皮肤、毛发、指甲和骨骼等器官和组织中蓄积量较多。急性砷中毒主要表现胃肠炎症状，严重者可致中枢神经系统麻痹而死亡，并可出现口、耳、眼、鼻出血等现象。慢性中毒主要表现为神经衰弱症候群、皮肤色素异常、手掌和足底皮肤过度角化。FAO/WHO 提出砷的每日允许摄入量为按体重 0.05 mg/kg，无机砷的暂定每周可耐受最高摄入量为按体重 0.015 mg/kg。

三、其他化学性污染来源及其预防措施

1．N- 亚硝基化合物污染及其预防

（1）分类、结构与理化特性：N- 亚硝基化合物包括 N- 亚硝胺和 N- 亚硝基酰胺（亚硝酸胺）两大类。N- 亚硝胺二甲胺、N- 亚硝胺二乙胺和 N- 亚硝胺二乙醇胺可溶于水及有机溶剂，而其他亚硝胺均不能溶于水，仅溶于有机溶剂。N- 亚硝胺在中性和碱性环境中较稳定，不易发生水解，但在特殊条件下也可发生水解、加成、转亚硝基、氧化还原和光化学反应等。N- 亚硝基酰胺的化学性质活泼，在酸性或碱性条件下均不稳定，在酸性条件下可分解为相应的酰胺和亚硝酸，在碱性条件下可迅速分解为重氮烷。

（2）毒性：各种 N- 亚硝基化合物的急性毒性有较大的差异，对称性烷基亚硝胺碳链越长，急性毒性越低。N- 亚硝基化合物对动物有强的致癌性，其致癌作用特点是具有器官特异性、多途径摄入均可诱发肿瘤、不同接触剂量均有致癌作用。人类的某些癌症可能与接触 N- 亚硝基化合物有关。亚硝基酰胺对动物有一定的致畸性，并可致细菌、真菌、果蝇和哺乳类动物细胞发生突变。

（3）食物的污染来源：环境和食品中的 N- 亚硝基化合物系由亚硝酸盐和胺类在一定的条件下合成的。作为 N- 亚硝基化合物前体物的硝酸盐、亚硝酸盐和胺类物质广泛存在于环境中。食品中的 N- 亚硝基化合物合成：①肉、鱼等动物性食品中含有丰富的胺类化合物，在弱酸性或酸性的环境中，能与亚硝酸盐反应生成亚硝胺；②某些乳制品含有微量的挥发性亚硝胺；③在传统的啤酒生产过程中，加热干燥大麦芽时，其所含大麦芽碱（对二甲氨乙基苯酚）和仲胺等能与空气中的氮氧化物（NO_x）发生反应，生成二甲基亚硝胺。在人体内的胃等适宜部位也能合成一定量的 N- 亚硝基化合物。

（4）预防措施：①防止食物被微生物污染；②控制食品加工中硝酸盐或亚硝酸盐的用量；③施用钼肥；④阻断亚硝基化；⑤制定食品中允许量标准，并加强监测。

2．苯并（a）芘污染及其预防

（1）苯并（a）芘的结构与理化特性：苯并（a）芘［benzoapyrene，B（a）P］是由 5 个苯环构成的多环芳烃（pdycyclic aromatic hydrocarbons，PAH）。常温下为浅黄色针状结晶，性质较稳定，但日光及荧光可使其发生光氧化反应，臭氧也可使其氧化。它与 NO 或 NO_2 作用则可发生硝基化反应。它在水中的溶解度低，易溶于脂肪、丙酮、苯及环已烷等有机溶剂。

（2）食物的污染来源：①食品在烘烤或熏制时直接受到污染；②食品成分在高温烹调加

工时发生热解或热聚反应所形成；③植物性食品可吸收土壤、水和大气中的多环芳烃；④食品在加工中受机油和食品包装材料等的污染；⑤在柏油路上晒粮食受到污染；⑥污染的水体使水产品受到污染；⑦植物和微生物可合成微量的多环芳烃。

（3）体内代谢和毒性：进入机体的PAH在肠道被吸收入血后很快分布于全身，脂肪组织中可蓄积较大量的B（a）P，并可通过胎盘进入胎儿体内，产生毒性和致癌作用。PAH主要经过肝代谢后，经尿和粪便排出。PAH属于前致癌物，在动物体内主要通过单加氧酶系中芳烃羟化酶的作用，代谢活化为多环芳烃环氧化物。

（4）预防措施：①防止污染；②除去食品中的污染；③制定食品中限量标准。

3．杂环胺类化合物污染及其预防

（1）结构与理化特性：杂环胺类化合物包括氨基咪唑氮杂芳烃（aminoimidazo azaaren，AIAs）和氨基咔啉两类。AIAs咪唑环的α氨基在体内可转化为N-羟基化合物而具有致癌和致突变活性，氨基咔啉类的吡啶环上的氨基易被亚硝酸钠脱去而失去活性。

（2）食物的污染来源：富含蛋白质的鱼、肉类食品经高温烹调加工是产生杂环胺的主要原因。膳食杂环胺的污染水平主要受到食品的烹调方式、烹调温度和烹调时间的影响，美拉德反应在杂环胺的形成中可能起到催化作用。

（3）体内代谢和毒性：杂环胺需经代谢活化后才具有致突变性和致癌性，其活性代谢产物是N-羟基化合物。杂环胺对啮齿动物有不同程度的致癌性，其主要靶器官为肝，其次是血管、肠道、前胃、乳腺、阴蒂腺、淋巴组织、皮肤和口腔等。有研究表明，某些杂环胺对灵长类也有致癌性。

（4）预防措施：改变不良的烹调方式和饮食习惯、增加蔬菜水果的摄入量、加强食物中杂环胺含量监测。

4．氯丙醇的污染及其预防　氯丙醇是甘油（丙三醇）上的羟基被1～2个氯取代而形成的一系列同系物的总称，是酸水解植物性蛋白质过程中产生的对人体有害的物质。

（1）结构与理化特性：氯丙醇是甘油的羟基氯代产物。其密度大于水，沸点高于100℃。在常温下为无色液体，溶于水、乙醇、乙醚、丙酮等多种溶剂。

（2）在体内的代谢：3-氯-1,2-丙二醇（3-mono chloropropane-1,2-diol，3-MCPD）经消化道吸收后，广泛分布于各组织和器官中，并可通过血睾屏障和血脑屏障。尿β-氯乳酸可作为3-MCPD暴露的生物标志物。

（3）毒性：①一般毒性；②生殖毒性；③神经毒性；④遗传毒性；⑤致癌性。

（4）食物来源：氯丙醇主要存在于盐酸水解法生产的酸水解植物性蛋白质调味液中。以酸水解植物性蛋白质调味液为原料生产的配制酱油、酱油粉、蚝油、食醋、牛肉膏、鸡精、固体汤料、方便面调料、氨基酸类保健食品及膨化食品等也含有氯丙醇。

（5）预防措施：①改进生产工艺；②按照标准组织生产；③加强对酸水解植物性蛋白质调味液和添加酸水解植物性蛋白质调味品的监测。

5．丙烯酰胺污染及其预防　丙烯酰胺通常用于合成聚丙烯酰胺。作为水溶性增稠剂，聚丙烯酰胺主要用于水的净化处理、凝胶电泳等。

（1）结构与理化特性：丙烯酰胺是一种不饱和酰胺，常温下为白色无味的片状结晶，易溶于水、乙醇、乙醚及三氯甲烷。在室温和弱酸性条件下稳定，受热分解为一氧化碳、二氧化碳、NO_x。丙烯酰胺在食物中也较稳定。

（2）在体内的代谢：经口给予大鼠0.1 mg/kg的丙烯酰胺，吸收率为23%～48%。进入人体内的丙烯酰胺约90%被代谢，仅少量以原形的形式经尿排出。环氧丙酰胺是其主要代谢产物。

（3）毒性：①一般毒性；②神经毒性；③生殖毒性；④遗传毒性；⑤致癌性。

（4）食物来源：丙烯酰胺主要由天冬氨酸与还原糖在高温下发生美拉德反应生成。食品的种类以及加工的方式、温度和时间均影响食品中丙烯酰胺的形成。高温加工的薯类和谷类等含淀粉高的食品中丙烯酰胺含量最高，炸鸡、爆玉米花、咖啡、饼干、面包等的含量也较高。

（5）预防措施：①注意烹调方法，在煎、炸、烘、烤食品时，避免温度过高、时间过长；②探索降低加工食品中丙烯酰胺含量的方法和途径；③减少丙烯酰胺的摄入；④降低丙烯酰胺的毒性；⑤加强食品中丙烯酰胺的监测，纳入食品安全风险监测计划，尽早制定食品中丙烯酰胺的限量值。

四、食品接触材料及制品的主要卫生问题

食品接触材料及制品是指在正常使用条件下，各种已经或预期可能与食品接触，或其成分可能转移到食物中的材料和制品。包括包装、盛放食品和食品添加剂用的食品包装材料、容器、餐厨具和可能直接或间接接触食品的涂料和涂层、油墨、黏合剂等，以及食品生产、加工、包装、运输、贮存和使用过程中直接接触食品的机械、管道、传送带、容器、用具、餐厨具等，都属于食品相关产品的范畴。

1．食品接触材料及制品的安全要求 食品接触材料及制品中的物质迁移到食品中的量不应危害人体健康；食品接触材料及制品在与食品接触时，不应造成食品成分、结构或色香味等性质的改变，不应对食品产生技术效果（有特殊规定的除外）；在达到预期效果的前提下应尽可能降低在食品接触材料及制品中的用量；对于不和食品直接接触的、与食品之间有有效阻隔层阻隔的、未列入相应食品安全国家标准的物质，食品接触材料及制品生产企业应对其进行安全性评估和控制，使其迁移到食品中的量不超过 0.01 mg/kg。致癌、致畸、致突变物质及纳米物质不适用于以上原则，需按照相关法律法规规定执行。

食品接触材料及制品的安全监督管理的重点包括以下几个方面：①新品种的审批；②食品接触材料及制品用添加剂的管理；③食品接触材料及制品的生产许可；④进出口食品接触材料的监督管理。

2．食品接触用塑料材料和制品及其卫生问题 塑料制品是指以树脂或塑料材料为原料，添加或不添加添加剂或其他物质，成型加工为具有一定形状并在正常使用条件下能保持其既定形状的制成品。食品接触用塑料材料及制品是指在食品生产、加工、包装、运输、贮存和使用过程中，各种已经或预期与食品接触或其成分可能转移到食品中的各种塑料材料及制品。

主要卫生问题包括：①含有的低分子化合物，包括游离单体、低聚合度化合物、低分子降解产物，易向食品中迁移，可能对人体有一定的毒性作用；②含有的添加剂在一定的使用条件下向食品中迁移；③印刷油墨和黏合剂中存在有害的化学物质；④使用不符合《食品接触材料及制品用添加剂使用标准》（GB 9685—2016）的物质；⑤塑料的强度和阻隔性差，增加了微生物污染的机会；⑥含氯塑料在加热和作为垃圾焚烧时会产生二噁英。

3．食品接触用橡胶材料及制品及其卫生问题 橡胶是一种具有高弹性的高分子化合物，分为天然橡胶和合成橡胶。食品接触用橡胶材料及制品是以天然橡胶、合成橡胶为主要原料，配以特定的助剂制成，如奶嘴及接触食品的片、圈、管，瓶盖、高压锅垫圈，以及输送食品原料、辅料和水的管道等。

天然橡胶本身既不分解，也不被人体吸收，且无单体，毒性来源于基料中的杂质和加工过程中使用的添加剂。合成橡胶的毒性来源于单体和添加剂。

橡胶制品在加工成型时需加入大量的添加剂。①绝大多数橡胶制品都要加入硫化促进剂使其具有良好的弹性。在硫化的过程中可能会产生各种类型的亚硝胺。因此，《食品接触材料及制品用添加剂使用标准》仅允许 N- 氧二乙撑基 -2- 苯并噻唑次磺酰胺、二硫化四甲基秋兰姆、二乙基二硫代氨基甲酸锌在橡胶类食品接触材料及制品中限量使用。②橡胶制品常用的填充剂

炭黑含有较多的B（a）P，使用量应小于限量规定。③芳香胺类防老剂N-苯基β-萘胺（防老剂D）中含有β-萘胺，可引起膀胱癌；N，N-二苯基对苯二胺在体内经代谢也可转化为β-萘胺，均不可用于食品接触用橡胶制品的生产。④食品接触用橡胶材料及制品中还禁止使用再生胶、氧化铅、防老剂124等。

4．食品接触用涂料和涂层及其卫生问题 食品接触用涂料是指涂覆在食品接触材料及制品的直接接触食品面上形成的具有保护和（或）影响技术性能的层或薄膜，经固化成膜后形成涂层，具有防腐、防粘等作用。可分为非高温成膜涂料和高温固化成膜涂料两大类。

（1）非高温成膜涂料：我国容许使用的有环氧聚酰胺树脂涂料、过氯乙烯涂料、漆酚涂料等。这类涂料成膜后必须用清水冲洗干净后方可使用。

（2）高温固化成膜涂料包括：①环氧酚醛涂料；②水基改性环氧树脂涂料；③有机硅防粘涂料；④有机氟防粘涂料。

5．食品接触用金属材料及制品 食品接触用金属材料及制品是指在正常或可预见的使用条件下，预期或已经与食品接触的各种金属（包含合金及金属镀层）材料及制品，包括金属制成的食品包装材料、容器、餐厨具，以及食品生产加工用工具、设备或加工处理食品用电器中直接接触食品的金属零部件。食品接触用金属材料及制品分为有、无有机涂层两类，无有机涂层的又分为有、无金属镀层两种。

主要卫生问题：有有机涂层的食品接触用金属材料及制品卫生问题主要来源于表面涂覆的涂层和涂层的脱落。无有机涂层的食品接触用金属材料及制品卫生问题主要是有毒金属向食品中迁移。不锈钢的主要卫生问题是重金属向食品迁移。

6．其他包装材料的卫生 陶瓷和搪瓷主要的卫生问题由釉彩引起。釉彩的化学组成均为金属氧化物，因而在其卫生标准中都规定了铅、镉的溶出限量，搪瓷食具容器还增加了锑的限量。包装纸主要的卫生问题有纸浆中农药残留；回收纸的油墨颜料中含有铅、镉、多氯联苯等；造纸加工助剂的毒性，如荧光增白剂有致癌作用，石蜡中含有多环芳烃，印刷用油墨及颜料中含有铅、镉，有机溶剂甲苯及多氯联苯等均有一定的毒性；用废旧报纸、纸张直接包装食品，会造成微生物污染；玻璃制品主要有铅、镉等有害金属向食品中迁移的卫生问题。

第三节　食品的物理性污染

物理性污染物分为放射性污染物和杂物两类。

一、食品的放射性污染物及其预防

食品中的放射性污染物分为天然放射性污染物和人工放射性污染物。

1．食品中的电离辐射源 主要来源于自然环境中的天然辐射源和人工辐射源。食品中的天然辐射源有^{40}K（钾）、^{226}Ra（镭）、^{210}Po（钋）。人工辐射源来自于人类的辐射活动，通过各种途径而进入动、植物性食品中，主要有^{131}I（碘）、^{90}Sr（锶）、^{89}Sr及^{137}Cs（铯）。

2．环境中放射性核素分别向植物性食品、动物性食品、水生生物体内转移，并表现出经食物链的生物富集效应。

3．食品中放射性核素电离辐射的生物学效应 主要是低剂量长期内照射引起的随机性生物学效应，主要表现为对免疫系统、生殖系统的损伤和致癌、致畸、致突变作用。

4．食品的放射性污染防护措施 ①放射防护的原则，放射防护的宗旨在于控制电离辐射照射，防止组织反应，将随机性效应限制在可接受的水平；②放射防护的措施，主要措施包括防止食品受到放射性物质的污染及严格执行国家卫生标准，加强对食品中放射性污染的监督，使食品中放射性核素的量控制在允许范围之内。

二、食品的杂物污染

按照杂物污染食品的来源将污染食品的杂物分为意外污染和掺杂掺假两类。

小　结

食品污染指外源性有毒有害物质进入食品，或食物成分本身发生化学反应而产生有毒有害物质，从而造成食品安全性、营养性和（或）感官性状发生改变的过程。

外源性有毒有害物质按其性质可分成三类，即生物性污染物、化学性污染物及物理性污染物。本章要重点掌握食品细菌污染的卫生学指标有菌落总数，大肠菌群，真菌毒素如黄曲霉毒素、呕吐毒素、伏马菌素；化学性污染中，要主要了解重金属、有机磷农药及苯并芘、N-亚硝基化合物、杂环胺的来源、毒性，还要了解食品的腐败变质及控制食品腐败变质的措施等。

思 考 题

1．对日本和中国对大米中镉的限量标准不一致谈谈你的看法。

2．简述“隔夜菜”与“暴腌菜”不能吃的原因。

3．2018 年，美国多州爆发了大肠杆菌 O157 : H7 食源性疾病，甚至出现溶血性尿毒症综合征死亡病例。请查阅文献，对其污染食物后爆发食源性疾病的历史进行探讨。

拓展延伸

本章介绍了氯丙醇的来源、危害及限量。2016 年 EFSA 对食品中的氯丙醇酯，如 3- 氯丙醇酯（3-chloropropanol esters）进行风险评估，这是为什么？请阅读相关文件了解情况。

（张玉梅）

实习　食品中污染指标检测——食品中菌落总数的测定

一、实验目的

学习测定食品菌落总数的基本方法并学会菌落总数的报告方式。

二、实验材料

1．仪器及设备　超净工作台、恒温培养箱、振荡器、托盘天平、电炉、吸管、三角瓶、平皿、试管、酒精灯、灭菌刀或剪刀、75% 酒精棉球、玻璃蜡笔。

2．培养基和试剂　75% 乙醇、0.8% 生理盐水、琼脂培养基（胰蛋白胨 5.0 g、酵母浸膏 2.5 g、葡萄糖 1.0 g、琼脂 15.0 g、蒸馏水 1 000 ml，并调节 pH 为 7.0±0.2）。

3．检测样品　利乐包装的某品牌纯牛奶 250 ml。

三、实验方法与步骤

1．牛奶样品的稀释

（1）500 ml 灭菌三角瓶放入少量玻璃珠，加入 225 ml 灭菌生理盐水。超净工作台内无菌操作将检测样品的包装打开，用灭菌吸管吸取 25 ml 牛奶入三角瓶中，振荡器上充分振摇成 1∶10 的均匀稀释液；

（2）15 ml 灭菌试管，加入 9 ml 灭菌生理盐水；再用 1 ml 灭菌吸管吸取 1∶10 稀释液 1 ml，沿管壁缓缓注入灭菌试管（吸管尖不得触及稀释液，下同）；振摇试管混合均匀，制成 1∶100 的稀释液；

（3）按照（2）的方法制备 1∶1 000 及 1∶10 000 的牛奶样品稀释液。

2．培养

（1）培养基的制备：分别称取胰蛋白胨 5.0 g、酵母浸膏 2.5 g、葡萄糖 1.0 g、琼脂 15.0 g，加蒸馏水至 1 000 ml 煮沸溶解并调节 pH 为 7.0±0.2，分装试管或锥形瓶，121℃高压灭菌 15 min。

（2）选择 3 个连续适宜的稀释度，如 1∶10、1∶100、1∶1 000 或 1∶100、1∶1 000、1∶10 000 的稀释液，分别吸取每个稀释度的稀释液 1 ml，移入灭菌平皿中。每个稀释度平行在两个平皿做实验，空白对照平皿加入 1 ml 生理盐水。

（3）及时将凉至 46℃的营养琼脂培养基注入平皿 15 ～ 20 ml，转动平皿使培养基溶液与稀释检样混合均匀。

（4）待琼脂凝固后，翻转平板，置于（36±1）℃恒温培养箱培养（48±2）h 后取出，计算平板内菌落数目乘以倍数，即得 1 ml 样品所含菌落总数。

四、检验样本的细菌菌落总数的计算与报告

（1）菌落技术方法：做平板菌落计数时，可用肉眼观察，必要时采用放大镜检查。在记下个平板的菌落数后，求出同稀释度的各平板平均菌落总数。

（2）菌落计数的报告

1）平板菌落数的选择：选取菌落数在 30 ～ 300 CFU 之间的平板作为菌落总数测定标准。

2）稀释度的选择：选择平均菌落数在 30 ～ 300 CFU 之间的稀释度，乘以稀释倍数报告，若有两个稀释度符合上述标准，按以下公式计算：

$$N = \sum C/(n1 + 0.1n2)\, d$$

式中 N 为样品菌落数，$\sum C$ 为含适宜范围 CFU 的平板菌落数之和，$n1$ 为低稀释度平板个数，$n2$ 为高稀释度平板个数，d 为稀释因子（即较低的稀释度）。

若所有稀释度的平均菌落数均大于 300 CFU，则应按稀释度最高的平均菌落数乘以稀释倍数报告结果。若所有稀释度的平均菌落数均小于 30 CFU，则应按稀释度最低的平均菌落数乘以稀释倍数报告结果。若所有稀释度及样品原液均无菌落生长，则以小于 1 乘最低倍数报告结果。若所有稀释度的平均菌落数均不在 30 ～ 300 CFU 之间，其中一部分大于 300 CFU 或者小于 30 CFU 时，则以最接近于 30 CFU 或 300 CFU 的平均菌落数乘以稀释倍数报告结果。

3）菌落数的报告：菌落数＜ 100 CFU 时，按四舍五入原则，以整数报告结果。菌落数≥ 100 CFU 时，第 3 位数字采用四舍五入原则处理，取前两位数字，后面用 0 补齐个位数；也可用 10 的指数形式来表示，按四舍五入原则处理，采用两位有效数字。若所有平板上为蔓延菌落无法计数，则报告菌落蔓延；若空白对照平板上有菌落生长，则此次检测结果无效。称重取样以 CFU/g 为单位，体积取样以 CFU/ml 为单位报告结果。

参考文献

1．孙长颢，营养与食品卫生学．8 版．北京：人民卫生出版社，2018.
2．张立实，赵艳．营养与食品卫生学实习指导与习题集．3 版．北京：人民卫生出版社，2018.
3．中华人民共和国国家卫生和计划生育委员会，国家食品药品监督管理总局．食品安全国家标准 食品微生物检验 菌落总数测定（GB4789.2—2016）.

第七章 食品添加剂及各类食品管理

课程导入

2019年春节前夕，市场监督管理总局组织在各地进行食品安全监督抽检，本次抽检覆盖的产品包括蜜饯类、肉制品、食用农产品、糕点、豆制品、食用油等多类食品，均存在不合格现象。其中，食用农产品、糕点、豆制品、食用油等多类食品主要涉及农兽药残留问题、有机污染物、微生物污染等问题。部分具体抽检结果：①抽查的蜜饯糖果，蜜杏夹心代可可脂巧克力制品检测发现二氧化硫超标。②抽查的肉制品腌腊肉制品80批次，不合格样品2批次。抽检不合格项目分别为检出胭脂红，以及脱氢乙酸及其钠盐超标。③福建省漳州某公司销售的羊肉，经检查发现诺氟沙星不符合食品安全国家标准规定。④沃尔玛（广西）商业零售有限公司销售的上海青，氯氰菊酯和高效氯氰菊酯不符合食品安全国家标准规定。⑤淘宝某零食店家销售的花生酥糖，大肠杆菌不符合食品安全国家标准规定。⑥西宁大十字百货商店销售的纯芝麻油（一级），苯并芘不符合食品安全国家标准规定。

国家定期对各大销售网点（包括电商）销售的各类食品进行安全抽检，上述问题时有发生。如何看待以上问题？怎样可以保证食用农产品、糕点、食用油等多类食品的卫生管理，提高其安全和品质？

第一节 食品添加剂概述

食品工业的发展对改善食物品质、维护食品安全等具有重要意义，食品添加剂则在其中承担着重要角色。食品添加剂本应是食品安全的卫士，但如今的不法添加可能带来健康损害风险。同时我国食品添加剂的安全管理起步较晚，标准体系还不完善，正确认识和合理使用食品添加剂、完善食品添加剂管理的法律法规和标准体系建设，有助于最大限度地保证食品安全，保障消费者健康。

一、概念及分类

《中华人民共和国食品安全法》和《食品安全国家标准 食品添加剂使用标准》（GB2760—2014）对食品添加剂（food additive）的定义是为改善食品品质和色、香、味，以及为防腐、保鲜和加工工艺的需要而加入食品中的人工合成或者天然物质，食品用香料、胶基糖果中基础剂物质、食品工业用加工助剂、食品营养强化剂也包括在内。目前，食品营养强化剂的品种、使用范围和使用量必须严格按照《食品安全国家标准 食品营养强化剂使用标准》（GB14880—2012）规定。《食品安全国家标准 复配食品添加剂通则》（GB26687—2011）规定，复配食品添加剂，是指为了改善食品品质，便于食品加工，将两种或两种以上单一品种的食品添加剂，添加或不添加辅料，经物理方法混匀而成的食品添加剂。

食品添加剂按来源分为天然食品添加剂和人工合成食品添加剂两类。天然食品添加剂是指来自动、植物组织或微生物的代谢产物及一些矿物质，用干燥、粉碎、提取、纯化等方法而制得的物质。人工合成食品添加剂则是通过化学手段使元素或化合物经过氧化还原、缩合、聚合、成盐等反应而得到的物质，其中包括天然等同色素、天然等同香料等。天然食品添加剂的品种少、价格相对较高；人工合成食品添加剂品种齐全、价格相对较低、使用量少，但是毒性往往大于天然食品添加剂，特别是当其成分不纯或用量过大时，容易对机体造成损害。

食品添加剂按功能用途分为很多类别，我国 GB2760—2014 中将其分为 22 个功能类别，见表 7-1。

表7-1 食品添加剂功能类别与代码（GB2760—2014）

名称	代码	名称	代码	名称	代码	名称	代码
酸度调节剂	01	胶基糖果中基础剂物质	07	面粉处理剂	13	增稠剂	19
抗结剂	02	着色剂	08	被膜剂	14	食品用香料	20
消泡剂	03	护色剂	09	水分保持剂	15	食品工业加工助剂	21
抗氧化剂	04	乳化剂	10	防腐剂	16	其他	22
漂白剂	05	酶制剂	11	稳定和凝固剂	17		
膨松剂	06	增味剂	12	甜味剂	18		

二、食品添加剂的管理

（一）国际组织对食品添加剂的管理

FAO/WHO 设立的食品添加剂联合专家委员会（Joint FAO/WHO Expert Committee on Food Additives，JECFA）会对食品添加剂的安全性进行评估。只有经过评估，赋予其每日允许摄入量（acceptable daily intake，ADI）值或基于其他标准认为是安全的，而且具有国际食品法典委员会（Codex Alimentarius Commission，CAC）指定国际编码系统编码的食品添加剂方可列入允许使用的名单。JECFA 建议将食品添加剂分为以下 4 类管理（图 7-1），并且在此基础上，世界各国在食品添加剂使用时都有各自严格的规定。

（二）我国对食品添加剂的管理

从 20 世纪 50 年代开始，我国对食品添加剂实行管理。我国在 1973 年成立了食品添加剂卫生标准科研协作组，加强了对食品添加剂的生产管理和质量监督。

1．制定和执行食品添加剂使用标准和法规 我国使用的食品添加剂必须经过原卫生部批准并列入《食品添加剂使用标准》。我国先后对《食品安全国家标准 食品添加剂使用标准》（GB2760）进行了多次修订。目前现行有效的标准是 GB2760—2014，此标准中规定了食品添加剂的品种、使用目的、范围以及最大使用量（或残留量）。我国对食品添加剂的限量标准要确保食品中的添加剂含量不危及人体健康。同时，早在《中华人民共和国食品卫生法》（现已

- 食品添加剂
  - 一般认为是安全的物质（GRAS）：按照正常需要使用，不需要建立ADI值。
  - A类
    - A1类：经过JECFA安全评价，毒理学性质已经明确，并且制定了正式的ADI值。
    - A2类：毒理学资料不够完善，制定了暂时的ADI值。
  - B类（未建立ADI值）
    - B1类：JECFA曾经进行过安全性评价，因毒理学资料不足，未制定ADI值。
    - B2类：JECFA尚未进行过安全性评价。
  - C类（原则上禁止使用）
    - C1类：认为在食品中使用不安全。
    - C2类：只限于某些食品中作特殊用途使用。

图 7-1　JECFA 食品添加剂分类管理

废止）中就有对食品添加剂的卫生管理规定，在最新版颁布的《中华人民共和国食品安全法》中对食品添加剂也有相应的法律规定。食品添加剂使用标准提供了安全使用食品添加剂的定量指标，食品添加剂的卫生监督需要通过检测和法律法规并行的方式进行。

2．严格食品添加剂新品种的管理　食品添加剂新品种包括未列入食品安全国家标准的食品添加剂品种、未列入国家卫生和计划生育委员会（国家卫计委，现国家卫生健康委员会）公告允许使用的食品添加剂品种、扩大使用范围或者用量的食品添加剂品种。食品添加剂新品种需要按照《食品添加剂新品种管理办法》和《食品添加剂新品种申报与受理规定》进行审批，经批准后，才能生产和使用。审批重点是对产品进行的安全性毒理学评价，其根据是国家卫计委颁发的《食品安全国家标准 食品安全性毒理学评价程序》（GB15193.1—2014）对食品添加剂的具体规定。

3．严格食品添加剂生产经营和使用的管理　申请生产经营或使用需要批准的食品添加剂，必须按照《中华人民共和国食品安全法》和《食品生产许可管理办法》规定提交相应的申报资料，依法取得食品添加剂生产许可。申请食品添加剂生产许可，应当具备与所生产食品添加剂品种相适应的场所、生产设备或者设施、食品安全管理人员、专业技术人员和管理制度。县级以上地方食品药品监督管理部门应当对申请人提交的申请材料进行审查。食品添加剂生产许可申请符合条件的，由申请人所在地县级以上地方食品药品监督管理部门依法颁发食品生产许可证，并标注食品添加剂，其有效期为 5 年。

第二节　各类食品添加剂及其管理

一、食品保存剂

（一）防腐剂

防腐剂（perservative）是指防止食品腐败变质、延长食品储存期的物质。按照来源可分为化学防腐剂和天然防腐剂两类，按照化学结构可分为酸型、酯型、生物型和其他等。我国允许使用的有苯甲酸及其钠盐、山梨酸及其钾盐、脱氢乙酸及其钠盐、丙酸及其钠盐、钙盐、单辛酸甘油酯等 30 余种。GB2760—2014 中严格规定了其在适用食品中的最大使用量。表 7-2 列举了常用防腐剂的作用条件和安全性。

表7-2　常用防腐剂的安全性和作用条件

名称	ADI值	作用条件
苯甲酸	0 ～ 5 mg/kg	最适 pH 为 2.5 ～ 4
山梨酸	0 ～ 25 mg/kg	适用于 pH 在 5.5 以下的食品防腐
丙酸	不做规定	酸性条件
对羟基苯甲酸	0 ～ 10 mg/kg	在 pH 4 ～ 8 的范围内都有较好的抗菌效果
乳酸链球菌素	0 ～ 33 000 IU/kg	酸性条件

（二）抗氧化剂

抗氧化剂（antioxidant）是指能防止或延缓油脂或食品成分氧化分解、变质，提高食品稳定性的物质。根据其溶解特点可分为水溶性（如异抗坏血酸及其钠盐等）和脂溶性（如丁基羟基茴香醚、茶多酚等）两类，还可根据其来源分为天然抗氧化剂和合成抗氧化剂。

1．常用合成抗氧化剂　常用的合成抗氧化剂的安全性和适用食品见表 7-3 所示。

表7-3　常用人工合成抗氧化剂

名称	ADI值（mg/kg）	适用食品（GB2760—2014）
丁基羟基茴香醚（BHA）	0 ～ 0.5	脂肪、油和乳化脂肪制品，基本不含水的脂肪和油，熟制坚果和籽类、坚果与籽类罐头，胶基糖果，油炸面制品、杂粮粉、即食谷物、方便米面制品、饼干，腌腊肉制品，水产品，固体复合调味料，膨化食品
二丁基羟基甲苯（BHT）	0 ～ 0.3	脂肪、油和乳化脂肪制品，基本不含水的脂肪和油，熟制坚果和籽类、坚果与籽类罐头，油炸面制品，干制蔬菜、胶基糖果、即食谷物、方便米面制品、饼干，腌腊肉制品，水产品、膨化食品
没食子酸丙酯（PG）	0 ～ 14	脂肪、油和乳化脂肪制品，基本不含水的脂肪和油，熟制坚果和籽类、坚果与籽类罐头，胶基糖果，油炸面制品、方便米面制品、饼干，腌腊肉制品，水产品、固体复合调味料，膨化食品
特丁基对苯二酚（TBHQ）	0 ～ 0.2	脂肪、油和乳化脂肪制品，基本不含水的脂肪和油，熟制坚果和籽类、坚果与籽类罐头，油炸面制品、月饼、饼干、方便米面制品，焙烤食品馅料及表面用挂浆，腌腊肉制品，水产品，膨化食品

2．天然抗氧化剂

（1）抗坏血酸：抗坏血酸是一种水溶性的抗氧化剂，同时可以保护维生素 A、维生素 E 及其他天然抗氧化剂免受氧化。抗坏血酸对人体无害，还能阻止亚硝胺的生成。FAO/WHO 推荐其 ADI 值为按体重 0 ～ 15 mg/kg。我国允许使用的抗坏血酸类抗氧化剂还有抗坏血酸钠、抗坏血酸钙、D- 异抗坏血酸及其钠盐、抗坏血酸棕榈酸酯，其使用范围和用量均在 GB2760 － 2014 中具体规定。

（2）其他天然抗氧化物：包括迷迭香提取物、茶多酚、甘草抗氧化物等。

二、色泽调节剂

（一）着色剂

着色剂（colour）是指使食品赋予色泽和改善色泽的物质。若按溶解性来分，则分为脂溶性色素和水溶性色素；按其来源可分为天然色素和合成色素两类。一般情况下，天然色素多数比较安全（但个别也具有毒性），但天然色素在使用上存在溶解性较差、着色不均、稳定性较差以及成本高等问题。相比于天然色素，合成色素性质稳定、着色力强、可任意调色、成本低廉、使用方便。

1．天然色素　天然色素是指来自天然物质（主要是来源于动植物或微生物代谢产物），利用一定的加工方法获得的有机着色剂。天然色素可分为植物色素，如辣椒红、姜黄素等；动物色素，如紫胶红、胭脂虫红等；微生物色素，如红曲红等。其使用范围和用量均在GB2760—2014中具体规定。

2．合成色素　合成色素主要指用人工合成的方法从煤焦油中制取或以苯、甲苯、萘等芳香烃化合物为原料合成的有机色素，故又称为煤焦油色素或苯胺色素。目前合成色素使用较为广泛。我国允许使用的合成色素其ADI值如表7-4所示，其使用范围和用量均在GB2760—2014中具体规定。

表7-4　食用合成色素的ADI值（FAO/WTO，1994）

名称	ADI值	名称	ADI值
苋菜红及其铝色淀	0 ~ 0.5 mg/（kg · bw）	诱惑红及其铝色淀	0 ~ 7 mg/（kg · bw）
新红及其铝色淀	0 ~ 0.1 mg/（kg · bw）	赤藓红及其铝色淀	0 ~ 0.1 mg/（kg · bw）
胭脂红及其铝色淀	0 ~ 4 mg/（kg · bw）	柠檬黄及其铝色淀	0 ~ 0.75 mg/（kg · bw）
日落黄及其铝色淀	0 ~ 2.5 mg/（kg · bw）	亮蓝及其铝色淀	0 ~ 12.5 mg/（kg · bw）
靛蓝及其铝色淀	0 ~ 5 mg/（kg · bw）	叶绿素铜钠盐	0 ~ 15 mg/（kg · bw）
二氧化钛	不做规定		

（二）护色剂

护色剂（colour retention agent）又称发色剂，是指能与肉及肉制品中呈色物质作用，使之在食品加工、保藏等过程中不致分解、破坏，呈现良好色泽的物质。我国GB2760—2014允许使用的护色剂有：硝酸钠（钾）、亚硝酸钠（钾）、葡萄糖酸亚铁、D-异抗坏血酸及其钠盐，2016年原国家卫计委第8号公告批准焦亚硫酸钠可作为护色剂使用在蔬菜罐头中。

硝酸盐、亚硝酸盐除对肉制品有护色作用外，还对微生物的繁殖有一定的抑制作用，特别是对肉毒梭状芽孢杆菌有特殊抑制作用；此外，亚硝酸盐还可提高腌肉的风味。但在保证色泽良好的前提下，硝酸盐/亚硝酸盐的用量应限制在最低水平。因为，机体大量摄入亚硝酸盐会导致缺氧和发绀，甚至可能导致癌症。为了解决以上问题，实际应用中经常使用发色助剂，如在肉类腌制品中添加L-抗坏血酸（钠）等。鉴于亚硝酸盐/亚硝酸盐可能存在的致癌性，欧盟建议不得将其用于儿童食品。我国规定其仅可使用在预制肉品和熟肉制品中，具体使用范围如表7-5所示。

表7-5　护色剂的使用及安全性

名称	使用范围	最大使用量（g/kg）	残留量（以亚硝酸钠计 mg/kg）	ADI值（FAO/WHO，1994，mg/kg）
硝酸钠（钾）	腌腊肉制品、酱卤肉制品，熏、烧、烤、油炸肉类，西式火腿，肉灌肠类，发酵肉制品类	0.50	≤ 30	0 ~ 5.0

续表

名称	使用范围	最大使用量（g/kg）	残留量（以亚硝酸钠计 mg/kg）	ADI值（FAO/WHO，1994，mg/kg）
亚硝酸钠（钾）	腌腊肉制品	0.15	≤ 30	0 ~ 0.2
	酱卤肉制品，熏、烧、烤、油炸肉类，肉灌肠类，发酵肉制品类		≤ 30	
	西式火腿		≤ 70	
	肉罐头类		≤ 50	

（三）漂白剂

漂白剂（bleaching agent）是指能够破坏、抑制食品的发色因素，使其褪色或使食品免于褐变的物质。漂白剂是通过氧化或还原破坏、抑制食品氧化酶活性和食品的发色因素，使食品变色素褪色或免于褐变，同时还具有一定的防腐作用。漂白剂有氧化型和还原型两种类型。我国允许使用的漂白剂有二氧化硫、焦亚硫酸钾、焦亚硫酸钠、亚硫酸钠、亚硫酸氢钠、低亚硫酸钠、硫黄等。

三、风味调节剂

食品风味调节剂包括食用香料、酸度调节剂、甜味剂和增味剂。

（一）酸度调节剂

酸度调节剂（acidity regulator）是指用以维持或改变食品酸碱度的物质。酸度调节剂包括多种有机酸及其盐类。我国现已批准使用的酸度调节剂有柠檬酸、乳酸、酒石酸、苹果酸、枸橼酸钠、柠檬酸钾等。其中，苹果酸、冰乙酸、柠檬酸（钾）、葡萄糖酸钠、乳酸、碳酸钾（钠）、碳酸氢钠（钾），是可在各类食品中按生产需要适量使用的食品添加剂。其中一些品种在应用的过程中必须注意这些酸的纯度，尤其是对生产这些酸度调节剂的盐酸、硫酸等原料要求高纯度，并且在成品中不能检测出游离无机盐。氢氧化钠一般常用作加工助剂，要在食品完成加工前予以中和。

（二）增味剂

增味剂（flavor enhancer）是指可补充或增强食品原有风味的物质。增味剂按其化学性质可分为氨基酸系列、核苷酸系列。

1．谷氨酸钠 又名味精，属于低毒物质，不需要特殊规定。JECFA 于 1987 年将谷氨酸钠、L- 谷氨酸及其钠盐的同系物 L- 谷氨酸铵、L- 谷氨酸钾等其他氨基酸系列增味剂的 ADI 值均由原来的 120 mg/kg BW 修改为无需规定。GB2760 － 2014 将其列入“可在各类食品中按生产需要适量使用的食品添加剂名单”中。由于味精只在其钠盐的形式下才能产生增味作用，故只能在 pH 5.0 ~ 8.0 之间增强食品风味。

2．核苷酸系列增味剂 以二钠（或二钾、钙）盐的形式才有鲜味。我国将 5'- 呈味核苷酸二钠、5'- 肌苷酸二钠、5'- 鸟苷酸二钠列入“可在各类食品中按生产需要适量使用的食品添加剂名单”中。

近年来，又开发了许多天然增味剂，如肉类抽提物、酵母抽提物、水解动物性蛋白质和水解植物性蛋白质等。这类增味剂不仅风味多样，而且富含蛋白质、肽类、氨基酸、矿物质等营养成分。

（三）甜味剂

甜味剂（sweetener）是指赋予食品甜味的物质。甜味剂有几种不同的分类方法。按化学结构和性质的不同，可将甜味剂分为糖类和非糖类甜味剂等。糖类甜味剂如蔗糖、葡萄糖、果糖等，在我国通常称为糖，常作为一般食品，仅糖醇类和非糖甜味剂才作为食品添加剂管理。按来源的不同，可将甜味剂分为天然甜味剂和人工合成甜味剂。天然甜味剂包括：①糖醇类，包括D-甘露醇、麦芽糖醇、乳糖醇、山梨糖醇、赤藓糖醇和木糖醇；②非糖醇类，包括索马甜、甜菊糖苷和罗汉果甜苷。人工合成甜味剂包括：①磺胺类，包括环己基氨基磺酸钠、环己基氨基磺酸钙、糖精钠和安赛蜜；②二肽类，包括纽甜、阿力甜、阿斯巴甜和天门冬酰苯丙氨酸甲酯乙酰磺胺酸；③蔗糖衍生物，包括三氯蔗糖、异麦芽酮糖。

1．人工合成甜味剂　常见的人工合成甜味剂的安全性和使用范围如表7-6所示，其具体的使用范围和最大使用量GB2760—2014中已做详细规定。

表7-6　常用人工合成甜味剂

名称	ADI值	甜度（相当于蔗糖）	使用范围
糖精钠	0～5 mg/（kg·bw）	300～500倍	不能为婴儿、肝肾功能较弱、老年人食用
阿斯巴甜	0～40 mg/（kg·bw）	100～200倍	可用于糖尿病患者，不能用于苯丙酮尿症患者
安赛蜜	0～15 mg/（kg·bw）	200倍	可以用于糖尿病患者
三氯蔗糖	0～15 mg/（kg·bw）	600倍	可以用于糖尿病患者

2．天然甜味剂

（1）糖醇类甜味剂：糖醇是由相应的糖经镍催化加氢制得。其特点是甜度低、能量低黏度低、甜味与蔗糖近似。它的代谢途径与胰岛素无关，不会引起血糖升高，不产酸，故常用作糖尿病、肥胖症患者的甜味剂，并具有防龋齿作用。糖醇类甜味剂品种很多，使用较多的有木糖醇、赤藓糖醇，它们均可在各类食品中按生产需要适量添加。

（2）甜菊糖苷：从天然植物甜叶菊的叶中提出来的一种含二萜烯的糖苷，属于天然无能量的高甜度甜味剂，甜度约为蔗糖的300倍，能量仅为蔗糖的1/300。经研究证明，甜菊糖苷食用安全，是一种可替代蔗糖、较为理想的甜味剂。

（3）罗汉果甜苷：罗汉果为多年生蔓生植物，主要栽培在我国的广西北部，利用其甜味和作为中药已有数世纪的历史。罗汉果甜苷的甜度为蔗糖的300倍且含能量低，是糖尿病患者较为理想甜味剂。

四、质构改良剂

我国规定的食品添加剂类别中，有一类的使用可以改善食品的质构特性，这一类添加剂称为质构改良剂。此类添加剂包括乳化剂、增稠剂、膨松剂、稳定剂和凝固剂、抗结剂、水分保持剂等。乳化剂（emulsifier）是能改善乳化体中各种构成相之间的表面张力，形成均匀分散体或乳化体的物质。我国允许使用的乳化剂有49种，包括丙二醇脂肪酸酯类、甘油脂肪酸酯及其衍生物类、聚甘油酯肪酸酯类、多元醇脂肪酸酯及其衍生物类、磷脂及其衍生物类、有机酸盐类、多元醇类及其他类。乳化剂的使用量及使用范围在G2760—2014中予以规定，其中可在各类食品中生产需要适量使用的乳化剂有12种。增稠剂（thickener）为可以提高食品的黏稠度或形成凝胶，从而改变食品的物理性状，赋予食品黏润、适宜的口感，并兼有乳化、稳定或使呈悬浮状态作用的物质。增稠剂可分为动物来源（明胶、酪蛋白酸钠等）、植物来源（瓜尔豆胶、阿拉伯胶、果胶、琼脂等）、微生物来源（黄原胶、结冷胶等）及人工合成类（羧甲基纤维素钠、海藻酸丙二醇酯等）。稳定剂和凝固剂（stabilizer and coagulant）则使食品结构稳定或使食品组织结构不变，增强黏性固形物的物质。水分保持剂（humectant）是可以有助于保持食品中水分而加入的物质。膨松剂（bulking agent）是在食品加工过程中加入的，能使产品发起形成致密多孔组织，从而使制品膨松、柔软或酥脆的物质。以上各食品添加剂的使用在G2760—2014 中均有明确规定。

五、营养强化剂

GB14880—2012 中规定，营养强化剂（nutritional substances）是为了增加食品的营养成分（价值）而加入到食品中的天然或人工合成的营养素和其他营养成分。我国的营养强化剂分为以下几类：维生素类（包括维生素 A、β- 胡萝卜素、维生素 D、维生素 E、维生素 K、维生素 B_1、维生素 B_2、维生素 B_6、维生素 B_{12}、维生素 C、烟酸、叶酸、泛酸、生物素、胆碱、肌醇）、矿物质类（包括铁、钙、锌、硒、镁、铜、锰、钾、磷）、其他（包括 L- 赖氨酸、牛磺酸、左旋肉碱、γ- 亚麻酸、叶黄素、低聚果糖、1,3- 二油酸 -2- 棕榈酸甘油三酯、花生四烯酸、二十二碳六烯酸、乳铁蛋白、酪蛋白钙肽、酪蛋白磷酸肽）。营养强化剂的允许使用品种、使用范围及使用量均在 GB14880—2012 中予以严格规定。同时，该标准还规定了允许用于特殊膳食用食品的营养强化剂及化合物的来源和允许用于部分特殊膳食用食品（婴幼儿配方食品、较大婴儿和幼儿配方食品、婴幼儿辅助食品、婴幼儿谷物辅助食品、特殊医学用途婴儿配方食品）的其他营养成分及其使用量。

六、其他食品添加剂

其他食品添加剂包括食品工业用加工助剂（food processing aids）、酶制剂（enzyme preparation）、面粉处理剂（flour treatment agent）、胶基糖果中基础剂物质（chewing gum base）、消泡剂（antifoaming agent）、被膜剂（coating agents）等，使用范围和最大使用量在GB2760—2014 中均有详细规定。

第三节　各类食品管理

食品在生产、运输、储存、销售等环节中可能受到生物性、化学性及物理性有毒有害物质的污染，如动物性食物的人畜共患传染病和寄生虫病，肉、奶中的药物残留，加工食品的添加剂等，这些问题威胁人体健康。为了保证食品的安全，必须严格遵守国家相关法律和法规，加强卫生监督管理。

虽然各类食品存在的卫生问题有不同之处，但是基本在生产、加工、流通环节都存在一些卫生问题，因此，需要在生产环节改善农副产品产地环境、强化标准化生产。在加工环节完善加工标准体系、推进加工发展方式转变，在流通环节需要整合食用农副产品供应组织体系、健全溯源管理机制；务必实现全程监管，建设预警应急体系。

一、植物性食品的卫生及管理

植物性食物包括粮豆、蔬菜、水果、坚果、油料等食物。

（一）植物性食物的主要卫生问题

1．微生物污染　粮豆易受真菌及其毒素污染。蔬菜、水果易受细菌及寄生虫污染。

2．化学性污染　种植过程中易受农药残留、激素类药物和催熟剂等药物、重金属和其他有毒物质的污染。蔬菜水果中常出现硝酸盐和亚硝酸盐含量增加的问题。

3．物理性污染 粮豆类食物易受仓储害虫以及自然陈化、有毒植物种子及无机杂物污染。近些年，粮豆类食物常出现掺杂、掺假等卫生问题。

这些卫生问题会对人体产生危害，应严格管理，采取必要措施进行防范。

（二）植物性食物的卫生管理

1．生产过程中的卫生管理

（1）产地安全监管，确保农产品生产环境。

（2）生产过程的卫生管理：①严格遵守《农药管理条例》，控制农药、肥料的使用，以防止农药污染、过量残留，以及肠道致病菌及寄生虫卵的污染；②蔬菜水果慎用激素类药物和催熟剂等药物，避免过量使用氮肥；③严格执行农药在粮豆、蔬菜水果中的最大残留限量标准《食品安全国家标准 食品中农药最大残留限量》（GB2763—2016）；④水在灌溉前应先经无害化处理，农田灌溉用水必须符合国家要求《农田灌溉水质标准》（GB5084—2005），并且根据《食品安全国家标准 食品中污染物限量》（GB2762—2017）的要求定期监测污染物的残留，防止污水中有毒重金属等物质对粮豆、蔬菜水果的污染；⑤在生产过程中使用的工具、器械、容器、材料等应严格控制其卫生。

2．加工过程中的卫生管理 加强粮食加工安全的监管，可以通过进一步完善ISO9000质量体系，推行良好操作规范（good manufacturing practices，GMP）、危害分析与关键控制点（hazard analysis and critical control point，HACCP）质量保证体系等方法。

3．储藏中的卫生管理

（1）加强粮食入库前的质量检查和仓储的卫生要求。

（2）严格控制粮豆水分含量以及储藏环境的温度和湿度，对于蔬菜水果务必做到合理储藏。

（3）定期监测粮食中真菌毒素，保证产品质量，严格按照《食品安全国家标准 食品中真菌毒素限量》（GB2761—2017）规定，遵守粮食中真菌毒素限量标准。

4．运输、销售过程中的卫生管理

（1）保证粮豆和蔬菜水果在运输、销售过程中环境的清洁，避免其受到接触污染。

（2）运输、销售过程中做到合理储藏。

5．强化生产准入以及产地准出和追溯管理。

二、动物性食品的卫生及管理

动物性食物一般包括畜禽肉、蛋类、乳类、水产类以及内脏等。

（一）肉类食品的卫生及管理

1．主要卫生问题 肉类食物普遍的卫生问题包括微生物污染、病毒和寄生虫污染、化学性污染等。

（1）微生物污染：肉类的微生物污染主要分为两方面。一方面是肉类的腐败变质，常见的导致畜肉腐败变质的细菌包括：需氧球菌、大肠埃希氏菌、普通变形杆菌、化脓性球菌、兼性厌氧菌和厌氧菌；导致禽肉腐败变质的常为假单胞菌；导致鱼类腐败变质的常为假单胞菌属、无色杆菌属、黄杆菌属、摩氏杆菌属以及产碱杆菌属等。另一方面为病原微生物的污染，如感染禽肉的沙门氏菌、金黄色葡萄球菌，感染鱼类的副溶血性弧菌、沙门氏菌、志贺氏菌、大肠埃希氏菌、霍乱弧菌以及肠道病毒等。

（2）病毒和寄生虫污染：肉品易受到病毒微生物和寄生虫的污染，可引起人畜共患传染病（如炭疽、口蹄疫、猪瘟、猪水疱病、结核病、布氏杆菌病等）和人畜共患寄生虫病（如囊虫病、旋毛虫病、猪弓形虫等）。在自然环境中，许多寄生虫是以淡水鱼、螺、虾、蟹等作为中间宿主，人作为中间宿主或终宿主。我国常见的鱼类寄生虫有华支睾吸虫、肺吸虫等。这些病毒和寄生虫会严重损害人体健康。

（3）化学性污染：①兽药残留，为了防治牲畜疫病及提高畜产品的生产效率，经常会使用各种药物，如抗生素、抗寄生虫药、生长促进剂、雌激素等，它们会在畜肉、内脏有残留，会危害食用者健康；②重金属及农药污染，因水域被污染，含有大量重金属和农药，鱼类会在体内蓄积重金属和农药。

2．肉类食品的卫生管理

（1）严格把控原料的卫生要求：①严格遵守养殖环境的卫生要求，进一步提升禽类和鱼类的养殖环境、降低养殖密度，做到合理养殖，并且定期监测养殖环境的卫生。②在养殖环节，禽畜生长所用的饲料及原料应执行国家《饲料卫生标准》（GB 13078—2017），使用的添加剂产品应遵循《饲料添加剂品种目录（2013）》（农业部 2045 号公告），药物添加剂需遵循《饲料药物添加剂使用规范》（农业部 168 号公告）《中华人民共和国兽药典》《兽药使用标准》等。③严格遵守屠宰环节卫生，屠宰场选址和建设必须符合《动物防疫法》，提高肉类屠宰厂所的环境，做到合理布局厂房、车间和仓储，完善清洁消毒设施等。屠宰场所的卫生要求务必达到《食品安全国家标准 畜禽屠宰加工卫生规范》（GB12694—2016），屠宰水质应符合《生活饮用水卫生标准》（GB 5749—2006），同时做到合理宰杀，遵守 GB12694—2016 的规定。④保证原料的卫生和安全，严格处理病害动物，严格的兽医卫生检验是肉品卫生质量的保证，同时可预防人畜共患寄生虫病。严格监控兽药残问题，加强残留量的检测，肉类产品务必符合《动物性食品中兽药最高残留限量》（农业部 235 号公告）。

（2）运输销售的卫生要求：①严格避免接触污染；②做到合理保鲜和储藏；③供销环节建立、实行质量检收制度。

（3）追溯体系的建立与完善，积极推行动物标志及疫病可追溯体系建设。

（二）蛋类食品的卫生及管理

1．蛋类食物的卫生问题　鲜蛋的主要卫生问题是致病性微生物（沙门氏菌、金黄色葡萄球菌）和引起腐败变质的微生物污染。此外，不正确地使用抗生素、激素等化学物品，也可对禽蛋造成污染。

2．禽蛋食物的卫生管理　加强禽类饲养条件的卫生管理，保持禽体及产蛋场所的卫生。鲜蛋应做到合理贮存，防止二次污染。

（三）乳类食品的卫生及管理

1．乳类食品的卫生问题

（1）微生物污染：包括腐败菌、真菌、致病微生物。前两者易引起乳及乳制品的腐败变质，引发人体食物中毒，致病微生物则可引起各种人畜疾病。

（2）化学性污染：乳类中残留的有毒有害物质主要包括有害金属、农药、放射性物质和其他有害物质，以及抗生素、驱虫药和激素等药物。

（3）乳类的掺伪：掺入牛乳中的常见物质有电解质类、非电解质类、胶体物质、防腐剂、其他杂质等。其不但降低牛乳的价值和质量，同时也会对人体造成一定危害，应杜绝此类问题。

2．乳类食品的卫生管理

（1）乳类的卫生管理：①严格做到乳畜的预防接种、保持挤乳过程的清洁、严格处理病畜乳，在储存、运输遵照卫生要求；②严格监管对生鲜乳的收购标准，遵照原农业部发布的《生鲜乳收购站标准化管理技术规范》；③乳品厂的厂房设计和设施卫生符合《乳制品企业良好生产规范》（GB12693—2003），水质应符合 GB 5749—2006，乳品从业人员的卫生要求符合规定；④在乳品加工过程中，务必做到乳类的消毒与灭菌，达到乳品中不存在致病菌。

（2）乳制品的卫生管理：各类乳制品及所用原料乳、食品添加剂、食品营养强化剂等均应符合相应的食品安全国家标准等规定，不得掺伪、掺假。奶及奶制品必须符合相应的卫生质量要求，液态乳制品理化指标、污染物、真菌毒素和微生物限量等必须符合《食品安全国家标准 巴氏杀菌乳》（GB19645—2010）、《食品安全国家标准 灭菌乳》（GB25190—2010）、《食品安全国家标准 发酵乳》（GB19302—2010）、《食品安全国家标准 调制乳》（GB25191—2010）。粉状乳制品理化指标、污染物、真菌毒素和微生物限量等必须符合《食品安全国家标准 乳粉》（GB19644—2010）、《食品安全国家标准 乳清粉和乳清蛋白粉》（GB11674-2010）。

另外，产品包装必须严密完整，食品标签所载信息要齐全、真实、准确，符合相应的食品安全法律法规《食品安全国家标准 预包装食品标签通则》（GB7718—2011），严禁伪造和假冒。

三、加工食品的卫生及管理

（一）加工食品的卫生问题

1．食用油脂的卫生问题

（1）油脂酸败：是指由于酯解酶和储存过程中氧气的作用，中性脂肪分解为甘油和脂肪酸，不饱和脂肪酸形成过氧化物，并依次降解为低级脂肪酸、醛类、酮类等物质的过程。伴随油脂感官性状的败坏，营养价值会降低，甚至可影响人体健康。常见评价油脂酸败状况的卫生学指标包括酸价、过氧化值、羰基价、丙二醛等。

（2）食用油脂污染：污染物包括微生物及其毒素、有机化合物、重金属（砷、铅）和农药残留。油脂中最常见的真菌毒素是黄曲霉毒素。油脂在生产和使用过程中，可受到多环芳烃类化合物［苯并（a）芘］的污染，其主要源自于油料种子的污染、油脂加工过程中受到的污染以及使用过程中油脂的热聚合。

（3）油脂存在的天然有害物质：主要包括棉酚、芥子油苷、芥酸、某些油脂制品中存在反式脂肪酸。

2．罐头食品的卫生问题

（1）微生物污染：主要来自两方面，一方面为罐头食品杀菌不彻底或未做到合理杀菌；另一方面由于罐头包装有裂缝，微生物从外界进入污染罐头食品。

（2）化学性污染：主要源于加工原料，包括油脂酸败、污染物限量超标、真菌毒素残留，以及加工用食品添加剂的不合理使用等。重金属污染主要来自包装金属罐有害物质的迁移。

3．酒类食品的卫生问题　酒类食品因其种类不同，出现的卫生问题也不同。在蒸馏酒和配制酒中主要的卫生问题主要为甲醇、杂醇油、甲醛，以及其他有毒物质的污染；发酵酒主要面临的卫生问题是微生物污染问题以及二氧化硫残留等。

4．冷冻食品与饮料的卫生问题　冷冻食品与饮料容易受到微生物污染和重金属的污染，因此，在其生产加工以及储藏、运输、销售过程中要严格监管其卫生，保证产品的安全与质量。

（二）加工食品的卫生管理

1．严格把控原辅材料的质量和卫生

（1）生产加工用的原辅材料必须符合国家食品卫生标准或相关规定，其农药、真菌毒素、重金属和有害物质的残留限量符合国家标准。加工配料中的食品添加剂的食用量和种类均应符合 GB2760—2014 的规定。对于一些调味品，如酱、酱油、醋，或者发酵食品，务必保证发酵菌种的安全性。

（2）生产加工用水应符合 GB5749—2006。

（3）严格遵守食品生产过程中原料的管理机制。

2．严格规范加工操作，严防质量问题

（1）生产过程中应有专用工具、容器，并且符合相关卫生标准，以防污染。

（2）严格遵守相关产品生产的国家规定，遵守良好操作规范。

（3）生产企业及操作应符合《食品安全国家标准　食品生产通用卫生规范》（GB14881—2013）规定。

3．合理包装、规范标识

（1）食品接触材料符合相关要求，避免包装、容器有害物质的迁移。

（2）合理包装，规范标识，食品标签应符合 GB 7718—2011。

4．监管包装、储存和运输环节，确保正确的储存方法

（1）储存、运输和销售环节务必保持清洁，以防污染。

（2）了解正确的储存、保鲜方法，以确保食品的安全。

5．严格产品的出厂前检验，实施对食品的卫生监管工作。

6．建立“从农田到餐桌”全过程质量控制监管，加强风险监控。

7．加强食品生产经营管理，落实食品召回管理。

四、保健食品的管理

除普通食品外，保健食品、特殊医学用途配方食品和婴幼儿配方食品等属于特殊食品的范畴。

《食品安全国家标准 保健食品》（GB16740—2014）中，将保健食品定义为声称并具有特定保健功能或者以补充维生素、矿物质为目的的食品，即适用于特定人群食用、具有调节机体功能、不以治疗疾病为目的，并且对人体不产生任何急性、亚急性或慢性危害的食品。

在世界范围内，不同国家和地区对功能（或保健类）食品有不同的定义和适宜范围。美国 20 世纪 80 年代，市场上出现膳食补充剂，此类食品是以传统食品为载体，增减其中营养素，有益于消费者健康的食品。日本将相当于我国保健食品的产品称为特定保健用食品，1991 年公布的特定保健用食品的定义是凡附有特殊标志说明属于特殊用途的食品，在饮食生活中为达到某种特定保健目的，而摄取本品的人可望达到该保健目的的食品。日本对此类食品审批程序与我国相似。欧盟将等同于我国的保健食品称为功能食品，定义为一种食品如果有一个或多个与保持人体健康或减少疾病危险性相关的靶功能，能产生适当的和良性的影响，它就是有功能的食品。加拿大将保健类食品主要分为两类：一类为功能食品，指“与传统食品相似，作为膳食的一部分具有一般基础营养素以外的改善生理功能和减少慢性疾病危险的作用”，另一类为药物食品，指“来源于食品，但以药物形式出售的，有特定生理功能，有减少和预防疾病作用的食品。”1982 年，欧洲健康食品制造商联合会对健康食品做了规定，健康食品必须以保证和增进健康为宗旨，应尽可能以天然物为原料，必须在遵守健康食品的原则和保证质量的前提下进行生产。

我国保健食品须符合以下规定。

（1）经必要的动物和（或）人群功能试验，证明其具有明确、稳定的保健作用。

（2）各种原料及其产品必须符合食品卫生要求，对人体不产生任何急性、亚急性或慢性危害。

（3）配方的组成和用量必须具有科学依据，具有明确的功效成分。

（4）保健食品的功能和成分应当与标签、说明书相一致。保健食品的标签、说明书不得涉及疾病预防、治疗功能，内容应当真实，与注册或者备案的内容相一致，标明适宜人群、不适宜人群、功效成分或者标志性成分及其含量等，并声明“本品不能代替药物”。

我国已颁布实施了包括《食品安全法》《保健食品注册与备案管理办法》《食品生产许可管理办法》《食品安全国家标准 保健食品》《保健食品良好生产规范》（GB17405—1998）等一系列标准、法规，建立了实施监督检查的运行机制和管理制度，规范保健食品产业的发展。

我国保健食品的管理采用注册与备案的方法。国家市场监督管理总局负责保健食品注册管理，以及首次进口的属于补充维生素、矿物质等营养物质的保健食品备案管理，并指导、监督省、自治区、直辖市市场监督管理局承担的保健食品注册与备案相关工作。省、自治区、直辖市市场监督管理局负责本行政区域内保健食品备案管理，并配合国家食品药品监督管理部门开展保健食品注册现场核查等工作。

小　结

本章对常用食品添加剂的功能、允许使用的主要品种、使用范围以及相关管理进行了介绍，同时介绍了各类食品面临的卫生问题，以及国家对其的监管措施、制定的相关法律法规。为了保证食品的安全、营养，相关机构必须严格遵守国家的相关法律和法规，加强食品卫生监督管理。

思 考 题

1．简述如何理解食品添加剂的定义。
2．举例说明我国在食品添加剂使用方面主要存在哪些问题。
3．近年来肉制品安全问题颇受人们关注，简述你对此的看法。
4．请到超市仔细阅读市售发酵乳的标签，写一份调研报告。

拓展延伸

食品添加剂在现代食品工业中起到重要的支撑作用，合理开发、使用食品添加剂，保障食品营养和安全，已经成为全球瞩目的焦点问题。未来食品添加剂的发展方向之一是天然（绿色）食品添加剂的发展。与之密切相关的从天然动物、植物、微生物原料中制备天然食品添加剂的制备技术也成了食品工业的发展方向，基因工程、细胞工程、膜分离技术、纳米技术等相关技术的发展对天然食品添加剂制备起到积极的推动作用。这些高新技术赋予了天然食品添加剂高稳定性、高活性等特点。同时单一食品添加剂向复配食品添加剂方向发展也是未来食品添加剂的发展趋势，使各种单一食品添加剂的作用由于协同效应得以互补，从而更经济、更有效、更具有安全性。

（樊　蕊）

参考文献

1. 孙长颢. 营养与食品卫生学. 8版. 北京：人民卫生出版社，2017.
2. 李勇. 营养与食品卫生学. 北京：北京大学医学出版社，2005.
3. 高彦祥. 食品添加剂. 北京：中国林业出版社，2013.
4. 孟宪军，迟玉杰. 功能食品. 北京：中国农业大学出版社，2010.
5. 任筑山，陈君石. 中国的食品安全——过去、现在与未来. 北京：中国科学技术出版社，2016.

第八章 食源性疾病

课程导入

2018 年 12 月，美国农业部食品安全检验局（Food Safety and Inspection Service，FSIS）向全美最大鲜牛肉加工商—JBS USA 发布了“一级召回令”，要求其召回 1200 多万磅（约 5485.4 吨）的牛肉。这是近 10 年来美国规模最大的生牛肉召回事件。事件的起因是在全美 25 个州有 246 人因感染沙门氏菌而患病，56 人住院治疗。在感染沙门氏菌而患病的人群中，有部分患者食用了 JBS USA 生产的鲜牛肉。FSIS 将这起事故对公众健康的影响定性为“高危害”。

问题一：引起沙门氏菌食物中毒的食物来源有哪些?

问题二：沙门氏菌食物中毒有哪些临床表现?

问题三：如何预防沙门氏菌食物中毒?

第一节 概 述

农业和食品工业的迅速发展带来了食品丰富度的提高，食品加工和生产过程也日益繁琐。“农田”到“餐桌”的任何阶段食物都可能受到生物性、化学性、物理性致病因子的污染，因此，食物中的致病因子是存在的。在各种疾病中，食源性疾病是分布最广泛、最常见的疾病之一。在过去的十年中，世界各地几乎都发生过食源性疾病的暴发。食源性疾病已经成为重要的全球公共卫生问题，严重影响了人体健康，阻碍了社会经济的可持续发展。

一、食源性疾病的概念

随着人们对疾病认识的深入和发展，食源性疾病（foodborne disease）的范畴不断扩大，不再单指传统意义上的“食物中毒”。WHO 将食源性疾病定义为通过摄入食物进入人体的各种致病因子引起的、通常具有感染或中毒性质的一类疾病。根据该定义，食源性疾病具备以下三个特点：①食物是携带和传播病原物质的媒介；②食物中各种致病因子是导致人体患病的病原物质；③主要的临床表现为急性、亚急性中毒或感染，以及慢性和远期损害。

食源性疾病既包括传统的食物中毒，也包括经食物而感染的肠道传染病、食源性寄生虫病、人兽共患传染病、食物过敏、食物不耐受，以及由食物中有毒、有害污染物所引起的慢性和远期损害。

二、引起食源性疾病的致病因子

（一）生物性致病因子

生物性致病因子包括细菌及其毒素、寄生虫和原虫、病毒和立克次体、有毒动物及其毒素、有毒植物及其毒素、真菌毒素。

1．细菌及其毒素 引起食源性疾病的细菌包括：①引起细菌性食源性疾病的病原菌如沙门氏菌、大肠埃希菌、副溶血性弧菌等；②引起人类肠道传染病的病原菌如志贺氏菌、霍乱弧菌等；③引起人畜共患病的病原菌如炭疽杆菌、结核杆菌、布鲁氏杆菌等。

2．寄生虫和原虫 可引起人兽共患寄生虫病的有囊尾蚴（绦虫）、毛线虫（旋毛虫）、弓形虫、棘球属等。

3．病毒和立克次体 常见的引起食源性病毒感染的病毒有轮状病毒、柯萨奇病毒、埃可病毒、腺病毒、冠状病毒、诺如病毒、甲型肝炎病毒、朊病毒等。

4．有毒动物及其毒素 河豚体内的河豚毒素、某些海鱼鱼体中的雪卡毒素、贝类食物中的石房蛤毒素等；此外，还包括动物性食物在储存时产生的毒性物质，如鱼体腐败时形成的组胺。

5．有毒植物及其毒素 果仁中的有毒物质、苦杏仁及木薯中的氰苷类、四季豆中的皂素、鲜黄花菜中的秋水仙碱等。此外，还包括植物性食物在储存中产生的有毒物质，如马铃薯贮存时其芽眼处产生的龙葵素、不新鲜的或腌渍的蔬菜中产生的亚硝酸盐等。

6．真菌及其毒素 引起食源性疾病的真菌及其毒素包括黄曲霉毒素、伏马菌素、脱氧雪腐镰刀菌烯醇、雪腐镰刀菌烯醇、玉米赤霉烯酮、展青霉素等。

（二）化学性致病因子

化学性致病因子包括农药、兽药残留，不符合要求的食品生产工具、容器、包装材料等，非法添加物，有毒有害的化学物质如镉、铅、砷等，食品生产加工过程中可能产生的有毒化学物质。

（三）物理性致病因子

物理性致病因子主要指放射性污染物，特别是半衰期较长的放射性核素如 ^{131}碘、^{90}锶、^{89}锶、^{137}铯等可通过食物链的各个环节污染食物，引起人体慢性损害以及远期的损伤效应。

三、食源性疾病的流行病学特点

（一）食源性疾病流行情况

全球范围内，由细菌、病毒、寄生虫等微生物污染，化学物质污染造成的食品安全问题已引发 200 种急性和慢性病。2015 年 WHO 全球食源性疾病负担的估算报告显示：全球每年有 6 亿人因摄入被污染的食物而发生食源性疾病，造成 42 万人死亡和 3 300 万伤残调整寿命年的损失。5 岁以下儿童每年因食源性疾病而死亡的人数达 12.5 万，占食源性疾病总负担的 40%。腹泻病是最常见的一种食源性疾病，全球每年有 5.5 亿人发生腹泻，23 万人因此死亡。

我国食源性疾病的流行情况也不容乐观，据报道，我国平均每 6.5 人中就有 1 人因摄入食源性致病菌污染的食物而患病。2015 年，我国食源性疾病暴发监测数据显示：全国 31 个监测点共上报食源性疾病暴发事件 2401 起，累计发病 21 374 人，139 人死亡。其中，毒蘑菇引起的事件和死亡人数最多，生物性致病因子引起的发病人数最多。在引起食源性疾病的生物性致病因子主要包括副溶血性弧菌、沙门氏菌等。

（二）食源性疾病的分布特点

食源性疾病的分布特点包括食源性疾病的时间、空间和人群分布特点，简称食源性疾病的“三间”分布（distribution）。阐明食源性疾病的“三间”分布特点对于揭示食源性疾病的原因及制定相关防控措施具有重要的意义。

1．食源性疾病的时间分布特点 大多数食源性疾病的发病具有明显的季节性的特点。季节性（seasonal variation，seasonality）是指疾病在一定的季节呈现出发病率升高的现象。如细菌性食源性疾病的发病具有明显的季节性的特点，全年均可发生，但在夏秋季节高发。食源性疾病发病的季节性特点与以下两方面的因素有关：一方面，不同季节的气候特点会影响病原菌的生长和繁殖，以及某些食物的供应和销售；另一方面，人们的生活习惯、饮食行为以及对疾病的易感性也会受到季节变化的影响。

2．食源性疾病的空间分布特点 食源性疾病的发生呈现一定的空间分布特点，可以局限于某一特定的场所如集体单位、学校、工厂、家庭，也会波及社区、县、市甚至是全国。不同地区自然环境、社会环境以及致病因子的差异对食源性疾病的发生会产生重要的影响，如不同地区的气候、生态学特点、食物品种的供应、居民的风俗习惯、饮食行为往往决定了引起食源性疾病的食物的种类，例如在我国沿海地区多发生副溶血性弧菌引起的食物中毒。

3．食源性疾病的人群分布特点 人群分布特点主要包括年龄、性别、职业、种族和民族、文化程度、社会经济水平、行为生活方式等。食源性疾病的人群分布特征的研究对于明确易感人群和高危暴露因素、制定有针对性的预防和控制措施具有重要的意义。

（三）食源性疾病的监测

食源性疾病的监测是防控食源性疾病的重要基础，通过食源性疾病监测可掌握食源性疾病发病率，确定食源性疾病的病因（特定食品和特定危害），明确高风险食品和易感人群，判断是否有新病原体的产生，以分析食源性疾病的危害和严重程度、预测食源性疾病的发展趋势、指导食品安全政策的制定、评价监控措施的制定效果。

WHO、欧洲发达国家以及美国均建立了食源性疾病相关的监测系统，如WHO建立的全球食源性感染性疾病网（Global Food-Borne Infections Disease Network，GFN）、欧盟的肠道菌监测网（Enter-Net）、美国于1996年建立的食源性疾病主动监测网（FoodNet）是目前世界上较为领先和完善的食源性疾病监测系统，实现了对包括沙门氏菌、志贺氏菌、肠出血大肠埃希菌O157 : H7、副溶血性弧菌、单核细胞增生李斯特菌、变形杆菌、隐孢子虫、圆孢子虫等常见的食源性疾病病原的监测。我国于2000年建立国家食源性致病菌监测网，对食品中较为常见的致病菌，如沙门氏菌、肠出血大肠埃希菌O157 : H7、单核细胞增生李斯特菌和弯曲菌进行连续监测。2002年我国建立食源性疾病监测网，2010年开始建立全国食源性疾病报告系统、食源性疾病事件报告系统和疑似食源性疾病异常病例报告系统。这对于我国食源性疾病的防控具有十分重要的意义。

第二节 细菌性食源性疾病

一、细菌性食源性疾病概论

细菌性食源性疾病（bacterial foodborne disease）是指摄入被致病性细菌或其毒素污染的食品而引起的食源性疾病。

（一）细菌性食源性疾病的分类

细菌性食源性疾病根据病原和发病机制，可以分为感染型、毒素型和混合型三类。

1．感染型 病原菌随食物进入肠道后继续生长繁殖，附着于肠黏膜或侵入黏膜及黏膜下层，引起肠黏膜充血、白细胞浸润、水肿、渗出等炎性病理改变，中毒者表现出腹泻等胃肠道综合征。此外，侵入黏膜固有层的病原菌在吞噬细胞的作用下，菌体裂解，释放出内毒素，刺激体温调节中枢，引起体温升高。变形杆菌、志贺氏菌、耶尔森菌、沙门氏菌以及大肠杆菌等引起的细菌性食源性疾病均为感染型。

2．毒素型 病原菌繁殖并产生有毒的代谢产物——肠毒素或类似的毒素。肠毒素能刺激肠壁上皮细胞的腺苷酸或鸟苷酸环化酶激活，引起环磷酸腺苷或环磷酸鸟苷水平增加，促进胞质内蛋白质磷酸化，从而激活胞内相关酶系统，引起细胞内分泌功能紊乱、Cl^- 分泌功能亢进、Na^+ 和水的吸收被抑制，导致患者发生腹泻。患者的临床表现以上消化道综合征为主（表现为恶心、呕吐），发热少见。常见的引起毒素型细菌性食源性疾病的病原菌有金黄色葡萄球菌、蜡样芽孢杆菌、肉毒梭菌等。

3．混合型 病原菌进入肠道，除侵入肠黏膜引起炎性反应外，还产生肠毒素。这类病原菌引起的食源性疾病是由致病菌对肠道的侵入与它们产生的肠毒素协同作用引起的，发病机制为混合型。常见的引起混合型细菌性食源性疾病的病原菌有副溶血性弧菌。

（二）细菌性食源性疾病的特点

1．发病原因

（1）致病菌污染食物：畜、禽生前感染或屠宰后被致病菌污染，以及食品在运输、储藏、销售等过程中受到致病菌污染。

（2）贮藏方式不当：被致病菌污染的食物由于贮藏方式不当，其中致病菌在一定的水分、pH 及营养条件下大量繁殖或产生毒素。

（3）烹调加工方式不当：被污染的食物未彻底加热，或煮熟的食品被食品加工工具、食品从业人员等病原菌携带者再次污染。

2．流行病学特点

（1）发病率及病死率：细菌性食源性疾病是最常见的食源性疾病，发病率高，但病死率与致病菌的种类有关。沙门氏菌、葡萄球菌、变形杆菌引起的食源性疾病，病程短、预后好、病死率低；但李斯特菌、小肠结肠炎耶尔森菌、肉毒梭菌、椰毒假单胞菌引起的食源性疾病病死率较高、病情重、恢复缓慢。

（2）季节性：细菌性食源性疾病全年皆可发生，以夏秋季高发，5 ~ 10 月较多。

（3）引起细菌性食源性疾病的食品中毒食品：引起细菌性食源性疾病的多为动物性食物，主要是畜肉类及其制品，其次为禽肉、鱼类、乳类和蛋类。植物性食物如剩饭、米糕、米粉则较易引起金黄色葡萄球菌、蜡样芽孢杆菌食物中毒。

（三）细菌性食源性疾病的临床表现及诊断、治疗

1．临床表现 以急性胃肠炎为主，主要表现为恶心、呕吐、腹痛、腹泻等。不同致病菌引起的临床表现存在一定的差异，如金黄色葡萄球菌引起的食物中毒患者会发生剧烈呕吐；侵袭性细菌（沙门氏菌）引起的食物中毒除了引起胃肠道症状外，常有发热以及黏液脓血便。

2．诊断及治疗 细菌性食源性疾病的诊断依靠流行病学调查资料、患者的临床表现以及实验室检查。

（1）流行病学调查资料：细菌性食源性疾病发病急，短时间内同时发病，发病范围局限，

患者有食用同一种有毒食物史，临床表现相似。

（2）患者的临床表现：患者表现出细菌性食源性疾病特有的临床特征。

（3）实验室检查：对可能引起中毒的食物及相关物品以及患者的生物样本进行实验室检查，如可疑食物、患者呕吐物及粪便等进行细菌学和血清学检查。对于怀疑细菌毒素中毒的患者，可通过动物实验检测细菌毒素的存在。

细菌性食源性疾病治疗原则：细菌性食源性疾病治疗主要包括支持治疗、对症治疗和抗生素治疗。对于轻症患者主要采取补充水分和电解质以纠正电解质紊乱，以及针对患者临床症状采取对症治疗措施；对于重症、菌血症和有并发症的患者需要进行抗生素治疗。

3．鉴别诊断　细菌性食源性疾病需要与以下疾病进行鉴别。

（1）非细菌性食源性疾病：食用有毒动植物引起的食源性疾病的临床特征是潜伏期很短。症状一般不会有发热，以多次呕吐为主，腹痛、腹泻较少，但伴有明显的神经症状，病死率较高。

（2）霍乱：霍乱潜伏期最短 6 ～ 8 h，也可长至 2 ～ 3 d 不等，主要的表现为上吐下泻、水样便，常伴有血液和黏液，有时会有肌肉痉挛。粪便培养或涂片可确诊。

（3）急性细菌性痢疾（菌痢）：常有发热、里急后重，粪便混有脓血，下腹部及左下腹部明显压痛，但呕吐较少。粪便镜检发现红细胞、脓细胞及巨噬细胞，粪便培养有痢疾杆菌。

（4）病毒性胃肠炎：潜伏期 24 ～ 72 h，以急性小肠炎为特征，表现为发热、恶心、呕吐、腹胀、腹痛及腹泻、水样便或稀便。

（四）细菌性食源性疾病的预防

细菌性食源性疾病的预防措施主要包括 3 个方面的内容：防止食品被致病性细菌或其毒素污染、控制致病性细菌的繁殖或其毒素的产生、杀死病原菌或破坏其毒素。

1．防止食品被致病性细菌或其毒素污染　①加强对食品生产企业的卫生监督以及牲畜宰前、宰中和宰后的兽医卫生检验；②加强食品在储藏、运输、加工、烹调或销售等各个环节的卫生管理，防止食品被携带致病性细菌的容器以及食品从业人员污染。

2．控制致病性细菌繁殖或其毒素的产生　①合理储藏食品控制储存场所的温度、湿度等，以防止致病性细菌的繁殖和毒素的产生；②食品生产、加工、销售部门以及集体单位食堂应配置冷藏设备；③生熟食品分开保存、处理，防止交叉污染。

3．杀死致病性细菌　食品食用前彻底加热。

二、常见的细菌性食物中毒

（一）副溶血性弧菌食物中毒

人体摄入带有大量副溶血菌及其毒素污染的食物所引起的食源性疾病即为副溶血性弧菌食物中毒。

1．病原学特点　副溶血性弧菌（*vibrio parahemolyticus*）为革兰氏阴性杆菌，无芽孢，主要存在于近岸海水、鱼和贝类等海产品中。副溶血性弧菌为嗜盐菌，在有盐的条件下生长，无盐的条件下不生长，该菌在 30 ～ 37℃、pH 7.4 ～ 8.2、含盐 3% ～ 4% 的培养基上和食物中生长最佳。它在淡水中的生存期短，在海水中可生存 47 天以上。副溶血性弧菌不耐热、不耐酸，56℃加热 5 min，或 90℃加热 1 min，或用含醋酸 1% 的食醋处理 5 min 即可杀灭。

副溶血性弧菌有 845 个血清型，主要为 13 个 O 抗原、65 个 K 抗原。副溶血性弧菌能使人或家兔的红细胞发生溶血，在血琼脂培养基上出现 β 溶血带，即为神奈川试验阳性。神奈川试验阳性菌有致病性，阴性菌无致病性。

2．中毒机制 副溶血性弧菌引起的食物中毒为混合型食物中毒，摄入一定数量的细菌后，副溶血性弧菌会引起肠黏膜及黏膜下炎症反应，且产生的肠毒素及耐热性溶血毒素作用于肠道，引起急性胃肠道症状。

3．流行病学特点

（1）地区分布：我国沿海地区为中毒的高发地区。

（2）季节性及易感性：多发于 6 ~ 9 月，与海产品消费有主要关系。男女老幼均可发病，但以青壮年居多。

（3）中毒食品：主要为海产品，其中尤以墨鱼、带鱼、黄花鱼、虾、蟹、贝、海蜇最为多见；其次为盐渍食品，如咸菜、腌渍的肉禽类食品等。

（4）食品中副溶血性弧菌的来源：主要为食品的污染和加工不当，烹调食物时未彻底加热导致病原菌未能彻底杀灭、烹调后的食品受二次污染。

4．临床表现 潜伏期多为 14 ~ 20 h，潜伏期短者病情较重。初期表现为腹部不适，尤其是上腹部疼痛或胃痉挛；继之出现恶心、呕吐、腹泻。患者体温一般为 37.7 ~ 39.5℃。5 ~ 6 h 后，腹痛加剧，以脐部阵发性绞痛为主。粪便多为水样、血水样、黏液或脓血便，里急后重不明显。重症患者可出现脱水、血压下降、意识障碍等，病程多为 3 ~ 4 d，预后良好。

5．诊断

（1）诊断：按《副溶血性弧菌食物中毒诊断标准及处理原则》（WS/T81—1996）执行。根据流行病学特点、临床表现及实验室检验可做出诊断。

1）夏秋季节，有进食海产品、咸菜或被副溶血性弧菌污染的熟食品史。

2）临床表现：发病急，潜伏期短，上腹部阵发性绞痛，腹泻后出现恶心、呕吐。

3）细菌学检验：按《食品安全国家标准　食品卫生微生物学检验　副溶血性弧菌》（GB 4789.7—2013）操作。从剩余可疑中毒食品、食具、患者排泄物、呕吐物中检出生物学特性或血清型一致的病菌。

4）血清学试验：副溶血性弧菌食物中毒患者血清对该菌凝集时间出现较早，中毒初期 1 ~ 2 d 凝集效价较高，一般为 1 : 40 ~ 1 : 320，一周后显著下降或消失。

5）毒性试验：将细菌学检验分离的菌株注入小鼠的腹腔，观察毒性分型。

（二）沙门氏菌食物中毒

沙门氏菌食物中毒（salmonellosis）是沙门氏菌属细菌引起的食物中毒的统称，在发达国家和发展中国家均常见。

1．病原学特点 沙门氏菌属（*Salmonella*）属肠杆菌科，是一种重要的引起人畜共患病的病原菌。沙门氏菌属有 2 500 多种血清型，其中伤寒、副伤寒沙门氏菌只能引起人类感染，而鼠伤寒沙门氏菌、肠炎沙门氏菌、鸭沙门氏菌（*S. anatum*）、猪霍乱沙门氏菌（*S. choleraesuis*）等能同时感染人和其他哺乳类动物。猪霍乱沙门氏菌的致病性最强，鼠伤寒沙门氏菌和肠炎沙门氏菌次之。

沙门氏菌为革兰氏阴性杆菌，需氧或兼性厌氧，不耐热，55℃ 1 h、60℃ 15 ~ 30 min 或 100℃数分钟时可被杀灭。沙门氏菌不分解蛋白质，不产生靛基质，被污染的食物无感官性状的改变。

2．中毒机制 沙门氏菌具有一定的侵袭能力，裂解后产生较强的内毒素。大多数沙门氏菌食物中毒为感染型食物中毒。肠炎沙门氏菌、鼠伤寒沙门氏菌可产生肠毒素，引起患者发生毒素型食物中毒。

3．流行病学特点

（1）发病率：沙门氏菌食物中毒的发病率较高，活菌数、沙门氏菌血清型以及个体易感性与发病有关。一般情况下，摄入活菌数量越多，中毒的机会就越大，食物中沙门氏菌的含量达 2×10^5 CFU/g 即可引起食物中毒；致病力越强，越易引起食物中毒，猪霍乱沙门氏菌的致病能力最强，其次为鼠伤寒沙门氏菌；幼儿、体弱的老年人以及其他疾病患者是沙门氏菌食物中毒的易感人群。

（2）流行特点：全年均可发生，以夏秋季多见，且多集中在 5 ～ 10 月，具有明显的季节性。

（3）中毒食品：动物性食品特别是畜肉类及其制品是引起沙门氏菌中毒的主要食品，此外还有禽类、蛋类、乳类及其制品。植物性食品引起的沙门氏菌中毒较为少见，但 2009 年发生的震惊全美的“花生酱事件”就是沙门氏菌污染花生酱引起的，造成 9 人死亡。

（4）食品中沙门氏菌的来源：动物性食物易受沙门氏菌的污染，是沙门氏菌感染的主要食物来源：①肉类食品，家畜、家禽的生前感染和宰后污染；②奶类食品，患沙门氏菌的奶牛，以及挤出的牛奶被沙门氏菌污染；③蛋类，被感染的家禽粪便中的沙门氏菌可通过蛋壳表面或蛋壳的气孔引起蛋类的沙门菌污染；④携带沙门氏菌的容器、烹调工具以及食品从业人员是引起熟制食品被沙门氏菌污染的主要途径。

4．临床表现　该病潜伏期短，一般为 4 ～ 48 h，长者可达 72 h。潜伏期越短病情越严重。初期症状为头痛、恶心、食欲减退，之后出现呕吐、腹泻、腹痛。腹泻为水样便，少数有黏液或血，一日数次至数十次。中毒者体温升高，达 38 ～ 40℃，在发病 3 ～ 4 d 症状消失。沙门氏菌中毒的临床表现可以分为胃肠炎型、类霍乱型、类伤寒型、类感冒型、败血症型，胃肠炎型是最常见的沙门氏菌中毒的临床表现。

5．诊断　按照《沙门氏菌食物中毒诊断标准及处理原则》（WS/T 13—1996）进行诊断。

（1）流行病学特点：同一群人在短时间内发病，且有进食同一食物史，发病呈爆发性，临床表现相似。

（2）临床表现：呕吐、腹痛、腹泻等胃肠道症状，常伴有高热。

（3）实验室检验：细菌学［《食品安全国家标准 食品微生物学检验 沙门氏菌检验》（GB 4789.4—2016）］和血清学诊断技术以及快速的诊断方法，如酶联免疫检测技术、胶体金检测技术、特异的基因探针和 PCR 检测技术等。细菌学检验阳性是确诊最有力的依据

（三）变形杆菌食物中毒

变形杆菌食物中毒是指摄入被变形杆菌、雷氏普罗威登斯菌、摩氏摩根菌污染的食物引起的食源性疾病。

1．病原学特点　变形杆菌（*Proteus*）属肠杆菌科，为革兰氏阴性杆菌，需氧或兼性厌氧。变形杆菌属低温菌，在 4 ～ 7℃的环境下即可繁殖，但对热的抵抗能力较差，55℃加热 1 h 即可将其杀灭。变形杆菌属于腐败菌，一般不致病，在自然界中分布广泛，土壤、污水和垃圾中均可检测到该菌的存在。研究显示健康人肠道带菌率为 1.3% ～ 10.4%，腹泻患者肠道带菌率可达 13.3% ～ 52.0%。人和食品中变形杆菌的带菌率与季节有关，一般夏秋季较高，冬春季下降。

2．中毒机制　变形杆菌引起的食物中毒主要是大量活菌侵入肠道而引起菌血症，属于感染型食物中毒。

3．流行病学特点

（1）流行特点：全年均可以发生，大多数发生在 5 ～ 10 月，7 ～ 9 月最多。

（2）中毒食品：动物性食品特别是熟肉以及内脏的熟食制品是引起变形杆菌食物中毒的主要食品。熟食制品被变形杆菌污染后，无感官性状的改变，这也是被污染的食物容易被忽视进而引起中毒的重要原因。

（3）食品中变形杆菌的来源：①带菌率较高的食品主要是生肉类，尤其是动物内脏；②生

熟食品、处理生熟食品的工具、容器等未严格分开；③熟食制品被污染的食品工具、容器以及携带菌的食品从业人员污染。在较高温度下，受污染的熟食存放时间较长时，变形杆菌大量繁殖，食用前如果不充分加热，食用后会引起食物中毒。

4．临床表现 该病的潜伏期一般为 12 ~ 16 h，短者为 1 ~ 3 h，长者可达 60 h。中毒者主要出现全身症状如发冷、发热、头晕、头痛、乏力等，同时出现恶心、呕吐、腹泻、腹痛等胃肠道症状。腹痛以脐周阵发性剧烈绞痛为主。腹泻为水样便，常伴有黏液、恶臭，一日数次。中毒者体温为 37.8 ~ 40℃，一般不超过 39℃。该病病程短，多数在 24 h 内恢复，预后良好。

5．诊断 按照《变形杆菌食物中毒诊断标准及处理原则》（WS/T9—1996）进行。

（1）流行病学特点：除具有一般食物中毒的流行病学特点外，变形杆菌较沙门氏菌食物中毒更迅猛，更集中，但是病程短、恢复快、预后好。

（2）临床表现：以急性胃肠炎为主，严重腹痛，多为脐周绞痛或刀割样疼痛以及急性腹泻，患者多伴有体温升高。

（3）实验室检验：①细菌学检验，按照《变形杆菌食物中毒诊断标准及处理原则》（WS/T9—1996）附录 A 进行操作。应该注意的是，由于变形杆菌在自然界中广泛存在，因此即使细菌学检验阳性，也应进一步进行血清学试验。②血清学试验，通过血清学凝集试验可以确定血清型。③动物实验，通过动物菌株毒力实验可进一步确定分离菌株的致病性。

（四）金黄色葡萄球菌食物中毒

金黄色葡萄球菌食物中毒是指摄入被金黄色葡萄球菌肠毒素污染的食物而引起的食源性疾病。

1．病原学特点 葡萄球菌属微球菌科，有 19 个菌种，在人体内检出 12 个菌种如金黄色葡萄球菌（*S. aureus*）、表皮葡萄球菌（*S. epidermidis*）、腐生葡萄球菌（*S. saprophyticus*）等。

葡萄球菌为革兰氏阳性兼性厌氧菌，抵抗力较强，在干燥条件下可以生存数月。葡萄球菌在 6.5℃ ~ 46℃的温度下可以繁殖，最适的生长繁殖的温度是 30 ~ 37℃。它具有较强的热抵抗能力，在 80℃温度下可以存活 30 min。它可在 pH 4.5 ~ 9.8 环境下生长，最适的 pH 为 7.4，它可以耐受较低的水分活度（0.86），能够在含氯化钠 10% ~ 15% 的高渗培养基或在含糖浓度较高的食品中繁殖。

金黄色葡萄球菌是引起食物中毒的常见菌种，50% 以上的菌株可以产生肠毒素，并且一个菌株能产生两种以上的肠毒素。凝固酶实验可以作为判断它是否能够产生肠毒素的指标。多数金黄色葡萄球菌肠毒素具有热稳定性，能耐 100℃的高温 30 min，并且能够抵抗胃肠道中的蛋白水解酶。

2．中毒机制 金黄色葡萄球菌食物中毒属于毒素型食物中毒，是否能引起食物中毒与球菌是否会产生肠毒素以及肠毒素的量有关。

3．流行病学特点

（1）季节性：金黄色葡萄球菌引起的食物中毒全年均可以发生，但夏季和秋季多见。

（2）中毒食品：携带致病菌或毒素的食品主要是营养丰富且水分含量多的食品，如乳类及乳制品、肉类、剩饭等，其次为熟肉类，鱼类、蛋类及其制品较为少见。近年来，熟肉制品如熟鸡、熟鸭制品引起的食物中毒事件增多。

（3）食品被污染的原因：①食物中金黄色葡萄球菌来源，人和动物的化脓性感染部位常成为污染源，如带菌的从业人员可以引起其接触的各种食物的污染；患化脓性乳腺炎的奶牛的乳汁可能带菌；畜、禽局部发生化脓性感染时，病灶可引起其他部位感染。②肠毒素的形成，温度、食品受污染的程度、食品的种类及性状均会影响肠毒素的形成。食物受污染的程度越严重，葡萄球菌的繁殖速度越快，越容易产生肠毒素。此外，金黄色葡萄球菌污染含较多蛋白质、水分、油脂以及一定量淀粉的食物后，如奶油糕点、冰淇淋、油煎荷包蛋等，更容易产生肠毒素。

4．临床表现 金黄色葡萄球菌引起的食物中毒，起病急、潜伏期短，一般为 2 ~ 5 h，极少超过 6 h。临床表现为明显的胃肠道症状，其中以呕吐最为显著，呕吐物中常含有胆汁、血液或黏液。剧烈呕吐、腹泻可引起虚脱、肌痉挛以及严重失水。中毒者体温大多正常或略高。该病病程短、恢复快、预后良好。儿童是金黄色葡萄球菌食物中毒的易感人群，发病率较成年人高，病情也较成年人重。

5．诊断 按照《金黄色葡萄球菌食物中毒诊断标准及处理原则》（WS/T80—1996）进行。

（1）符合本菌食物中毒流行病学特点及临床表现。

（2）实验室检验：实验室诊断以毒素鉴定为主，细菌学检测的意义不大。①从中毒食品中直接提取肠毒素，并确定其血清型；②按照《食品卫生微生物学检验 金黄色葡萄球菌检验》（GB4789.10—2016）操作；③从不同患者呕吐物中检测出金黄色葡萄球菌及同一型别的肠毒素。符合上述三项中的一项者即可确诊。

（五）李斯特氏菌食物中毒

李斯特氏菌食物中毒是由单核细胞增生李斯特氏菌引起的人兽共患感染性疾病。

1．病原学特点 李斯特氏菌（*Listeria*）属于短杆无芽孢杆菌，包括格式李斯特氏菌、单核细胞增生李斯特氏菌、默氏李斯特氏菌等 8 个菌种。引起食物中毒的主要是单核细胞增生李斯特氏菌，这种细菌不仅本身可以致病，而且会在血液琼脂上产生李斯特菌溶血素 O 的 β- 溶血环。

李斯特氏菌为革兰氏阳性兼性厌氧菌，在 5 ~ 45℃均可生长，在 5℃的低温条件下仍能生长是该菌的特征，在 58 ~ 59℃的温度下 10 min 即可被杀死。该菌耐碱不耐酸，在 pH 为 9.6 的条件下仍能生长。李斯特氏菌可在潮湿的土壤中存活较长时间。

2．中毒机制 李斯特氏菌引起食物中毒主要是由于大量活菌侵入肠道及其产生的溶血素 O。

3．流行病学特点

（1）季节性：李斯特氏菌引起的食物中毒在夏、秋季发病率呈季节性增高，春季也可发生。

（2）中毒食品：乳及乳制品、肉类制品、水产品、蔬菜水果均可引起中毒。最为常见的引起李斯特氏菌中毒的食物是冰箱中长期保存的乳制品和肉制品。

（3）食品中李斯特氏菌来源：①牛乳中的李斯特氏菌主要来自人类、哺乳动物、鸟类等的粪便；②动物性食物在屠宰过程中的污染；③食品从业人员手的污染。该菌可在低温条件下生长，因此冰箱冷藏食品不能抑制其生长繁殖。

4．临床表现 李斯特氏菌食物中毒的易感人群有孕妇、婴儿、50 岁以上的人群、免疫力低下的人群。临床表现有两种类型：侵袭型和腹泻型。侵袭型的潜伏期在 2 ~ 6 周，患者开始常有胃肠炎的症状。李斯特氏菌感染会引起孕妇流产、死胎等；婴儿发生脑膜炎，出现智力缺陷甚至死亡；免疫力低下的人出现败血症、脑膜炎；轻症患者出现流感样症状。腹泻型李斯特氏菌食物中毒的潜伏期一般为 8 ~ 24 h，中毒者主要症状为腹泻、腹痛。

5．诊断

（1）流行病学特点及临床表现：符合李斯特氏菌食物中毒的流行病学特点和特有的临床表现。

（2）实验室检查：细菌学检验按《食品安全国家标准 食品微生物学检验 单核细胞增生李斯特氏菌检验》（GB 4798.30—2016）操作。

（六）其他细菌性食物中毒

1．大肠埃希菌食物中毒 大肠埃希菌食物中毒是当人体抵抗力减弱或食入大量活的致病性大肠埃希氏菌污染的食物引起的食源性疾病。致病性大肠埃希菌有肠产毒性大肠埃希菌（*Enterotoxigenic E. coli*，ETEC）、肠出血性大肠埃希菌（*Enterohemorrhagic E. coli*，EHEC）、肠致病性大肠埃希菌（*Enteropathogenic E. coli*，EPEC）、肠侵袭性大肠埃希菌（*Enteroinvasive E. coli*，EIEC）。前两者引起毒素型中毒，后两者引起感染型中毒。

大肠埃希菌食物中毒，多发生于夏秋季，引起中毒的食品种类也与沙门氏菌相同。食品污染来源主要是大肠埃希菌随粪便排出污染土壤和水源，进而直接或间接污染食品。典型表现为急性胃肠炎，腹痛明显，可呈绞痛；腹泻为水样或米汤样便；呕吐，有时也有急性菌痢样表现。细菌学检验可按 GB4789.6—2016《食品卫生微生物学检验致泻大肠埃希氏菌》检验操作。

2．肉毒梭菌食物中毒 肉毒梭菌（*clostridium botulinum*）为革兰氏阳性、厌氧、产孢子的杆菌，广泛存在于自然界中，尤其是土壤中。肉毒梭菌食物中毒是由其产生的肉毒毒素所引起。肉毒毒素对消化酶、酸、低温稳定，但对碱和热敏感，是一种极强的神经毒素，通过抑制神经末梢乙酰胆碱的释放导致肌肉麻痹和神经功能障碍。

肉毒梭菌食物中毒多发生在冬春季，中毒食品多为家庭自制的发酵豆、谷类制品，其次为肉类和罐头食品。其临床表现以运动神经麻痹的症状为主，少见胃肠道症状。具有特有的对称性脑神经受损的症状，如眼症状、延髓麻痹和分泌障碍等。实验室诊断常需从可疑食品中检出肉毒毒素并确定其类别。

3．蜡样芽孢杆菌食物中毒 蜡样芽孢杆菌（*bacillus cereus*）为革兰氏阳性、芽孢杆菌。在发芽末期可产生引起食物中毒的肠毒素，包括腹泻毒素和呕吐毒素。临床表现主要分为腹泻型和呕吐型两种。

蜡样芽孢杆菌食物中毒多发于夏秋季，米粉、米饭、乳及乳制品、肉类制品、蔬菜等是常见的引起中毒的食品种类。在我国以米饭、米粉最为常见。在通风不良及温度较高的条件下，被污染食物上的蜡样芽孢杆菌芽孢易发芽并产生毒素，引起食用者中毒。预防蜡样芽孢杆菌食物中毒措施：①剩饭及其他熟食品应在 10℃以下的环境中短期存放，且食用前应彻底加热，在 100℃下加热 20 min；②在食品加工生产中，企业应严格执行食品良好操作规范，防止该菌污染食品。

第三节　食源性病毒感染

病毒性疾病可通过食品引起传播，粪口途径是主要的传播途径，食品或水可以作为媒介。本节主要概述诺如病毒引起的病毒性肠炎。

诺如病毒（Noro virus，NV）是 1972 年经免疫电镜在美国俄亥俄州诺沃克城胃肠炎患者粪便中发现。一般认为诺如类病毒的感染是继轮状病毒之后的人类腹泻的第二大病因。

1．病原学特点 诺如病毒属于 DNA 病毒，仅人和猩猩易感。诺如病毒常寄生于牡蛎等贝类中，生食贝类增加感染风险。诺如病毒感染影响胃和肠道，引起胃肠炎和胃肠炎型流感。

2．流行病学特点 诺如病毒通常危及 6 ~ 24 月龄的儿童，主要发生在人群密集区，如医院病房、旅游区、饭店、军舰、集体宿舍等。饮用被病毒污染的水及生食牡蛎等水生动物是引起爆发流行的主要原因。该病患者、隐性感染者及健康携带者为该病的传染源。

3．临床表现 诺如病毒感染起病突然，患者表现为发热、恶心、呕吐、痉挛性腹痛及腹泻，伴有乏力及食欲减退。可仅出现呕吐或腹泻，亦可先吐后泻。成年人以腹泻居多，儿童以呕吐为主。腹泻呈黄色稀水便，每日数次至十数次不等，无脓血与黏液。

4．诊断　确诊需要血清学方法，患者恢复期 IgM 升高 4 倍可确诊。细菌学检验按照《食品卫生微生物学检验　诺如病毒检验》（GB4789.10—2016）操作。

5．预防　适当隔离患者，加强水源、食物的管理，采取切断粪口途径等综合措施。

第四节　食源性真菌毒素中毒

真菌毒素（mycotoxin）是真菌在食品或饲料里生长繁殖所产生的对人类和动物有害的代谢产物。人、畜食用被真菌毒素污染的食品或饲料后发生的中毒现象，为真菌毒素中毒（mycotoxicoses）。早在 11 世纪的欧洲，就有关于麦角中毒的记载，这也是人类最早发现的真菌毒素中毒。20 世纪 60 年代开始对真菌毒素的开展广泛深入研究。1960 年英国发生的 10 万只火鸡中毒死亡事件就是由火鸡食用含有发霉花生饼的饲料引起的。之后，人们从这批发霉花生饼粉中分离出黄曲霉，并发现其产生发荧光的毒素，将其命名为黄曲霉毒素（aflatoxin），这引起了人们对真菌毒素研究工作的高度重视。真菌毒素几乎存在于各种食品或饲料中，但主要是潮湿的或半干燥的储藏食品，尤其以粮食为甚。

目前，已有 300 多种结构不同的真菌毒素陆续被发现，被分离鉴定的有 20 多种。全球 30 多个国家和地区的调查结果显示，对社会经济发展，农业以及人类健康危害最大的真菌毒素是黄曲霉毒素，其次为赭曲霉毒素 A（ochratoxin A，OTA）、单端孢霉烯族化合物、玉米赤霉烯酮（zearalenone，ZEN）、橘青霉素（citrinin）、杂色曲霉素（sterigmatocystins，ST）、展青霉素（patulin，Pat）、圆弧偶氮酸（cycloplazonlc acid，CPA）等，此外还有当时尚未被发现的伏马菌素（fumonisins，FMs）。被真菌毒素污染最严重的农产品是玉米、花生和小麦。

我国是一个农业大国，小麦、玉米、大米及花生等是主要的粮食作物。每年因霉变而导致无法食用的粮食高达 25000 吨。由于真菌毒素超过输入国限量标准而导致出口粮食遭警告或降低等级的现象时有发生。一些食物中毒现象、慢性疾病甚至癌症的发生也与食用被真菌毒素污染的食品有关。因此食品霉菌污染的防控至关重要。

对真菌及其毒素中毒患者，如无特殊治疗方法，应在发生中毒后尽快洗胃或灌肠，把毒物从体内排出，同时进行对症治疗。

一、赤霉病麦中毒

麦类、玉米等谷物被镰刀菌属侵染会引起赤霉病。这是一种世界性的病害，谷物赤霉病的流行不仅会造成谷物严重减产，一些镰刀菌所产生的毒素如脱氧雪腐镰刀菌烯醇（deoxynivalenol，DON）、雪腐镰刀菌烯醇（nivalenol，NIV）还会存留在谷物中，食用后引起人畜中毒。全球几乎每年都会发生麦类赤霉病，在我国，每 3 ~ 4 年会有一次大流行，每一次大流行，都会发生大规模人畜食物中毒事件。

1．毒性及对食品的污染　赤霉病麦中的有毒成分主要为单端孢霉烯族化合物，玉米赤霉烯酮、伏马菌素等。赤霉病麦中最常检出的毒素是 DON 和 NIV，二者均属于单端孢霉烯族毒素。NIV 对培养的软骨细胞有明显的损伤作用，特别是对培养早期的软骨细胞，会使软骨中的 DNA、基质中的葡萄糖醛酸和碱性磷酸酶含量下降；此外，还会损伤软骨细胞的细胞膜系统。流行病学资料表明，大骨节病高发区的 DON、NIV 污染率与大骨节病的发病相关，常常单独或联合污染麦类、玉米等谷物。

2．中毒症状　引起急性中毒，潜伏期一般为 10 ~ 30 min，长者为 2 ~ 4 h。主要症状包括恶心、呕吐、腹痛、腹泻、头晕、头痛、嗜睡、流涎、乏力，少数会出现发热、畏寒等，一般病程较短，一天左右可自行消失，缓慢者可能需要一周，预后较好。个别严重者会出现呼吸、脉搏、体温及血压波动，四肢酸软、步态不稳、形似醉酒，因此有时也被称为“醉谷病”。

3．预防措施 防止麦类、玉米等谷物受到霉菌的污染和抑制黄曲霉毒素的形成是预防赤霉病中毒的关键。主要措施有：①制定粮食中赤霉病麦毒素的限量标准，加强粮食卫生管理。②加强田间和储藏期间的防霉措施，包括选用抗霉品种、降低田间水位、改善田间小气候。③减少或去除粮食中的病粒或毒素，可采用比重或稀释法分离或去除病粒；对存在于粮食表皮内的毒素可采用精碾法将其去除。

二、霉变甘蔗中毒

甘蔗收割后如果储存不当，容易发生霉变，主要是由于甘蔗中大量微生物繁殖所致。霉变甘蔗的质地较软，其瓤部的色泽略深于正常甘蔗，呈浅棕色；变质严重处会有酸霉味、酒糟味或辣味。

1．毒性 引起甘蔗霉变的致病微生物为节菱孢霉菌。节菱孢霉菌产生3-硝基丙酸（3-nitropropionic acid，3-NPA），是一种强烈的嗜神经毒素，主要损害中枢神经系统。

2．中毒症状 霉变甘蔗中毒潜伏期短，一般为15 min至数小时，重症中毒者多在2 h内发病。轻度中毒患者病程较短且预后良好。而重度患者初期出现恶心、呕吐、腹痛、腹泻、黑便等消化功能紊乱的症状，随后出现神经系统症状，如头晕、头痛和复视；严重时可出现阵发性抽搐（四肢强直、屈曲内旋，手呈鸡爪状，眼球向上偏向凝视，瞳孔散大），最后直至昏迷，甚至死亡。

3．预防措施 预防霉变甘蔗中毒主要在于避免食用发生霉变的甘蔗。①甘蔗成熟后及时收割，及时运输，及时销售，不积压，存放时间不应超过2周；同时注意防焐、防冻、定期进行感官检查。②加强预防霉变甘蔗中毒的教育工作，教育群众不买、不吃霉变甘蔗。③严禁出售霉变甘蔗。

第五节　有毒动植物食物中毒

有毒动植物食物中毒是指一些动植物本身含有某种天然有毒成分，或由于贮存条件不当形成某种有毒物质被人食用后引起的食物中毒。动植物天然有毒物质是指有些动植物中存在的某种对人体健康有害的天然的非营养性成分，或因贮存不当而在一定条件下产生的某种有毒成分。自然界中有毒的动植物种类很多，所含的有毒成分复杂。常见的有毒动植物品种有河鲀鱼、腐败的鱼类、毒蕈、含氰苷植物、发芽马铃薯、豇豆等。

有毒动植物食物中毒治疗原则为患者应及时送往较近医院治疗，并及时报告当地卫生行政管理部门。告知其他人员停止食用疑似有毒食品，采集患者呕吐、排泄物的标本，以备送检。同时协助患者进行治疗，主要是对其进行急救（催吐、洗胃和灌肠）。如为疑似有毒食物中毒应保护现场，封存疑似有毒食物，及时送检，并对其他疑似有毒食物妥善保管备查。

一、有毒动物食物中毒及预防措施

（一）河豚毒素中毒

1．有害化学成分 河鲀的有毒物质河豚毒素（tetrodotoxin，TTX）是一种非蛋白质神经毒素。对热稳定，煮沸、盐腌、日晒均不能将其破坏。河豚卵巢和肝有剧毒，其次为肾、血液、眼睛和皮肤。

河豚毒素可直接作用于胃肠道，引起局部刺激，并且能够选择性地阻断细胞膜对Na^+的通透性，阻断神经传导，引起周围血管扩张、血压下降。最后患者会出现呼吸中枢和血管运动中枢麻痹，导致急性呼吸衰竭，危及生命。

河豚中毒发病急剧，潜伏期一般在 10 min 至 3 h。初期患者感觉手指、口舌有刺痛，继而出现恶心、呕吐、腹泻等胃肠道症状，同时伴有四肢无力、发冷、口唇、指尖和肢端知觉麻痹，并有眩晕。严重者出现瞳孔及角膜反射消失，四肢肌肉麻痹、身体摇摆、共济失调，乃至全身麻痹、瘫痪。河豚毒素中毒目前尚无特效解毒药，可以采用催吐、洗胃以及导泻治疗，以促进毒素排泄。必要时气管插管，对心搏骤停者予以心肺复苏。

2．预防措施

（1）企业应严格遵循原国家农业部、原国家食品药品监督管理总局联合发布的《关于有条件放开养殖红鳍东方鲀和养殖暗纹东方鲀加工经营》标准，禁止经营、养殖河鲀活鱼和未经加工的河鲀整鱼，以及禁止加工经营所有品种的野生河鲀。此外，养殖河鲀应当经农产品加工企业特定条件的加工后方可销售。加工企业的河鲀应来源于经原农业部备案的河鲀鱼源基地。

（2）加强卫生宣传教育，让广大居民认识到野生河豚有毒，不要食用并能识别河鲀，以防误食。

（3）水产品收购、加工、供销等部门应严格把关，新鲜河鲀应统一加工处理，经鉴定合格后方可出售。

（4）采用河鲀去毒工艺，加工时先断头、尽可能将血放净，反复冲洗肌肉，完全洗去血污。

（二）麻痹性贝类中毒

麻痹性贝类中毒（paralysis shellfish poisoning，PSP）是由贝类毒素引起的食物中毒。

1．有害化学成分　贝类含有的毒素与海水中的藻类有关。当贝类食入有毒的藻类后，其所含的有毒物质即进入贝类体内，人食用后，毒素可迅速从贝肉中释放出来对人呈现毒性作用。石房蛤毒素（saxitoxin，STX）是发现最早、毒性最强的一种贝类毒素，通过阻断细胞膜 Na^+ 通道引起神经系统传导障碍进而产生麻痹作用。麻痹性贝类中毒的潜伏期短，仅数分钟至 20 min。开始时表现为唇、舌、指尖麻木，随后颈部、腿部麻痹，最后运动失调。膈肌对此毒素特别敏感，重症者常在 2 ～ 24 h 因呼吸麻痹而死。目前对贝类中毒尚无有效解毒剂，尽早采取催吐、洗胃、导泻的方法，及时去除毒素仍然是有效的解毒措施。同时应给予患者对症治疗。

2．麻痹性贝类中毒预防措施　①进行预防性监测，当发现贝类生长的海水中有大量海藻存在时，应注意检测捕捞的贝类中毒素含量；②严控被赤潮污染的贝、螺类海产品上市买卖；③食用贝类时应彻底加热煮透并不要过量进食。

（三）鱼类引起的组胺中毒

食用某些不新鲜的鱼类是鱼类引起组胺（histamine）中毒的主要原因。

1．有害化学成分及中毒症状　鱼体中组胺的主要来源是不新鲜或腐败鱼体释放的组氨酸被污染鱼体的细菌产生的脱羧酶脱羧基形成。组胺是一种生物胺，作用于呼吸系统，引起支气管平滑肌剧烈收缩、支气管痉挛；作用于循环系统，患者表现为局部或全身的血管扩张，出现低血压、心律失常，甚至心搏骤停。鱼类引起的组胺中毒不仅与鱼类的品种有关，也与个体的易感性有关。

2．组胺中毒的预防措施　①合理储存，防止鱼类腐败变质；②食用新鲜鱼类；③家庭烹调易于产生组胺的青皮红肉鱼类时应采取相应的去毒措施，如彻底刷洗鱼体，去除鱼头、内脏和血块，冷水浸泡鱼体等；④加强卫生管理，禁止出售腐败变质的鱼类。

二、有毒植物食物中毒及预防措施

（一）扁豆中毒

扁豆，也称为刀豆。如扁豆烹煮不得法，就可能会导致扁豆中毒。扁豆中毒主要由生扁豆引起，生扁豆含有皂素和红细胞凝集素。其中皂素会强烈刺激胃黏膜，引起呕吐和腹泻；红细胞凝集素可以破坏红细胞的携氧功能，导致红细胞凝集。预防扁豆中毒的关键措施是彻底加热煮透，在炒扁豆时，翻炒到扁豆失去原有的生绿色，且没有豆腥味。

（二）毒蕈中毒

蕈类（mushroom）通常称蘑菇，属于真菌植物。毒蕈（toxic mushroom）与可食用蕈不易区别，常因误食而中毒。不同类型的毒蕈含有不同的毒素，也有一些毒蕈同时含有多种毒素，如胃肠毒素、神经和精神毒素、溶血毒素、肾毒素等。

毒蕈中毒预防措施为不要采摘食用不认识的蘑菇。在阴暗肮脏处生长的、颜色鲜艳的、形状怪异的、分泌物浓稠和易变色的、有辛辣酸涩等怪异气味的蕈类一般为毒蕈，不要采食。

（三）含氰苷类食物中毒

含氰苷类食物中毒是指因食用苦杏仁、桃仁、木薯等含氰苷类食物引起的中毒。

1．有害化学成分及中毒症状　氰苷是引起含氰苷类食物中毒的有毒成分，苦杏仁中的含量最高。当果仁在口腔中咀嚼和在胃肠内进行消化时，氰苷被果仁所含的水解酶水解，释放出氢氰酸，并迅速被黏膜吸收入血而引起中毒。氢氰酸的氰离子可与细胞色素氧化酶中的铁离子结合，使呼吸酶失去活性，氧不能被组织细胞所利用，导致组织缺氧而陷于窒息状态。中毒时，患者出现口中苦涩、流涎、头晕、头痛、恶心、呕吐、心悸、四肢无力等症状；较重者出现胸闷、呼吸困难、呼吸时可嗅到苦杏仁味；严重者出现意识模糊、呼吸微弱、昏迷、四肢冰冷，继而意识丧失、瞳孔散大、对光反射消失、牙关紧闭、全身阵发性痉挛。木薯中毒的临床表现与苦杏仁相似。

2．含氰苷类食物中毒预防措施　主要应加强宣传教育，防止误食苦杏仁。采取去毒措施，如加水煮沸。木薯所含的氰苷 90% 存在于皮内，因此食用时通过去皮、蒸煮等方法可除去。

第六节　化学性食物中毒

化学性食物中毒是指由于食用了被有毒、有害化学物质污染的食品，或超量食用食品添加剂、营养强化剂的食品所引起的食物中毒。常见的化学性毒物主要包括有毒金属及其化合物、非金属及其化合物和残留的农兽药等。

化学性食物中毒的预防措施主要在于加强管理，防止食品污染；加强卫生宣教工作，提高自我防护意识。

化学性食物中毒总的治疗原则为尽快排出毒物。可采取催吐、洗胃和导泻等方法；及时应用特效解毒剂，应根据化学性食物中毒的种类及时应用特效解毒剂；以及对症、支持治疗。

一、有毒金属及其化合物引起的中毒

1．砷中毒　砷是有毒的类金属元素。引起砷中毒的原因有误将砒霜当成食用碱、团粉、糖、食盐等，滥用含砷农药喷洒果树和蔬菜，盛装过含砷化合物的容器不经清洗直接盛装食物，食品工业用原料或添加剂砷含量超过食品安全标准。砷中毒多发生在农村，夏秋季多见。无机砷化合物一般都有剧毒，毒性主要为：①对消化道有直接腐蚀作用；②影响组织细胞的新陈代谢，引起细胞死亡；③麻痹血管运动中枢和直接作用于毛细血管；④砷中毒严重者可出现肝、心脏及脑等器官的缺氧性损伤。砷中毒特效解毒剂主要为含巯基化合物，如二巯基丙磺酸钠、二巯丙醇等。

2．汞中毒　汞在环境中同微生物作用可转化成甲基汞等有机汞形式。汞及其化合物广泛

应用于农业生产和医药卫生行业，可通过“三废”（废水、废气和固体废弃物）排放等污染环境，进而污染食物，其中又以鱼、贝类食物中的甲基汞污染最为重要。甲基汞中毒主要表现为神经系统的损害，初起为疲乏、头晕、失眠，而后感觉异常，手指、足趾、口唇和舌等处麻木。严重者出现共济失调、语言障碍、视野缩小、听力障碍、感觉障碍及其他精神症状等，进而发生瘫痪、肢体变形、吞咽困难甚至死亡。20 世纪 50 年代日本发生的典型公害病——水俣病，就是典型的甲基汞中毒事件。FAO/WHO 提出的暂定每周可耐受摄入量（provisional tolerable weekly intake，PTWI）为 0.3 mg（其中甲基汞＜ 0.2 mg），相当于 0.005 mg/kg BW（甲基汞相当于 0.0033 mg/kg BW）。我国食品中汞限量标准可参考《食品安全国家标准 食品中污染物限量》（GB2762—2017）。

3．镉中毒 镉为银色金属，广泛用于电镀、塑料、油漆等工业生产中，故工业含镉“三废”的排放对环境和食物的污染较为严重。环境中镉含量较低，但可通过食物链富集后达到相当高浓度。海产食品、动物性食品（尤其是肾）含镉量通常高于植物性食品。镉中毒主要损害肾、骨骼和消化系统。肾是慢性镉中毒的靶器官。日本镉污染大米引起的公害病“痛痛病”（骨痛病），就是镉经食物链蓄积引起的慢性中毒。FAO/WHO 提出镉的 PTWI 为 0.007 mg/ kg BW。GB2762—2017 中规定了食品中镉限量。

4．铅中毒 铅为银白色重金属，大多数 Pb^{2+} 盐不溶或难溶于水。含铅废水、固体废弃物的排放可污染土壤和水体，经食物链富集污染食品。铅主要损害造血系统、神经系统和肾。常见的症状为贫血、神经衰弱、烦躁、失眠、食欲减退、口有金属味、腹痛、腹泻或便秘、头晕、头痛、肌肉和关节疼痛等。严重者可致铅中毒性脑病。FAO/WHO 1993 年提出铅的 PTWI 为 0.025 mg/kg BW。GB2762—2017 中规定了食品中铅限量。

二、农兽药残留中毒

1．毒鼠强中毒 毒鼠强是一种剧毒鼠药，1991 年起国家已明令禁止生产和销售，但由于其制作工艺简单，原料易得，一些不法厂商仍继续生产和销售。毒鼠强投毒案件和污染食品引起的中毒事件频频发生，严重危害到广大人民群众的身体健康和生命安全，已受到全社会的广泛关注。毒鼠强，化学名为四亚甲基二砜四胺（tetramine），分子式为 $C_4H_8N_4O_4S$，化学性质稳定。引起毒鼠强的中毒原因主要有误服、投毒、污染、接触。毒鼠强中毒的主要表现包括：①神经系统，头痛、头晕、无力，严重者神志模糊、躁动不安、四肢抽搐；②消化系统，均出现恶心呕吐，伴有上腹部烧灼感和腹痛；③循环系统，心悸、胸闷；④泌尿系统，多数病例无泌尿系统症状。毒鼠强中毒除了一般的处理措施外，采用苯巴比妥钠镇静、止痉疗效较好；中毒较重者尽快进行活性炭血液灌流，及时处理脑水肿，消除肺水肿。

2．有机磷中毒 有机磷农药在酸性溶液中较稳定，在碱性溶液中易分解失去毒性。有机磷中毒的原因主要有误食农药拌过的种子或误把有机磷农药当作酱油或食用油，盛装过农药的容器再盛装油、酒以及其他食物，喷洒农药不久的瓜果、蔬菜未经安全间隔期即采摘食用，误食被农药毒杀的家禽家畜，食物在运输过程中受到有机磷农药污染。有机磷农药是我国生产使用最多的一类农药，因此食物中有机磷农药残留较为普遍。污染的食物以水果、蔬菜为主，尤其是叶菜类；夏秋季发病高于冬春季。有机磷中毒潜伏期多在 2 h 以内，急性中毒可分为三度：①轻度，头痛、头晕、恶心、呕吐、出汗、视物模糊、无力等；②中度，上述症状加重，肌束颤动、瞳孔缩小、胸闷、出汗、流涎、腹痛、腹泻、轻度呼吸困难、轻度意识障碍；③重度，除上述症状外，伴有心跳加快、血压升高、发绀、瞳孔缩小如针尖、对光反射消失、呼吸困难、肺水肿、大小便失禁、惊厥，甚至昏迷。轻度有机磷中毒者可单独给予阿托品，中度或重度中毒者需要阿托品及胆碱酯酶复能剂（如氯解磷定、解磷定）两者并用。

三、非金属及其化合物引起的中毒

1．亚硝酸盐中毒 亚硝酸盐多存在于腌渍蔬菜、肉类及腐败变质蔬菜等食物中。常见的亚硝酸盐有亚硝酸钠和亚硝酸钾，为白色和嫩黄色结晶的颗粒状粉末，无臭，易溶于水。

（1）亚硝酸盐中毒表现：亚硝酸盐中毒发病迅速，潜伏期长短不一，一般为 1 ～ 3 h，短的仅 10 min，根据摄入亚硝酸盐的量和浓度有所不同。中毒症状主要为头晕、头痛、恶心、呕吐、腹痛、腹泻等，以及口唇、指甲及全身皮肤、黏膜出现青紫等组织缺氧表现。常用特效解毒剂为亚甲蓝，可将高铁血红蛋白还原为亚铁血红蛋白，按体重 1 ～ 2 mg/kg 静脉注射，1 ～ 2 h 未好转或再出现可重复注射，同时补充大量维生素 C。

（2）亚硝酸盐中毒原因：

1）误食中毒：亚硝酸盐外观上与食盐类似，容易将工业用亚硝酸盐误当作食盐食用而引起中毒。

2）添加剂服用过量中毒：亚硝酸盐是一种可以使肉类具有良好色泽和独特风味的食品添加剂，在食品工业中被广泛应用。食用大量含亚硝酸盐较多的肉类食物可引起中毒。

3）腌渍蔬菜食入过量中毒：在腐烂的菜叶或新腌制的蔬菜中，亚硝酸盐含量升高，尤其是腌渍一周左右的蔬菜中亚硝酸盐含量最高。有些地方用亚硝酸盐含量高的苦井水腌渍食品，长期食用这类食物或饮用井水均可能引起亚硝酸盐中毒。在特殊情况下，由于胃肠功能紊乱，食入大量含硝酸盐的食物后，硝酸盐在肠道硝酸盐还原菌的作用下可被还原为亚硝酸盐，也可导致中毒。

（3）亚硝酸盐中毒预防措施

1）防止食物被其他微生物污染，以减少食物中硝酸盐向亚硝酸盐的转化。

2）加强对企业，尤其是肉类加工企业的监管，控制食物中硝酸盐和亚硝酸盐的含量。

3）食用新鲜蔬菜，增加维生素 C 等可抑制或阻断亚硝基化的食物成分的摄入。

4）国家制定或完善标准并加强对食物中亚硝酸盐含量的监测。

2．其他非金属及化合物中毒

（1）多环芳烃化合物：食品中多环芳烃主要来源于食品的烹调加工及包装过程。主要的预防措施包括少吃或不吃烟熏、煎炸食品；加强环境治理，减少环境中多环芳烃的间接污染；制定并执行食品卫生标准，限制食品中多环芳烃的含量。

（2）丙烯酰胺：丙烯酰胺主要来源于薯类或谷类等含淀粉量高的食物在高温加工过程中发生的美拉德反应。主要的预防措施包括改善食品加工过程，以减少食品中丙烯酰胺的含量；对食品中丙烯酰胺建立限量标准并执行。

（3）杂环胺类：杂环胺类来源于富含蛋白质的鱼、肉类食品的高温烹调、加工过程，包括氨基咪唑氮杂芳烃和氨基咔啉两类。主要的预防措施包括改善烹调方式，避免烹调温度过高；增加膳食纤维的摄入，膳食纤维可吸附杂环胺并降低其活性；建立完善杂环胺的检测方法，建立限量标准并执行。

第七节　食物过敏和食物不耐受

一、食物过敏

食物过敏（food allergy）是摄入体内食物中的某组成成分，作为抗原诱导机体产生免疫应答而发生的一种变态反应性疾病，又称为食物的超敏反应。诱发人体食品过敏的存在于食品中的成分为食物过敏原（food allergen），由食物成分引起的免疫反应主要为 IgE 介导的速发型过敏反应。

1．引起食物过敏的食物 国际食品法典委员会公布的常见的引起食物过敏的 8 种食物为含有麸质的谷物及其制品、甲壳纲类动物及其制品（虾、蟹）、鱼类及其制品、蛋及蛋制品、花生及其制品、大豆及其制品、乳及乳制品、坚果及果仁类制品。临床上 90% 以上的过敏反应由这 8 类高致敏性食物引起。

2．食物过敏的症状 主要表现为皮肤症状（发痒、发红、肿胀）、胃肠道症状（恶心、呕吐、腹泻等）、呼吸道症状（鼻和喉发痒、肿胀）以及心血管系统症状（胸痛、心律不齐、血压降低），严重者可出现昏厥甚至死亡。过敏症状通常在食用致敏食物后几分钟至 1 h 内出现，持续数天甚至数周。

3．食物过敏的防治措施及处理原则 ①避免食物致敏原；②对致敏食物进行标签标识；③对食物过敏者进行对症处理。

二、食物不耐受

食物不耐受（food intolerance）是指摄入某种或多种食物后，机体免疫系统把这些食物当成有害物质，而产生食物特异性抗体 IgG 的复杂的变态反应性疾病。与食物过敏（IgE 介导）不同，食物不耐受是 IgG 介导的一种迟发型变态反应。

关于食物不耐受的机制目前仍无一致的定论，广为认可的机制是德国 Fooker 博士提出的：由于机体缺乏相应的酶，某种或某些食物无法被完全消化，从而以多肽或其他分子形式进入肠道。它被机体的免疫系统识别为外来物质，发生过度的保护性的免疫反应，产生食物特异性抗体 IgG，抗体与食物颗粒形成免疫复合物，引起组织的炎症反应，造成全身各系统表现出相应的症状或产生疾病。

1．食物不耐受症状 食物不耐受可影响全身各个系统，多数患者表现为消化系统症状，出现恶心、腹痛、慢性腹泻、胀气；也会累及皮肤系统，出现湿疹、红斑、瘙痒等；神经系统的主要表现为焦虑、抑郁、暴躁易怒、偏头痛等；呼吸系统和骨骼系统也会受到影响，出现哮喘、咽喉肿痛、关节痛等。

2．食物不耐受预防措施及处理原则 改善不耐受的较为有效的方法是调整饮食习惯、制定限制食物计划、少食或禁食引起食物不耐受的食物。

第八节 食物中毒事件的调查处理

一、食物中毒事故报告

《中华人民共和国食品安全法》中定义，食品安全事故是指食源性疾病、食品污染等源于食品，对人体健康有危害或者可能有危害的事故。

按《食品安全事件调查处理办法（征求意见稿）》的要求，发生食品安全事件的单位，应当在 2 h 内向所在地县级食品药品监督管理部门、卫生行政部门报告。医疗机构发现其收治的病人可能与食品安全事件有关的，应当在 2 h 内向所在地县级食品药品监督管理部门、卫生行政部门报告。发现食品安全事件的单位或个人，应当及时向所在地县级食品药品监督管理部门、卫生行政部门报告。发现食品安全事件的报告应当及时、客观、真实，任何单位或者个人不得隐瞒、谎报、延报。报告主要包括下列内容。

（1）事件发生的单位、时间、地点、事件简要经过。

（2）事件造成的发病和死亡人数、主要症状、救治情况。

（3）可疑食品基本情况。

(4) 已采取的措施。
(5) 其他已经掌握的情况。

二、食物中毒调查与处理原则

(一) 食物中毒调查

《中华人民共和国食品安全法》第一百零四条规定，医疗机构发现其接收的病人属于食源性疾病病人或者疑似病人的，应当按照规定及时将相关信息向所在地县级人民政府卫生行政部门报告。县级人民政府卫生行政部门认为与食品安全有关的，应当及时通报同级食品药品监督管理部门。

食物中毒调查是指通过调查确实是否为食物中毒，查明引起中毒的食品和中毒原因，提出控制蔓延和预防措施，同时配合临床医生制定抢救和治疗方案。

(二) 食物中毒处理原则

1. 对患者采取紧急处理，并及时报告专门负责机构
(1) 停止食用中毒食品。
(2) 采取患者标本，以备送检。
(3) 对患者的急救治疗：包括急救（催吐、洗胃、清肠）、对症治疗和特殊治疗。
2. 对中毒食品控制处理
(1) 留存中毒或疑似中毒食品，并保护现场。
(2) 追回已售出的中毒或疑似中毒食品。
(3) 无害化处理或销毁中毒或疑似中毒食品。
3. 对中毒场所采取消毒措施 根据中毒食品的不同特性，采取相应的消毒处理。

三、食物中毒处理程序和方法

《中华人民共和国食品安全法》第一百零五条规定，县级以上人民政府食品药品监督管理部门接到食品安全事故的报告后，应当立即会同同级卫生行政、质量监督、农业行政等部门进行调查处理，并采取下列措施，防止或者减轻社会危害：(一) 开展应急救援工作，组织救治因食品安全事故导致人身伤害的人员；(二) 封存可能导致食品安全事故的食品及其原料，并立即进行检验；对确认属于被污染的食品及其原料，责令食品生产经营者依照本法第六十三条的规定召回或者停止经营；(三) 封存被污染的食品相关产品，并责令进行清洗消毒；(四) 做好信息发布工作，依法对食品安全事故及其处理情况进行发布，并对可能产生的危害加以解释、说明。

发生食品安全事故，县级以上疾病预防控制机构应当对事故现场进行卫生处理，并对与事故有关的因素开展流行病学调查，有关部门应当予以协助。县级以上疾病预防控制机构应当向同级食品药品监督管理、卫生行政部门提交流行病学调查报告。

(一) 报告登记

食物中毒或疑似食物中毒事故的流行病学调查应使用统一的调查登记表，登记食物中毒事故的有关内容，包括发生食物中毒的单位、时间、地点、可疑中毒食品、进食人数、可疑中毒及中毒的人数、临床症状及体征、患者诊断及抢救和治疗情况及就诊地点等。同时应通知报告人采取保护现场、留存患者呕吐物及可疑中毒食物等措施，以备后续的取样和送检。

（二）食物中毒的调查

1．现场卫生学和流行病学调查 包括对患者、同时进餐者的调查，对可疑食品加工现场的卫生学调查。应尽可能采样进行现场快速检验，根据初步调查结果提出可能的发病原因、防控及救治措施。

（1）对患者和进食者进行调查，以了解发病情况：调查内容包括各种临床症状、体征及救治情况，应详细记录其主诉、症状、发病经过、呕吐和排泄物的性状、可疑餐次（无可疑餐次应调查发病前 72 h 的进食情况）的时间和食用量等信息。

（2）可疑中毒食物及其加工过程调查：在上述调查的基础上追踪可疑中毒食物的来源、食物制作单位或个人，对可疑中毒食物的原料及其质量、加工烹调方法、加热温度和时间、用具和容器的清洁度、食品储存条件和时间、加工过程是否存在直接或间接的交叉污染、进食前是否再加热等进行详细调查。在现场调查中发现的食品污染或违反食品安全法规的情况，应进行详细记录，必要时进行照相、录像、录音等取证。

（3）食品从业人员健康状况调查：疑为细菌性食物中毒时，应对可疑中毒食物的制作人员进行健康状况调查，了解近期有无感染性疾病或化脓性炎症等，并进行粪便采样及咽部、皮肤涂拭采样等。

2．样品的采集和检验

（1）样品的采集

1）可疑食物样品采集：尽量采集剩余食物。无剩余食物的时候可采集用灭菌生理盐水洗刷后的包装材料或容器洗涤液，必要时还应采集半成品或原料。

2）可疑食物的制、售环节的采样：应对可疑中毒食品生产过程中所用的容器、工具等进行棉拭子采样。

3）患者呕吐物和粪便的采集：采取患者呕吐物应在患者服药前进行。无呕吐物时，可取洗胃液或涂抹被呕吐物污染的物品。

4）血、尿样采集：疑似细菌性食物中毒或发热患者，应采集患者急性期（3 天内）和恢复期（2 周左右）静脉血各 3 ml，同时采集正常人血样做对照。对疑似化学性食物中毒者，还需采集血液和尿液样品。

5）从业人员可能带菌样品的采集：使用采便管采集从业人员大便（不宜留便者）。对患有呼吸道感染或化脓性皮肤病的从业人员，应对其咽部或皮肤病灶处进行涂擦采样。

6）采样数量：对发病规模较大的中毒事件，一般至少应采集 10 ～ 20 名具有典型症状的患者的有关样品，同时采集一些具有相同进食史但未发病者的同类人群样品用于对照。

（2）样品的检验

1）采集样品时应注意避免污染并在采样后尽快送检，不能及时送样时应将样品进行冷藏保存。

2）结合患者临床表现和流行病学特征，推断导致食物中毒发生的可能原因和致病因子的性质，从而选择针对性的检验项目。

3）对疑似化学性食物中毒，应将所采取的样品尽可能地用快速检验方法进行定性检验，以协助诊断和指导救治。

4）实验室在收到有关样品后应在最短时间内开始检验，若实验室检验条件不足时，应请求上级机构或其他有条件的部门予以协助。

3．取证调查人员在食物中毒调查的整个过程中必须注意取证的科学性、客观性、法律性，可充分利用录音机、照相机、录像机等手段，客观地记录下与当事人的谈话及现场的卫生状况。在对有关人员进行询问和交谈时，必须做好个案调查笔录并经调查者复阅签字认可。

小 结

食源性疾病是最常见的疾病之一，已经成为重要的全球公共卫生问题。引起食源性疾病的致病因子多而复杂，主要有生物性、化学性、物理性致病因子。食源性疾病不仅损害个人健康，也阻碍了社会经济的可持续发展，给卫生保健系统带来沉重的负担。然而，食源性疾病是可以预防的。食源性疾病监测是防控食源性疾病的重要手段。通过对食源性疾病事件或疑似食源性疾病事件进行长期、连续、系统的监测，可以获得食源性疾病的发病信息、明确食源性疾病的病因及易感人群、预测食源性疾病的发展趋势、评价相关干预措施的效果，从而为制定切实有效的干预措施提供依据。

思考题

1．简述什么是食源性疾病。
2．简述食源性疾病的致病因子。
3．简述细菌性食源性疾病的流行病学特点。
4．简述副溶血性弧菌食物中毒的原因、临床表现、实验室检查、预防措施。
5．简述诺如病毒食物中毒的原因、临床表现、预防措施。
6．简述河豚毒素中毒的临床表现及预防措施。
7．简述扁豆中毒的临床表现及预防措施。
8．简述述几种常见的有毒重金属引起的食物中毒。
9．简述食物过敏与食物不耐受的区别。
10．简述食物中毒的处理原则。

拓展延伸

食物中毒是最常见的食品安全事故之一。食物中毒的调查处理，应按《中华人民共和国突发事件应对法》《中华人民共和国食品安全法》《中华人民共和国食品安全法实施条例》《突发公共卫生事件应急条例》《国家突发公共事件总体应急预案》《国家食品安全事故应急预案》等的要求进行。

（许雅君）

参考文献

1．WHO．Estimates of the global burden of foodborne diseases [EB/OL]．2015-12-03[2019-07-15]．https：//www.who.int/foodsafety/publications/foodborne_disease/fergreport/en/.
2．WHO．General information related to foodborne disease [EB/OL]．2010-06-14[2019-07-15]．http：//www.who.int/foodsafety / foodborne_disease/ general/en.
3．WHO．Food safety [EB/OL]．2019-06-04[2019-07-15]．http：// www．Who．int/ en/ news-room/ fact-sheets/ detail/ food-safety.
4．WHO．Strengthening surveillance of and response to foodborne diseases．[EB/OL]．2017-11-

17[2019-07-15].https：//www.who.int/foodsafety/publications/foodborne_disease/ surveillance manual/ en/.
6．Nguyen G T，Phan K，Teng I，et al．A systematic review and meta-analysis of the prevalence of norovirus in cases of gastroenteritis in developing countries．Medicine，2017，96（40）：e8139.
7．Caroline P B，Milena T B．Prevalence and expression of staphylococcal enterotoxin genes in Staphylococcus aureus，isolated from food poisoning outbreaks．Canadian Journal of Microbiology，2017，63（10）：1-18.
8．Reda W W，Abdel-Moein K，Hegazi A，et al．Listeria monocytogenes：An emerging food-borne pathogen and its public health implications．Journal of Infection in Developing Countries，2016，10（2）：149-154.
9．李勇．营养与食品卫生学．8 版．北京：北京大学医学出版社，2005.
10．孙长颢．营养与食品卫生学．8 版．北京：人民卫生出版社，2017.
11．纵伟．食品卫生学．北京：中国轻工业出版社，2011：38-41.
12．曲径．食品安全控制学．北京：化学工业出版社，2011：141-146.

实习　案例分析

第一部分

2017 年 1 月 26 日，农历大年二十九，全国上下都沉浸在迎接新年的快乐气氛中。我国北方某省会城市一家医院急诊科全科上下的医护人员却完全没有快乐的心情。从中午 12：30 开始，该科室就陆续接诊主诉为急性头晕、头痛、胸闷、心率增快的的患者，部分伴有恶心、呕吐和（或）腹痛、腹泻。直至当天下午 3 时，以类似主诉前来就诊的患者已经达到 77 名。其中有 1 名患者送到医院时已经呼吸衰竭，经抢救无效死亡；另有 3 名患者意识模糊甚至昏迷，直接送往 ICU 病房；还有 2 名患者有明显的烦躁不安，予以特别监护。这 77 名患者全部为男性，年龄最小的 19 岁，最大的 38 岁。经询问，这些患者全部为该城市郊区一在建购物中心建筑工地的工人。

问题 1：如果你是接诊医生，应该对患者做哪些必要的检查和问诊？

问题 2：如果你是接诊医生，患者入院时已经意识模糊，你该如何做检查和问诊？采取哪些必要的急求措施？

经检查，这些患者体征中均有不同程度的口唇、指甲发青甚至发黑，严重者全身青紫，均出现呼吸急促、心率增快。77 人中有 72 人主诉为明显的恶心，其中 63 人曾发生或者在医院发生呕吐，呕吐物为胃内容物，均无肉眼可辨识的血液成分；有 19 人出现明显的腹痛、腹泻。

问题 3：通过上述主要体征和症状的描述，你初步判断这是什么疾病？为什么？

问题 4：为了帮助明确诊断，你还想进一步了解什么情况？或者需要进一步做什么主要的检查或化验？

医院给予患者催吐、洗胃、导泻，并根据症状进行对症治疗。患者病情得到有效控制。

问题 5：除外常规处理，你是否有抢救患者的特效药推荐？是什么？为何推荐此药品？

问题 6：医院发现其收治的病人可能为食物中毒，遂向上级部门报告。应该向什么部门报告这起事件？在主管部门来之前你需要做些什么？

第二部分

医院向当地卫生局疾病预防控制中心（Centers for Disease Control and Prevention，CDC）报告了这一事件。CDC 在接到食物中毒报告第一时间通报了当地食品药品监督管理部门和卫生监督中心。各部门工作人员及时来到医院，经进一步询问，这些患者均是外地人口，因为工程原因来到该市。当天是年前最后半天出工，下午施工队就放假，工头中午招呼所有工人在工地食堂年终聚餐，共计有 90 多人。由食堂的厨师为大家制作饭菜。聚餐开始时间是中午 11：30 左右，据患者回忆午餐的食物主要有馒头、豆角炒土豆、猪肉炖粉条、芹菜炒香干和豆浆。最早有不适的患者症状大约出现在 12：15，也就是饭后半个多小时，他出现逐渐加重的头痛和头晕、乏力、心率增快，于是主动就医。后来工友陆陆续续也来到该医院就诊，主诉都非常类似。

问题 7：至此，你是否能明确这是一起什么事件？事件的主要原因是什么？

卫生工作人员赶往患者中午就餐食堂进行流行病学调查和现场取证，并封锁了食堂。工作人员在食堂后厨灶台上看到一敞口的透明塑料袋包装的白色结晶粉末，包装袋上没有任何信息标识。工作人员将该白色结晶进行了采样，另外他还采集了午餐剩余食物样品和患者呕吐物样品，带回实验室进行分析。

问题 8：样品采集过程有哪些注意事项？

经化验，事故现场灶台上白色结晶主要成分为亚硝酸钠，在采集的 8 份食物样品（2 份馒头，2 份豆角炒土豆、2 份猪肉炖粉条和 2 份芹菜香干）中，6 份炒菜（豆角炒土豆、猪肉炖粉条、芹菜香干各 2 份）中均检测出超量的亚硝酸盐，2 份馒头样品中未检出；15 份患者呕吐物样品均检出亚硝酸盐。至此，亚硝酸盐食物中毒诊断成立。经询问该午餐实际制作厨师，明确事故的原因为厨师误把工地上建筑混凝土防冻剂——亚硝酸钠当做食盐，制作炒菜时加入烹调的菜品中，导致所有参加中午聚餐的工地员工亚硝酸盐食物中毒！

工作人员填写《食物中毒事故报告登记表》和《食物中毒事故调查报告表》。

问题 9：除了进行现场流行病学调查、取证、填报登记表并上报，你觉得还有必要进行哪些工作？

问题 10：我们应该如何积极预防亚硝酸盐食物中毒的发生？

（许雅君）

参考文献

1．孙长颢．营养与食品卫生学．8 版．北京：人民卫生出版社，2017．
2．全国人民代表大会常务委员会．中华人民共和国食品安全法，2015．

第九章 食品安全风险分析与控制

课程导入

风险分析是一种为食品安全决策提供参考的系统化、规范化方法，包括风险评估、风险管理和风险交流三部分。风险评估是风险分析框架中的科学核心；风险管理是在选取最优风险管理措施时对科学信息与其他因素（如经济、社会、文化与伦理等）进行整合和权衡的过程；风险交流在风险评估、风险管理过程中应当起到黏合剂、润滑剂的作用。风险分析的整体特征就是风险管理者、评估者以及其他参与者之间不断重复的互动。食品安全风险监测是《中华人民共和国食品安全法》（以下简称《食品安全法》）及其实施条例所要求开展的法定工作。国家食品安全风险监测主要包括食品污染及有害因素监测和食源性疾病监测两方面。利用食品安全风险监测数据，可为食品安全风险评估和风险预警、食品安全标准制定和修订提供充分、可靠的数据支持。

第一节 风险分析概述

风险分析（risk analysis）是一种为食品安全决策提供参考的系统化、规范化方法，主要包括三个部分：风险管理（risk management）、风险评估（risk assessment）和风险交流（risk communication）。各部分的定义如下。

（1）风险管理（risk management）是一个考虑风险评估结果与其他保护消费者健康和促进公平贸易的相关因素，通过与所有利益相关方会商，权衡各种备选政策措施的过程，且在必要时，要选择合适的风险预防和控制措施。此过程与风险评估完全分离。

（2）风险评估（risk assessment）是计算或估计特定（亚）人群暴露于某危害因素后健康风险的科学过程，包括四个步骤，即危害识别、危害特征描述、暴露评估和风险特征描述。

（3）风险交流（risk communication）是风险评估者、风险管理者、消费者、业界、学术团体和其他利益相关方在整个风险分析过程中相互交换或交流与风险有关的因素和与风险认知能力有关的信息和观点的过程，包括风险评估结果的解释和制定风险管理决策的依据。

风险分析的三个组成部分经历了长期的发展与应用，并逐渐完善，最终整合成统一的风险分析框架（图 9-1）。风险分析框架将风险评估和风险管理置于风险交流的圆圈之内，意在强调三者之间在功能上相互独立，同时又紧密相关、互为补充和互相融合，它也体现了风险交流的桥梁作用。

风险评估是风险分析框架的科学核心，是风险管理和风险交流的基础。在风险分析框架中，风险管理和风险评估既相互独立又密切相关。风险评估者与管理者间的职能分离对保证风险评估过程的科学和客观十分重要。风险交流的目的是要在整个风险分析过程中，通过互动式的双向的信息交流和互换，保证利益相关各方都能参与到风险管理和风险评估的过程中，从而提高大众对风险管理决策的知情权和参与权。

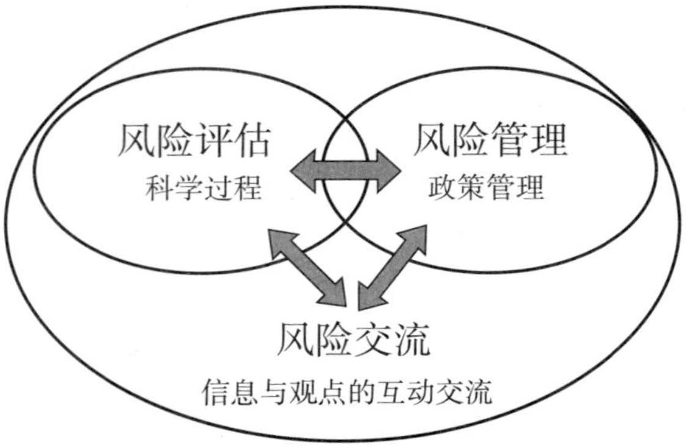

图 9-1　食品安全风险分析框架

风险分析是一个不断重复且持续进行的过程，存在许多反馈环节。风险分析的整体特征就是风险管理者、评估者以及其他参与者之间不断重复的互动。风险分析是进行以科学为基础的分析、合理有效地解决食品安全问题的强有力手段。实施风险分析不仅可以促进公众健康的改善，同时也可为扩大国际食品贸易打下坚实基础。

第二节　风险管理

一、风险管理的定义

风险管理是基于风险评估的结果，各利益相关方通过对各种备选的食品安全监管措施或方案进行磋商、权衡利弊，最终选择最适宜的预防或控制方案的过程。风险管理与风险评估不同，是一个在与各利益相关方会商过程中权衡各种政策方案的过程。风险管理除了要考虑风险评估的结果外，还要综合考虑其他与保护消费者健康及促进公平贸易活动有关的因素，并在必要时选择适当的风险预防和控制措施。

风险管理过程需要风险管理者、风险评估者，以及各利益相关方之间的充分交流、合作和相互协调。因此，虽然风险管理决策基于风险评估结果，但是最适宜的风险管理措施的制定，还需要综合考虑科学证据和经济、社会、文化与伦理等其他因素，进行整合和权衡。

二、风险管理的一般框架

风险管理的一般框架包括初步风险管理活动，确定并选择风险管理方案，实施、监控和评估管理决策，这是国际公认的过程。该体系的全过程是一个循环流程，在各阶段与实施步骤之间存在着许多反复性工作。当获得新的信息或者后续阶段的工作表明需要修改或者需要重新评价前期阶段的工作时，可以重复风险管理的一般框架。

风险管理的一般框架的第一阶段是初步的风险管理活动。第二阶段主要包括识别与衡量各种可能有用的风险管理措施（如控制、预防、减轻、消除或其他方式）。当确定了首选的风险管理措施后，必须由相应的利益相关方来实施。一旦执行了控制措施，就应该开展健康与效果评估活动。

三、风险管理的主体

在风险分析框架中，风险管理者不仅对确保风险分析的实施负有全面责任，也担负着选择和实施食品安全控制措施的最终职责。一个国家的风险管理者不需要详细了解如何实施风险评估，但必须知道如何在需要时委托风险评估任务并追踪其实施的全过程。风险管理者应了解风险评估的结果，以据此做出正确的风险管理决策。同样，风险管理者也不必是风险交流方面的专家，但必须知道风险交流怎样促进风险分析的成功实施，怎样确保在风险评估和管理的所有适当步骤中都有恰当而充分的风险交流。

从广义上讲，风险管理者不仅仅是政府负责食品安全的官员，企业及相关从业者都在风险管理中扮演着重要的角色。

（一）政府实施风险管理

一般而言，政府机构是实施风险管理的主体机构。按照我国《食品安全法》的规定，国务院各部门按照各自职责分别负责不同的风险管理活动，包括组织风险监测、开展风险评估、制定食品安全标准、开展风险交流等。

1．组织开展风险监测和风险评估 食品安全风险监测数据和食品安全风险评估结果是制定、修订食品安全标准和对食品安全实施监督管理的科学依据。《食品安全法》规定，国家建立食品安全风险监测制度，对食源性疾病、食品污染以及食品中的有害因素进行监测。国家建立食品安全风险评估制度，对食品、食品添加剂中生物性、化学性和物理性危害进行风险评估。国务院卫生行政部门负责组织食品安全风险评估工作，成立由医学、农业、食品、营养等方面的专家组成的食品安全风险评估专家委员会进行食品安全风险评估。

2．制定食品安全标准 制定食品安全标准是最典型的食品安全风险管理措施。基于风险监测和风险评估结果制定的食品安全标准是最有效的风险管理措施之一。《食品安全法》规定食品安全标准是强制执行的标准。食品安全国家标准由国务院卫生行政部门会同国务院食品药品监督管理部门制定、公布。食品中农药残留、兽药残留的限量规定及其检验方法与规程由国务院卫生行政部门、国务院农业行政部门会同国务院食品药品监督管理部门制定。屠宰畜、禽的检验规程由国务院农业行政部门会同国务院卫生行政部门制定。对地方特色食品，没有食品安全国家标准的，省、自治区、直辖市人民卫生行政部门可以组织制定并公布食品安全地方标准，报国务院卫生行政部门备案。食品安全国家标准制定后，该地方标准即行废止。

3．开展食品安全监管 《食品安全法》中规定，县级以上地方人民政府组织本级食品药品监督管理、质量监督、农业行政等部门制定本行政区域的食品安全年度监督管理计划，向社会公布并组织实施。

各级政府实施有效监管，从食品的原料、生产、流通、经营等各个方面确保食品安全，完善从“田间”到“餐桌”的监管链条，共筑食品安全的防护网，是食品安全风险管理的重要手段。2018 年，国务院各部门食品安全监管职能调整之后的主要风险管理部门变为国家市场监督管理总局和各地市场监督管理局，在食品安全监管的角度承担风险管理职责。

（二）食品企业的自我风险管理

食品生产企业在食品生产中，在符合各项法律要求的基础上，需严格执行食品安全标准各项规定，从而达到降低食品安全风险的目的。制定食品安全标准自身可视为风险管理的措施之一，所有的食品安全标准的执行者，都可视为食品安全风险管理的参与者。

作为食品安全的第一责任人，食品生产企业无疑是食品安全风险管理中的重要组成，从原材料到生产加工流程，再到包装出厂，食品生产者每一项生产环节都与食品的安全紧密相连。

（三）公众、消费者参与风险管理

作为普通的消费者，食品的安全与否无疑是最受关注的问题。消费者该如何参与到食品安全风险管理中来呢？首先，消费者可以积极参与食品安全风险交流的过程，这有利于公众科学理解风险的信息，从而能够理性地看待食品安全风险。其次，消费者应主动了解食品安全相关法律、法规、标准等知识，加深对食品安全的认识。最重要的一点在于，公众、消费者在日常的食品操作中，多了解食品安全相关知识，避免不当操作造成的食品风险，避免食用违法、过期食品，都属于食品安全风险管理的措施。

四、初步风险管理活动的基本步骤

（一）识别和描述食品安全问题

风险管理者首先必须识别食品安全问题的属性和特征并对此加以描述。对食品安全问题进行简短的初步描述是描述风险轮廓的基础，并可为进一步的行动提供背景和指导。

（二）描述风险轮廓

风险轮廓描述的主要目的是帮助风险管理者采取进一步行动。进行风险轮廓描述需要针对某一问题收集信息资料，并采取多种形式表述。所收集信息应足以指导风险管理者确定是否需要进行风险评估及评估的程度。一般而言，风险轮廓描述主要由风险评估者以及其他熟悉该问题的技术专家来完成。

（三）建立广泛的风险管理目标

建立了风险轮廓描述后，风险管理者需要确定更广泛的风险管理目标，同时可能要决定风险评估的可行性与必要性。描述风险管理目标必须在委托风险评估之前进行，确定哪些问题需要且可能通过风险评估回答。

（四）确定风险评估的必要性

确定开展风险评估的必要性是风险管理者与风险评估者反复沟通的过程，这也是建立更广泛风险管理目标的一部分。需要重点考虑的问题包括怎样进行评估、拟解决的问题、什么样的方法可能产生有用的结果、现有可获得的数据、现有数据适用性、是否需要补充数据及其成本、哪些不确定性可能导致不能获得明确的解决方案。如果风险管理者决定开展风险评估以支持风险管理目标，那么就必须对这些事项进行说明。

风险评估在下列情形下显得尤为重要：风险的属性及影响程度不明确、风险涉及的社会价值相互冲突、风险受到公众密切关注、风险管理措施会对贸易产生较大影响。通过风险分级，风险评估也能为确定后续需要开展的相关研究提出方向。

（五）制定风险评估政策

风险评估政策是清楚理解风险评估范围及其进行方式的基础。它通常确定风险评估所涉及的食品体系的具体部分、人口分布、地域及时间周期等。

在风险评估过程中会产生许多主观判断与选择，其中某些选择将对评估结果在决策方面的效用产生影响。而其他一些选择可能具有科学价值取向及偏好，例如在数据不一致的情况下，怎样处理不确定因素以及使用什么样的假设；或者在说明某种可接受的风险影响时，应该怎样谨慎行事等。

（六）委托风险评估

一旦决定需要进行风险评估，风险管理者必须确保完成风险评估工作。通常情况下，风险管理者必须组织适当的专家队伍开展工作，在保持风险评估与风险管理工作“功能分离”的情况下，与风险评估者进行广泛的交流。

（七）评判风险评估结果

基于现有数据，风险评估应该清晰且完整地回答风险管理者所提出的问题，并在合适的情形下对风险评估中的不确定性来源进行识别与量化。当判断风险评估是否完善时，风险管理者需要做到以下几点。

（1）完全了解该风险评估的优缺点以及结果。

（2）熟悉风险评估中使用的技术，便于向外界的利益相关方进行详细说明。

（3）了解风险评估过程中的不确定性和变异性的本质、来源及范围。

（4）熟悉并确定风险评估过程中所有重要的假设，并了解他们对结果产生的影响。

（八）对食品安全问题进行风险分级并确立风险管理的优先次序

国家食品安全管理机构常常需要同时处理大量的食品安全问题。在特定的时间内管理所有问题，不可避免地会出现资源不足的情况。因此，对于食品安全监管者而言，对问题进行分级，建立风险管理的优先次序以及为所评估的风险进行分级是非常重要的。

五、风险管理措施的选择

风险管理的一般框架的第二个主要阶段是确定、评价和选择风险管理措施。一般而言，在风险评估实施完成之前该步骤是不可能完全执行的，但实际上，在风险分析的初始时期这个阶段的工作就已经开始了，并且随着风险信息资料的逐步完善与量化而不断反复该步骤。风险轮廓可能包含一些风险管理措施的信息，当管理者开展风险评估时，可能提出一些具体的问题，而相应的答案可以指导风险管理措施的选择。在紧急的食品安全状况下，在风险评估实施之前至少需要选择并运用一些初步的风险管理措施。

与风险管理的第一阶段相似，该阶段也包含几个不同的分步骤，实施这些步骤的具体顺序并不重要。

（一）确定现有的管理措施

当管理者了解已确立的风险管理目标及风险评估的结果时，一般将确定出一些能解决所面临的食品安全问题的风险管理措施。风险管理者的责任是确定适当的方法，但不需要亲自做所有的工作。

（二）评价可供选择的管理措施

在解决方案明确且相对容易执行或者只有一种方法可以选择的时候，对已确定的风险管理措施的评价会很简单。但有时候，许多食品安全问题涉及复杂的过程，很多可供选择的风险管理措施在可行性、实用性及能达到的食品安全水平是不同的，可能需要进行成本 - 效益分析，从而做出取舍。

在评价与选择食品安全控制措施时，最关键的因素是应当认识到在所评价的风险管理措施和该措施所能带来的降低风险水平和（或）保护消费者水平之间建立清晰的关联。

风险管理措施还常常要考虑社会伦理道德因素。风险管理决策中涉及的伦理道德因素也需要公开讨论，以实现管理的透明化，促进有效信息交流的开展。

（三）选择风险管理措施

选择风险管理措施可以利用不同的方法和决策框架。没有最合适的方法，不同的风险及不同的情况应使用不同的决策方法。事实上，做出合适的风险管理决策要综合考虑上述所有评估信息资料。

风险管理者应将重点集中在选择能最大程度降低风险影响的管理措施上，并将管理效果与其他影响决策的因素进行权衡。这些因素包括潜在措施的可行性和实用性、成本 - 效益因素、利益相关方的平衡、宗教伦理问题，以及产生的负面影响，如降低食品食用价值或营养质量等。

六、实施风险管理决策

风险管理决策由多方实施，包括政府官员、食品企业与消费者。实施类型依据食品安全问题具体情况及涉及单位的不同而不同。

为了有效执行控制措施，食品生产者与加工者通常使用如良好操作规范（good manufacturing practice，GMP）、良好卫生规范（good hygiene practice，GHP）及危害分析与关键控制点（hazard analysis and critical control point，HACCP）体系这样整体性强的方法来进行全面的食品管理。这些方法为风险管理者确定并选取的具体食品安全风险管理措施提供了一个平台。

七、风险管理措施的监控和评估

在做出和实施决策时，风险管理并没有因此结束。风险管理者还应确认降低风险的措施是否达到预期的结果、是否产生与所采取措施有关的非预期后果、风险管理目标是否可以长期维持。当获得新的科学数据或有新观点时，需要对风险管理决策进行定期的评估。同样，在监督与监测过程中收集到数据表明需要评估时开展评估。风险管理的这个阶段包括收集并分析有关人类健康的数据以及引起所关注风险的食源性危害的数据等，形成对食品安全及消费者健康的总体评价。

第三节　风险评估

风险评估是风险分析的核心，从保护人体健康的角度为制定风险管理措施提供科学依据。最初其建立的主要原因是在面对科学上的不确定性时制定健康保护决策的需要。风险管理者最终决定进行风险评估的可能性和必要性，并委派风险评估任务和开展相关工作，如确定风险评估的目的和需要回答的食品安全问题、制定风险评估政策和时间进度表、提供开展本项评估所需的资源。

为保证风险评估在科学上的独立性，理想的做法是将风险评估的职能活动与风险管理活动分开，但公认的做法是风险管理者在确定风险分析的范围过程中，尤其是在问题形成的过程中，应该与风险评估者进行交流和相互配合。因此，风险评估与风险管理的关系是互动的、经常反复的过程。

风险评估应以现有科学数据和相关信息为基础，遵循科学、公正、透明和个案处理的原则，在实施过程中应保证风险评估工作的独立性。风险评估结果可以定性或定量表示，前者用高、中、低等描述性词语来表示风险，后者以量化的数值表示风险大小。

在我国食品安全体系中，风险评估处于承上启下的地位。风险评估的数据来源于国家食品安全风险监测、实验室检测以及食物消费量调查数据。风险评估的结果又可以为国家食品安全风险监测、标准的制定和修订以及风险交流提供信息和数据支持。

一、风险评估的基本步骤

风险评估由危害识别（hazard identification）、危害特征描述（hazard characterization）（包括剂量 - 反应评估，dose-response assessment）、暴露评估（exposure assessment）和风险特征描述（risk characterization）四个步骤组成，是一个概念性框架。每个步骤的具体内容和实施程度取决于风险评估目标和可获得的数据，可根据管理需要或风险评估类型确定风险评估工作的重点内容和步骤。

危害识别（hazard identification）是确定一种因素能引起生物、系统或（亚）人群发生不良作用的类型和属性的过程。危害识别的目的是根据所有现有毒性和作用模式数据的评估结果，对不良健康效应进行证据权重评价。危害特征描述（hazard characterization）是对一种因素或状况引起潜在不良作用的固有特性进行的定性和定量（可能情况下）描述，应包括剂量 - 反应评估及其伴随的不确定性。危害特征描述的目的是描述某种危害因素给予剂量或暴露量与某种不良健康效应发生率之间的关系。需要确定临界效应，即随着剂量或暴露量增加首先观察到的不良效应。危害识别和危害特征描述又称为危害评估，危害评估可以借鉴国内外数据，并非仅需要本国自己的数据。

暴露评估（exposure assessment）是对通过食品或其他相关来源摄入的危害因素进行定量和（或）定性评估。暴露评估要考虑危害因素在膳食中是否存在、其浓度、含有危害因素的食物的消费模式、大量食用问题食物的消费者（高端消费者）和食物中含有高浓度危害因素的可能性。通常情况下，暴露评估将得出一系列（如针对一般消费者和高端消费者）摄入量或暴露量估计值，也可以根据人群（如婴儿、儿童、成年人）分组分别进行估计。根据待评估化学物是否具有急性毒性，评估可分为急性暴露评估或慢性暴露评估。根据暴露途径和化学物的作用机制不同，又可分为积聚暴露和累积暴露。积聚暴露（aggregate exposure）是单个物质通过多种途径（经口、经皮和吸入）和多种方式（食物、水、居住环境）的联合暴露，而累积暴露（cumulative exposure）是具有相同作用机制的多种化学物的联合暴露。

风险特征描述（risk characterization）是对一种因素对特定生物、系统或（亚）人群在具体确定的暴露条件下所产生的已知或潜在不良健康影响的可能性及其相关的不确定性进行定性，并尽可能定量的描述，是风险评估的第四步。风险特征描述应考虑到不确定性和变异性，并对之进行描述。不确定性是风险评估者对于所使用数据和模型了解的局限性，可随着可获得资料的数量和质量的提升而降低。变异性反映暴露或反映内在的生物异质性。风险评估者必须使用公认的假设，并以明确的形式表述不确定性，确保非专业人士能够理解。

二、风险评估的基本原则

在开展风险评估前，应根据数据可及性和评估目的，遵循避繁就简的原则选择合适方法。首先采用资源需求最少的筛选方法，可在短时间内将食品中那些没有安全问题的化学物从众多的化学物中筛选出来。筛选出的化学物不需要再进行精确的评估。在接下来进行的精确膳食暴露评估方案设计时，应当保证潜在的高暴露情况不会被低估。

如果使用筛选法进行评估，需要对食物消费数据和食品中化学物浓度数据进行保守假设膳食暴露水平，高估高消费者的膳食暴露水平。筛选法应该考虑消费的生理学极限，不应使用未经验证的数据来估计消费量。

在设计进一步的精确膳食暴露评估时，应确保不会低估某化学物潜在的高膳食暴露情形。所用的方法学应该考虑非普通个体，如对某些食物消费量大的人群，或某化学物含量最高的食品或某品牌食品的忠实消费者，或是偶然食用含高浓度化学物的食品的个体。

原则上，膳食中所有确定要进行风险评估的化学物都需要进行膳食暴露评估。污染物、农药和兽药残留、食品添加剂（包括香料）、加工助剂及食品中的其他化学物均可采用类似的方法进行评估。

膳食暴露评估应当覆盖一般人群和重点人群。重点人群是指那些对化学物造成的危害更敏感的人群或与一般人群的暴露水平有显著差别的人群，如婴儿、儿童、孕妇、老年人和素食者。

微生物风险评估的原则和方法与化学物是类似的，但也存在一些差异。主要表现在微生物风险评估涉及宿主、环境和危害三个变量；微生物是活的，能生长和死亡；微生物有种属差异，同一种属的微生物个体间也有异质性，并且微生物菌株存在变异现象；微生物在环境中的分布不均匀，且存在潜在的二次传播的可能。此外，宿主免疫力和敏感性存在差异，相同剂量可能带来不同的危害，单次暴露便有可能导致健康危害。

三、主要进展和挑战

经过近 10 年的建设与发展，我国食品安全风险评估体系相对完善，技术水平和专业能力基本可满足风险管理需要，风险评估工作及其结果已在我国食品安全管理中发挥重要作用，有效提升了我国食品安全管理决策的科学化水平。

参照国际风险评估程序和数据需求，我国逐步从技术规范、应用模型、技术方法、基础数据等方面加强风险评估科学支撑。目前已经建立了一系列科学化、规范化的风险评估技术规范和指南；构建了包括风险监测数据库、食物消费量数据库、毒性数据库、食品接触材料接触面积 / 体积比等风险评估基础数据库；研发建立了多种化学物联合暴露的累积风险评估模型、多途径暴露的积聚暴露评估模型和高端暴露评估模型并得到应用；针对毒理学资料缺乏但暴露量极低的化学物，建立了毒理学关注阈值方法（threshold of toxicological concern，TTC）进行筛选评估。

风险评估是一项多学科交叉的科学活动，离不开各学科的技术进步及其科学数据。在暴露评估方面，暴露生物标志物被用于进行暴露评估。应用暴露生物标志物进行暴露评估的优势在于其不依赖于食物消费量和食品中某种物质的浓度数据，并且能够整合一段时期内不同来源的暴露，结果比传统膳食暴露评估方法更加直接、客观和真实。但是，暴露生物标志物不能归因到具体的暴露来源，如何解释其在公共卫生方面的意义也是目前应用过程中面临的一大挑战。21 世纪科学技术的快速发展和全球化进程给国际风险评估技术应用和全球协调带来了机遇。美国国家研究委员会（national research council，NRC）发布的《21 世纪毒性测试：愿景与策略》报告，突出强调 21 世纪毒性测试的重点将由整体动物实验转向基于人源性细胞、细胞系和（或）细胞组分等实验动物替代方法的测试策略。NRC 亦发布了《21 世纪暴露科学：愿景与策略》报告，提出暴露科学发展的长远愿景，阐述了靶向和非靶向分析方法、传感系统、新型生物监测、组学技术、信息学和计算模型的发展对暴露科学产生的推动作用。该愿景旨在激发暴露评估在广度和深度上的转型变革，从而推动暴露科学与毒理学和流行病学的整合，促进三者的互动发展。

第四节　风险交流

“风险交流”是一门涉及多领域多学科的新兴科学。通俗地说，风险交流是一个在正确的时间通过正确的方式将正确的信息传达给正确的人的过程。FAO / WHO 出版的《食品安全风险分析——国家食品安全管理机构应用指南》中明确指出，“风险交流是在风险分析全过程中，风险评估人员、风险管理人员、消费者、企业、学术界和其他利益相关方就某项风险、风险所涉及的因素和风险认知相互交换信息和意见的过程，内容包括风险评估结果的解释和风险管理决策的依据”。因此，风险交流的参与者包括风险管理者、风险评估者、消费者、产业界、学术界等所有利益相关方。

一、食品安全风险交流的目标和意义

食品安全风险交流作为风险分析框架的重要组成部分，在风险评估和风险管理过程中应当起到黏合剂、润滑剂的作用。风险交流的主要内容包括风险评估结果的解释和风险管理决策制定的依据。风险交流应特别强调以及时、准确、清晰、全面和适当的方式，解释风险评估结果本身以及如何使用这些结果，以帮助告知风险管理决策以及相关的其他合法因素。风险交流应提供有关如何达成风险管理决策的信息、风险管理者考虑的风险评估结果以外的因素，以及这些因素如何相互权衡的信息。结合我国的实际情况，食品安全风险交流工作主要有以下四大目标。

（一）促进公众对风险信息的知晓与理解

风险交流就是用通俗的语言解释专业问题。在风险交流过程中，风险评估者需要以通俗易懂的语言和方式解释风险评估的科学过程和主要结果，并说明评估过程中的不确定性；风险管理者则以风险评估的结果为基础，解释各种风险管理备选方案的合理性和局限性；而各利益相关方则交流他们关注的内容，并从各自的角度理解和审视风险评估和风险管理的内容与方案。通过充分交流，促进各利益相关方对所评估问题的认识和理解，有利于提高风险分析过程的整体效率。

（二）促进监管措施的有效施行

监管措施属于风险管理，而风险管理需要依据风险评估。监管者并非技术专家，直接面对评估结论也会感到困惑，他们需要理解其科学内涵才能做出正确决策，这就需要风险交流。监管措施出台前的风险交流至关重要，各利益相关方若及时交换信息和意见，可以提高风险管理水平，提高决策的可行性、合理性。生产经营者、消费者和其他利益相关方都需要充分了解决策的依据以及管理措施的意义，并与监管者充分交换意见。这可以有效降低措施出台后的摩擦与矛盾，有利于监管措施的顺利施行。

（三）提高公众的食品安全信心

风险交流是重建信心、重塑形象的关键手段。当前食品安全的舆论现状很大程度上是因为公众对食品安全体系失去信心、缺乏信任。只有通过长期不懈的负责任的行动，以透明开放的工作态度，配合良好的风险交流手段，才能重建消费者信心，从根本上改善舆论环境。

（四）促进食品产业、行业和贸易的健康发展

食品产业和行业的发展离不开良好的舆论环境和消费环境。加强食品安全风险交流，在促进食品安全社会共治、推动食品产业持续健康发展中具有不可或缺的重要作用。

二、食品安全风险交流的原则与策略

（一）风险交流的基本原则

风险交流的基本原则包括建立和维护信任（权威性）、及时充分（时效性）、公开透明（透明性）、基于科学（科学性）、基于受众需求（针对性）、利益相关方共同参与（参与性）等六个基本原则。

风险交流的首要原则是建立和维护信任，没有信任就没有交流，缺乏信任的沟通会带来反向的解读和认知，但信任的建立与维护是一项长久的系统任务。公众对于机构的信任包括能力和动机两个维度。交流机构需要在技术层面上显示出自己对职责的胜任力，提升能力信任；同时，从情感层面上显示自己对公众利益的忠实，提升动机信任。为提升动机信任，交流机构应特别注意与公众保持关注点一致，系统性地与公众进行反馈和对话。

“及时”表明信息发布的时效性要强。不论是日常的风险交流还是危机事件处理中的风险交流，尽早公布是需要优先把握的原则。“充分”指的是交流机构应向受众提供充分的信息，包括充足的信息量和足够的信息频率。目前，交流的时效性的主要障碍还是出现在危机交流中，一方面是工作机制无法跟上节奏，另一方面是在事前准备不够充分。在新媒体不断涌现的今天，坚持及时性的同时，要为交流内容的不确定性留有余地，掌握交流策略。

“公开透明”是赢得信任的重要方式。公开透明不仅针对风险交流，更是针对风险评估和风险管理；不仅是工作结果的公开透明，更是工作过程、决策机制的透明。普通民众所要求的公开透明并不是真的要完全理解复杂的专业内容，而是期待一种开诚布公、自觉接受公众监督的态度。

“基于科学”包括交流内容科学和交流方法、技巧科学两个层面的含义。交流机构要基于科学，提供科学、准确的信息；交流方法和技巧要基于科学，提高交流的效率。

“基于受众需求”包含交流内容和交流方法基于受众需求，即交流的主体和内容应为公众的核心关注点，并采取符合公众认知模式和规律的方式回应公众关切。对受众了解的越充分，风险交流工作成功的可能性越大。

“利益相关方共同参与”是指所有相关各方在风险分析框架内，对风险评估与管理决策提出意见和建议，并与评估者、管理者交换看法的过程，不仅仅体现知情权，更体现参与权。利益相关方参与已经成为共识交流和制定危机预案最主要的方式。利益相关方参与的好处在于，各方面都能直观了解风险状况，清楚风险管理者的依据、目的、意义及其可能性和合理性。

（二）风险交流的表述原则

风险交流的表述原则主要包括语言准确精练、通俗易懂，承认不确定性，客观描述为主，富于同情心和责任感四个方面。

风险交流者要充分认识到被交流对象的人群属性和认知特点，避免在表述语言中出现容易引起歧义或是模糊的内容，用简单语言表达复杂的风险信息。

风险本身就是一个概率。因此，风险交流者在提供风险信息时应适当留有一定余地，不要为了平息事态和安抚公众而使用“肯定”“确定”“不可能”等绝对化描述，同时，也需要与公众交流这些不确定性，包括数据是如何收集的、如何分析评估的、结果如何解释等等。适当的承认不确定性会增加风险信息的可信性，有利于提升机构诚实可信的形象。

客观描述风险，尽量让公众觉得你提供的是客观事实而非主观观点，这能够使风险交流者的陈述显得更有底气、更具说服力。为体现客观性，风险交流者在提供结论的同时，应提供充分、可靠的依据；能用数据表达的，尽量用数据说话；此外，应慎用较模糊的概念，除非确实有太多不确定因素。

富于同情心和责任感指的是风险交流者应能够倾听和察觉受众对风险的感受和关切，并认识到自身所肩负的减少食品安全信息不对称问题的责任，积极回应关切。在风险交流中，交流者关切的态度常常比事实更积极。

（三）风险交流的基本策略

风险交流的基本策略包括了解利益相关方需求、制定计划和预案、加强内外部协作、加强信息管理等。

食品安全风险交流中的利益相关方包括食品生产经营者、食品行业协会、食品安全监管部门、相关研究机构、学者、消费者、媒体和其他社会团体等。应当根据不同利益相关方的不同需求，采取不同的风险交流策略，以提高针对性、有效性。

食品安全相关机构宜制定风险交流年度计划，并为重点风险交流活动配套具体实施方案。针对食品安全事件应当制定相应的风险交流预案，并进行预案演练。主管行政部门宜统筹协调所属食品安全相关机构的风险交流活动。

食品安全相关机构宜建立健全机构内以及与上下级机构的信息通报与协作机制，与有关机构或部门建立信息交换和配合联动机制，通过有效的沟通协调达成共识，提高风险交流有效性。

食品安全相关机构宜建立通畅的信息发布和反馈渠道等。应当明确信息公开的范围与内容，明确信息发布的人员、权限以及发布形式、发布渠道，确保信息发布的准确性、一致性。

三、食品安全风险交流的基本流程

食品安全风险交流是风险交流理论在食品安全领域的应用，是破解食品安全问题的重要手段，能够有效解决食品安全各利益相关方之间的信息不对称问题，通常分为日常交流与危机交流两部分。日常交流的目的侧重于告知、教育、促进风险决策达成共识等。危机交流的目的侧重于满足公众的信息需求，尽快警示公众并为他们提供降低风险的可选方案，引导舆论避免恐慌蔓延。日常交流和危机交流在很大程度上是相通的。两者的不同之处在于日常交流关注少、影响力弱，适合系统布局设计交流方案；而危机交流关注高、需求旺、紧迫性强，需要风险交流工作更为迅速的展开。

（一）日常交流基本流程

食品安全风险交流工作中的六大共性环节，分别是明确交流的目的和目标、开展受众分析、构建信息、选择合适的交流方式、制定时间进度和评估交流效果。

明确风险交流的目的和目标是制定风险交流预案的第一步。

受众分析的目的是了解哪些人群处于风险之中、受到风险的影响、人群的基本特征。不同的人群特征很可能会影响后续交流渠道和信息表达方式的选择。

受众分析完成之后，风险交流的一些重要策略就已经明确，接下来需要进一步构建风险交流信息。风险交流信息的构建需注意以下事项：风险交流信息要以受众分析为基础；风险交流信息最好经过预试，确认受众的理解是否符合风险交流机构的预期；风险交流信息不宜过多；数字信息的表达方式要慎重选择，同样的风险水平，用不同的表达方式，受众的风险感知很可能不同；避免“零风险”描述和过度安抚公众；慎用风险受益的概念。

明确了风险交流目的、对象和内容，并构建了风险交流信息后，需要确定用什么方式传递这些信息。从受众复杂性来说，一种特定的方式或媒体工具可能难以满足所有受众群体的需要，可以根据具体情况灵活处置。

制定时间进度的作用是让所有参与者都知道自己所处的位置和在整个过程中的时间约束，可以检验人员执行计划的效率，也可以作为风险交流效果评价的一项指标。时间进度安排不仅仅包括风险交流主线的时间安排，也包括其中每一项具体工作的安排。

开展交流效果评估，一方面可以帮助风险交流机构为日后的交流活动提供经验教训，改善风险交流政策、措施和技巧，提升日后交流的有效性；另一方面能够证明风险交流机构的行为符合相关规范和法律要求，显示风险交流活动的价值。制定风险交流效果的评估方案，需要综合考虑适用条件、评估的目标、评估指标的选择、时间安排、评估者的培训和监督、受众如何参与、评估的范围以及如何判断交流成功等因素。

（二）危机交流基本流程

危机事件通常指的是突然或意外发生的状况，是事件发展中具有决定性意义的转折点。危机事件意味着需要更迅速地开展风险交流，因此特别需要提早做好计划、建立预案。日常交流的六个步骤是危机事件暴发前制定危机交流预案的基础。当危机事件暴发，风险交流者需要实施事先制定的交流预案，并根据实际情况灵活变通。危机事件过后，即使危机事件已经缓解，风险交流工作仍要继续：一方面，可以对交流和应对效果进行评估，总结经验教训，以在未来再次发生类似状况时更好的应对；另一方面，要抓住危机事件这个公众教育的机遇期。研究表明，在重大事件发生后人们会处于一种应激状态，此时避险心态最为强烈，也最愿意接受风险教育。

四、食品安全风险交流的基础条件

（一）组织机构与人员

食品安全相关机构宜明确风险交流的归口管理部门，建立机构内部统一领导、各部门共同参与的工作机制，鼓励各食品安全相关机构配备风险交流的专职人员。

（二）风险交流专家库

风险交流专家库的主要作用是为风险交流工作提供科学建议与策略支持，并根据需要参与风险交流相关活动。专家库应当涵盖食品安全、医学、社会心理学、传播学、公共关系和法律等领域的专家。

（三）人员培训

食品安全相关机构应当开展多种形式的风险交流技能培训，培养风险交流人才队伍。培训内容宜涵盖专业基础知识、风险交流基础理论和技巧、媒体沟通原则与技巧、危机处理技巧、公共关系和心理学基本理论等。

（四）经费保障

风险交流经费宜纳入工作预算，以确保涉及食品安全政策、食品安全标准解读与宣贯、科普宣教与培训、食品安全舆情监测与应对、有关食品安全的突发公共卫生事件处理等方面的风险交流工作顺利进行。

第五节　食品安全风险监测

食品安全风险监测指通过系统和持续地收集食源性疾病、食品污染以及食品中有害因素的监测数据及相关信息，对食品安全相关数据进行系统分析、评估并及时通报的活动。国家食品安全风险监测是一项系统性、综合性和连续性的任务，对公众健康和社会经济发展具有重要的意义。

一、食品安全风险监测的目的

1. 开展我国食品中重要化学性和生物性污染物的污染状况和食品中有害因素的监测，积累食品安全风险监测数据，了解我国食品中主要污染物及有害因素的污染水平和趋势，掌握和分析我国食品安全状况。

2．确定危害因素的分布范围和可能来源，通过监测发现食品生产、消费环节的食品安全隐患，为监管部门采取有针对性的控制措施提供科学依据。

3．为食品安全风险评估、风险预警、食品安全标准制修订提供充分、可靠的数据支持。

4．评价食品生产加工企业的污染控制水平与食品安全标准的执行情况和效力，为食品生产加工企业和监管部门控制污染提供技术指导，为监管部门评价其所采取的控制食品污染的公共卫生措施的有效性提供技术依据。

二、食品安全风险监测的意义

1．食品安全风险监测是《食品安全法》及其实施条例所要求开展的法定工作，必须要通过不断加强食品安全风险监测体系建设，系统收集、分析和评价食品污染物数据，开展风险预警和实施政府监管，对于保证我国食品安全形势的总体稳定并促进其逐渐好转，以及维护人民群众身体健康和生命安全而言具有重要意义。

2．通过监测工作获得的监测数据可以提高我国食品中污染物标准制修订的科学性，并在积极参与食品安全国际法典标准制定过程中保护我国的利益，促进我国食品出口贸易的增长。

三、食品安全风险监测的作用

1．通过获得食品安全风险监测数据，了解我国食品安全整体状况，掌握食品污染水平、分布及其变化趋势。

2．利用食品安全风险监测数据，为开展食品安全风险评估，制定和修订食品安全标准以及其他相关食品安全政策的制定提供科学依据。

3．分析食品安全风险监测数据，评价食品生产加工中的污染控制水平与食品安全标准的执行情况，为食品生产加工企业和监管部门控制污染提供技术指导，为监管部门评价其所采取的控制食品污染的公共卫生措施的有效性提供技术依据。

4．针对社会关注的食品安全问题，及时开展针对性的应急监测，为及时处理食品安全事故和媒体事件提供技术支持。

5．通过食源性疾病监测，了解我国食源性疾病发病状况及可能的致病因素，早期识别、预警、防控，为有效控制食源性疾病及食源性疾病早期预警提供技术支持。

四、国家食品安全风险监测的内容

国家食品安全风险监测主要包括食品污染物及有害因素监测和食源性疾病监测两方面。

（一）食品污染物及有害因素监测

食品污染物及有害因素监测是指通过系统、持续和主动收集食品化学性、生物性和物理性污染以及食品中有害因素等监测数据及相关信息，并应用医学、卫生学原理和方法，对人群健康风险进行评估分析的过程，包括对食品中化学性污染物及有害因素、微生物及其致病因子开展常规、专项和应急监测。

常规监测的主要目的是了解我国食品中污染物总体状况、污染趋势并为食品安全风险评估、标准制定和修订提供代表性的监测数据，同时也可以提示食品安全隐患。专项监测的主要目的是及时发现食品安全隐患，为政府部门进行食品安全监管提供有针对性的监测数据。应急监测的主要目的是针对突发食品安全事件或出于临时开展的评估等工作的需要，快速启动特定食品和项目组合的监测。

（二）食源性疾病监测

食源性疾病监测是指持续、系统地收集、分析、解释食源性疾病相关的数据以改善食源性疾病公共卫生实践，减少食源性疾病负担，为风险评估提供科学数据，包括食源性疾病病例监测、食源性疾病事件监测、食源性疾病主动监测、食源性致病菌分子溯源、食源性致病菌耐药性监测等。

食源性疾病监测可分为主动监测和被动监测两类。主动监测是公共卫生人员定期到责任报告单位主动收集特定疾病发生情况的监测方式。被动监测是报告接收单位被动接受报告的监测方式，由责任报告人（如医务人员、食源性疾病暴发或发生单位等）按照既定的报告规范和程序向卫生行政部门、疾病预防控制中心等机构常规报告疾病数据和信息。

五、国家食品安全风险监测计划制定与实施

（一）制定原则

1．基本要求 《食品安全法》第二章第十四条规定：国家建立食品安全风险监测制度，对食源性疾病、食品污染以及食品中的有害因素进行监测。国务院卫生行政部门会同国务院食品药品监督管理、质量监督等部门制定、实施国家食品安全风险监测计划。省、自治区、直辖市人民政府卫生行政部门会同同级食品药品监督管理、质量监督等部门，根据国家食品安全风险监测计划，结合本行政区域的具体情况，制定、调整本行政区域的食品安全风险监测方案，报国务院卫生行政部门备案并实施。

食品安全监测计划主要针对我国食品安全风险评估、食品安全标准制定和修订需要、国内外关注的突出的食品安全问题，同时综合相关监管部门提出的监测建议以及综合考虑我国现有实际监测能力等原则制定。监测的食品主要针对我国产量大、消费量高、流通范围广的食品。监测指标主要针对食品中对健康危害大、各食品安全监管部门在日常监管中发现有问题倾向且受关注的物质，包括食品添加剂、重金属、残留的农药和兽药、非食用物质、真菌毒素、加工过程中可能形成的有害物质以及食源性致病菌等。

2．优先选择原则

（1）优先选择健康危害较大、风险程度较高以及污染水平呈上升趋势的食品。

（2）优先选择对如婴幼儿等特殊人群造成健康影响的食品。

（3）优先选择流通范围广、消费量大的食品。

（4）优先选择以往在国内导致食品安全事故或者受到消费者关注的食品。

（5）优先选择已在国外导致健康危害，并有证据表明可能在国内存在的食品。

3．及时性、代表性、客观性和准确性的原则

4．结合相关要求及问题的原则 根据国务院关于每年食品安全重点工作安排要求，并结合国家食品安全风险监测中发现的主要食品危害因素、我国食源性致病菌及食物中毒的高危食品以及食品安全国家标准中确定的相关限量指标，确定监测的主要食品、监测项目以及采样环节。

为确保监测计划能够具体针对性并真实地反映我国的食品安全状况，在设计时需听取并全面收集各食品安全相关部门提供的信息、文献资料和舆情报道等相关内容。根据监测目的和优先选择原则由专家团队遴选我国当前及未来迫切需要开展的监测项目。

5．多种监测形式相结合的原则

6．全覆盖原则

（1）监管对象的全覆盖，即覆盖食品、食品添加剂和食品相关产品三类产品。

（2）从原料到餐桌的全覆盖，充分发挥各部门的资源优势，力争做到食品生产、流通和餐饮服务各环节的全链条的监测，采样环节将食品安全各部门所监管的环节全部涵盖，以掌握污染物和有害因素在各个环节的变化情况，以便有的放矢地加以治理。

（3）要做到区域全覆盖，监测范围要求覆盖全国各省（自治区、直辖市）、地市、县（区），并逐步延伸到农村，以了解不同污染物和有害因素在各地区的分布情况。

7．符合统计学要求的原则　国家食品污染及有害因素监测计划中提供的监测样品数量在国家层面上具有统计学意义，但各省（自治区、直辖市）为满足本地区监测和评估的需要，仅采用国家计划提供的数量可能是不够的。其监测样品的数量必须在国家计划的基础上，根据监测区域中的居民数量、食品消费量特点，特别是采样区域地域特点以及以往监测中反映出的问题加以扩大方可满足要求。

8．综合考虑时间与频次确定原则　食品中污染物和有害因素监测应根据监测物质种类特点及与季节的关系、食品安全风险评估以及处置突发性公共卫生事件等需求，确定各类监测样品的采样时间、监测频次。

9．健康关联性原则

（1）与食品可能导致的健康风险密切相关。

（2）以全面主动发现食品中可能存在的风险隐患为主，特别是探究可能存在的未知风险，故部分项目不一定有限量标准。

（3）系统掌握我国主要食品中各类污染物的分布特点，为提出监测的食品与污染物组合提供依据。

（4）利用分层次、阶段性监测的方式掌握当前食品污染对健康的影响和发展变化趋势。

10．规划性与灵活性相结合原则　针对需要长期跟踪观察的指标建立中长期计划，包括食品中的环境污染物、禁用农兽药、微生物指标、风险较大的食品添加剂和非法添加物质等，通常分为五年的中期计划和无期限的长期计划。

针对某一阶段发生的突出性食品安全问题可制定阶段计划，包括非法添加过程跟踪、生产过程监测、开展评估和制定标准所需要的监测等，通常是一年至三年计划。

年度国家食品安全监测计划是在对中长期计划和阶段计划项目进行综合评估的基础上形成的。

（二）制定程序

每年5月份启动次年国家食品安全风险监测计划的制定。由国家卫生健康委员会印发通知，向工业和信息化部、商务部、海关总署、市场监督管理总局、粮食和物资储备局等各食品安全相关部门、省级卫生行政部门、行业协会等征求国家食品安全风险监测计划的建议。由国家食品安全风险评估中心汇总并梳理分析各部门提出的需求和建议，经过由来自各部门从事食品安全监管、行业管理、食品检验方面的专家层面的技术讨论，相关部门讨论并会商后，完成全部《国家食品安全风险监测计划》的制定，经由各部门会签后发布。

（隋海霞　李　宁）

实习　案例分析——食品中可能有害因素风险评估

邻苯二甲酸二（2-乙基己基）酯［bis（2-ethylhexyl）phthalate，DEHP］是世界范围内最广泛使用的邻苯二甲酸酯类增塑剂之一。含有DEHP的聚氯乙烯广泛用于多种消费者产品，如玩具、汽车、家具、鞋等；DEHP 也用作护肤品和医疗器械的材料如血袋、透析设备等。DEHP 在环境中广泛存在，已成为一种普遍的环境污染物。因此，了解食品中 DEHP 的含量水平，对我国居民经膳食暴露于 DEHP 的健康风险进行评估至关重要。

一、危害识别

目前关于 DEHP 危害识别资料多来自动物实验结果。

（一）暴露途径

DEHP 广泛存在于环境中。人体可通过经口（食品、婴儿配方食品、母乳、室内灰尘）、经皮（玩具和个人护理产品）、吸入和经医疗器械暴露于 DEHP。

（二）体内代谢

DEHP 的毒代动力学研究主要是基于实验动物的经口、经皮、吸入和肠胃外暴露途径，其中多数来自大鼠的经口暴露。来自人体的代谢动力学研究有限。

放射性同位素标记实验研究表明，经口给予大鼠和猴子 DEHP 后，它主要分布在动物的肝、肾、睾丸和血液中。动物实验研究尚未发现 DEHP 或其代谢物在组织内的富集。

经口摄入 DEHP 后，DEHP 主要从尿液和粪便排出，大部分以代谢物形式，很少部分以原形形式。

（三）急性毒性

DEHP 的经口、经皮和吸入的急性毒性较低。静脉注射和腹膜内注射 DEHP 的急性毒性比经口或经皮要高。

（四）遗传毒性

DEHP 及其主要代谢产物邻苯二甲酸单（乙基己基）酯（monoethylhexyl phthalate，MEHP）和 2- 乙基己醇（2-ethylhexanol，2-EH）的遗传毒性体内实验结果通常是阴性（小鼠、大鼠和黑腹果蝇）。在黑腹果蝇体细胞诱导产生了低水平的突变，但非 DNA 损伤。不同剂量组的小鼠肝细胞未出现基因突变，也没有证据表明大鼠或小鼠体内产生染色体畸变。

基于权重分析，认为 DEHP 遗传毒性为阴性。

（五）亚慢性毒性、慢性毒性和致癌性

DEHP 的经口重复剂量毒性实验有大量的研究，尤其是关于大鼠的毒性，也有研究是关于小鼠和绒猴的。大部分研究都产生了肝过度肥大、肝重量增加以及过氧化物酶体增殖效应。

有大量体内外关于 DEHP 致癌性及其致癌机制的研究。诱导大鼠出现肿瘤（肝肿瘤和单核细胞淋巴瘤）的观察到不良作用的最低剂量（lowest-observed –adverse-effect level，LOAEL）和未观察到不良作用水平（no-observed-adverse-effect level，NOAEL）分别为 2 500 ppm（146.6 mg/kg BW，雄性）和 500 ppm（28.9 mg/kg BW，雄性）。诱导小鼠出现肿瘤的 LOAEL 和 NOAEL 分别为 500 ppm(98mg/kg BW，雄性）和 1500 ppm(292 mg/kg BW，雄性）。

DEHP 对大鼠和小鼠具有致癌性，但现有证据尚不能确定 DEHP 对人类具有致癌性。因此，国际癌症研究机构（International Agency for Research on Cancer，IARC）将 DEHP 由以前的 2B 类（“对人类有可能致癌”）重新归为 3 类（“现有的证据不能对人类致癌性进行分类”）。

（六）生殖发育毒性

目前已有的实验数据表明 DEHP 能够对啮齿类动物的两种性别均产生生殖毒性。可诱导

雄性动物产生严重的睾丸毒性效应，包括睾丸萎缩，而且对子代产生发育毒性。发育期的雄性大鼠对 DEHP 诱导的睾丸毒性，比成熟期大鼠更敏感。产前和哺乳期暴露于 DEHP 所产生的效应是不可逆的。

二、危害特征描述

DEHP 最主要的效应是对雄性的生殖和发育毒性，其中以睾丸毒性为最敏感的终点，且其效应与暴露的年龄显著相关。在发育中和青春期前的幼鼠比成年鼠更敏感。国家食品安全风险评估专家委员会基于 Wolfe G 和 Layton K 的大鼠三代生殖毒性实验研究确定的 NOAEL 为 5 mg/kg BW，采用 100 倍的不确定系数，建立了 50 μg/kg BW 的每日可耐受摄入量（tolerable daily intake，TDI）。该健康指导值与欧洲食品安全局（European Food Safety Authority，EFSA）和英国制定的健康指导值是相同的。

三、暴露评估

（一）食品中 DEHP 含量数据

食品中 DEHP 含量数据主要来自国家食品安全风险评估专家委员会秘书处专项检测数据。样品采集自全国各地的超市和农贸市场。

参照食物成分分类表，将食物分成 24 类，包括食用植物油、白酒、黄酒、饮料、婴儿配方粉、婴儿辅助食品、方便面、大米、面粉、根茎类蔬菜、叶类蔬菜、瓜茄果类蔬菜、水果、液态乳、淡水鱼、海鱼、虾类、生畜肉、生禽肉、包装熟畜肉、蛋类、饮用水、果冻和果蔬调味料。除液态乳、果冻、果蔬调味料、饮料、包装熟畜肉、白酒和黄酒外，其他食品均为初加工食品。

（二）未检出数据的处理

根据 WHO 对未检出数据的处理原则，当未检出数据的比例低于 60% 时，所有未检出数据用 1/2 检测限（limit of detection，LOD）替代；当未检出数据的比例高于 60% 时，所有未检出数据用 LOD 替代。

（三）食物消费量数据

食物消费量数据来自 2002 年中国居民营养与健康状况调查数据。

（四）暴露评估方法

采用简单分布模型，以 2002 年中国居民营养与健康状况调查获得的 68 959 名被调查者中每个个体的体重和对各类食物的消费量数据为基础，结合不同类别食物中 DEHP 的含量数据，计算每个个体每日每千克体重 DEHP 的摄入量。

（五）成年人饮酒者 DEHP 膳食摄入水平

饮酒者的膳食 DEHP 平均摄入量为 2.23 μg/kg BW，占 TDI 的 4.45%。高食物量消费人群的 DEHP 摄入量（P97.5）为 4.27 μg/kg BW，而摄入量最高值为 10.04 μg/kg BW。因此饮酒者的 DEHP 摄入量均低于 TDI。对不同性别 - 年龄组的饮酒者分析发现，18 ~ 59 岁的男性饮酒者的平均摄入量和最高摄入量，均高于其他性别年龄组。

我国成年人饮酒者 DEHP 摄入量的个体分析发现，没有超过 TDI 的个体，说明我国成年人饮酒者经膳食摄入 DEHP 的健康风险较低，不需要引起健康关注。

（六）不同种类食物对成年人饮酒者 DEHP 膳食摄入的贡献率

不同食品对成年人饮酒者 DEHP 的贡献率分析发现，大米是成年人饮酒者贡献率最高的食品，达 26.97%，远高于其他类别食品。其次是白酒，为 15.89%。对膳食 DEHP 暴露贡献率超过 5% 以上的食品还有瓜茄果类蔬菜（12.62%）、面粉（7.71%）、根茎类蔬菜（6.77%）、叶类蔬菜（6.44%）、植物油（6.37%）。

四、风险特征描述

根据目前获得的 24 类食品中 DEHP 含量数据，结合 2002 年中国居民营养与健康状况调查数据获得中国居民成年人饮酒者 DEHP 膳食摄入水平。我国成年人饮酒者 DEHP 膳食摄入量均低于健康指导值，健康风险较低。但考虑到酒精的健康危害，建议饮酒要适量。

需要说明的是，消费量数据、食物聚类、DEHP 多途径暴露以及情形假设等不确定因素，可能会影响膳食摄入量及其健康风险评估的精确性。例如，有文献报道，室内灰尘和吸吮玩具是儿童 DEHP 摄入的重要来源。

小　结

本章系统阐述了食品安全风险分析的框架及应用、食品安全风险管理、风险评估、风险交流的内容，重点介绍了食品安全风险管理的一般框架、实施主体、基本步骤，食品中化学物风险评估的基本步骤和基本原则，21 世纪暴露科学的挑战，以及风险交流的目标和意义、原则与策略、基本流程、基础条件。应重点掌握食品安全风险评估的四个步骤。本章还介绍了食品安全风险监测的定义、目的、意义、作用、监测的内容及我国食品安全风险监测计划制定和实施。

思 考 题

1．简述风险分析的主要组成部分及各部分的定义。
2．简述食品安全风险管理的一般框架。
3．简述风险交流的基本原则和策略。
4．简述初步风险评估的基本步骤。
5．简述风险评估的基本步骤和原则。
6．简述食品安全风险监测的主要内容和作用。

拓展延伸

研读美国国家研究委员会（NRC）发布的《21 世纪毒性测试：愿景与策略》和《21 世纪暴露科学：愿景与策略》报告，了解 21 世纪毒理学和暴露科学的最新进展。

（隋海霞　李　宁）

参考文献

1. FAO/WHO. 食品安全风险分析. 樊永祥，译. 北京：人民卫生出版社，2008.
2. FAO/WHO. The application of risk communication to food standards and safety matters consultation report.Geneva：WHO，1998.
3. Lundgren R，Mcmakin AH. Risk Communication：a Handbook for Communication Environmental，Safety，and Health Risks. 5th ed. New York：Wiley Press，2009：106-112，216-217，289-292，300-318，323-325.
4. 国家食品药品监督管理总局，国家食品安全风险评估中心. 食品安全风险交流理论与探索. 北京：中国质检出版社，中国标准出版社，2015.
5. 杨杏芬，吴永宁，贾旭东等. 食品安全风险评估：毒理学原理、方法与应用. 北京：化学工业出版社，2017.
6. 刘兆平，李凤琴，贾旭东，译. 联合国粮农组织，世界卫生组织著. 食品中化学物风险评估原则和方法. 北京：人民卫生出版社，2012.

第十章　食品安全监督管理

课程导入

食品安全（food safety）事关人民群众身体健康和生命安全，是重大的民生工程。国家实施食品安全战略，是健康中国建设的重要组成部分。食品安全监督管理（food safety supervision and management）涉及从“农田”到“餐桌”的全过程。经过各地区各部门的努力，食品安全全过程监管体系基本建立，重大食品安全风险得到控制，食品安全形势不断好转。但是，我国食品安全工作仍然面临不少困难和挑战，形势依然复杂严峻，人民群众也对食品安全工作提出了新的更高要求，食品安全监督管理任务仍然繁重而艰巨。

食品安全监督管理坚持预防为主、风险管理、全程监控、社会共治，遵循“最严谨的标准、最严格的监管、最严厉的处罚、最严肃的问责”的总要求。2019 年 5 月，中国共产党中央委员会、国务院提出了食品安全工作总目标，到 2020 年，基于风险分析和供应链管理的食品安全监管体系初步建立；到 2035 年，基本实现食品安全领域国家治理体系和治理能力现代化。

思考题：人民群众、党和政府对食品安全监督管理提出了新要求，我国食品安全监督管理现况是怎样的？

第一节　食品安全法律法规体系

食品安全法律法规体系（food safety laws and regulations system）是食品安全相关的法律、法规、规章、行政规范性文件的总称，规定了政府部门、食品相关企业、社会组织、消费者各方的责任、权利、义务、行为规范，是实施食品安全监督管理的依据。按照效力层级高低，依次为法律、法规、规章及行政规范性文件。也可以将食品安全标准认定为法律法规体系的一部分，鉴于其技术性、专业性较强，在我国自成体系，其内容在第二节中阐述。

一、食品安全法律

法律由全国人民代表大会及其常务委员会制定，由国家主席签署主席令予以公布，其法律效力最高，也是制定相关法规、规章及行政规范性文件的依据。目前食品安全相关法律主要包括《中华人民共和国食品安全法》和《中华人民共和国农产品质量安全法》（简称《农产品质量安全法》），两部法律适用范围既有分工又互相衔接。食用农产品的质量安全管理，遵守《农产品质量安全法》的规定。但是，食用农产品的市场销售、有关质量安全标准的制定、有关安全信息的公布，应当遵守《食品安全法》的规定。食品安全监督管理涉及内容广泛，还要依据其他相关法律。例如，进行行政许可，要遵守《中华人民共和国行政许可法》；进行行政处罚，要遵守《中华人民共和国行政处罚法》。

《食品安全法》于2009年2月全国人大常委会通过，分别于2015年4月、2018年12月进行两次修订，包括总则、食品安全风险监测和评估、食品安全标准、食品生产经营、食品检验、食品进出口、食品安全事故处置、监督管理、法律责任、附则，共十章一百五十四条。《食品安全法》是进行食品安全监督管理的一部基本法律，也是本章所称食品安全监督管理所有内容的主要依据。

《农产品质量安全法》于2006年4月全国人大常委会通过，包括总则、农产品质量安全标准、农产品产地、农产品生产、农产品包装和标识、监督检查、法律责任、附则，共八章五十六条。农产品是指来源于农业的初级产品，即在农业活动中获得的植物、动物、微生物及其产品。食用农产品的质量安全管理，遵守该法的规定。

二、食品安全法规

法规包括行政法规和地方性法规，行政法规由国务院制定，由总理签署国务院令公布。地方性法规由省级人民代表大会及其常务委员会制定，由人民代表大会主席团或者常务委员会发布公告予以公布。

《中华人民共和国食品安全法实施条例》（简称《食品安全法实施条例》）是一部主要的食品安全行政法规，2009年7月实施，2016年2月修订。2019年再次修订，10月11日公布《食品安全法实施条例》（国务院令第721号），该条例细化了生产经营者主体责任、政府监管职责和问责措施，依法按程序加大对违法违规企业及其法定代表人等相关责任人的处罚力度，并完善了食品安全标准、风险监测等制度。行政法规还有《乳品质量安全监督管理条例》《农业转基因生物安全管理条例》等。

多数省市根据食品安全监督管理工作需要，制定了食品安全相关地方性法规，例如《北京市食品安全条例》《北京市小规模食品生产经营管理规定》《广西壮族自治区食品安全条例》《浙江省食品小作坊小餐饮店小食杂店和食品摊贩管理规定》等。

三、食品安全规章

规章包括部门规章和地方政府规章。国务院组成部门或者具有行政管理职能的直属机构可以制定部门规章，由部门首长签署命令予以公布。省、自治区、直辖市人民政府可以制定地方规章，由省长、自治区主席、市长签署命令予以公布。

为执行《食品安全法》，国务院食品安全监督管理部门（原国家食品药品监督管理总局）制定了一系列部门规章，对《食品安全法》条款做出具体规定，国务院卫生行政部门也制定了相应部门规章，各地制定食品安全地方政府规章的较少。经常使用的食品安全部门规章包括《食品生产许可管理办法》《食品经营许可管理办法》《保健食品注册与备案管理办法》《食品安全抽样检验管理办法》《食品生产经营日常监督检查管理办法》《网络食品安全违法行为查处办法》《新食品原料安全性审查管理办法》和《食品添加剂新品种管理办法》等。

四、行政规范性文件

行政规范性文件是除国务院的行政法规、决定、命令以及部门规章和地方政府规章外，由行政机关或者经法律、法规授权的具有管理公共事务职能的组织依照法定权限、程序制定并公开发布，涉及公民、法人和其他组织权利义务，具有普遍约束力，在一定期限内反复适用的公文。

为实施食品安全监督管理，县级以上各级人民政府食品安全工作部门制发了大量食品安全行政规范性文件，对规范食品安全监督管理行为、促进食品安全保障水平提高发挥了重要作用。例如：国家市场监管总局发布的《关于进一步加强婴幼儿谷类辅助食品监管的规定》（国市监食生〔2018〕239 号）、《餐饮服务食品安全操作规范》（国家市场监督管理总局公告 2018 年第 12 号），原国家食品药品监督管理总局《食品生产许可审查通则》（食药监食监一〔2016〕103 号）、原北京市卫生和计划生育委员会《北京市食品安全企业标准备案办法》（京卫食品〔2017〕3 号）等。

人民法院审理行政案件以法律和行政法规、地方性法规为依据，并参照规章。人民法院认为规范性文件不合法的，不作为认定行政行为合法的依据。

五、《食品安全法》重要法律制度

《食品安全法》是规范食品生产经营活动及其监督管理的基本法律，体现了“最严谨的标准、最严格的监管、最严厉的处罚、最严肃的问责”的总要求。

（一）最严格的监管

对食品生产、销售、餐饮服务和食用农产品销售等环节，食品添加剂、食品相关产品的生产和使用，以及通过网络进行的食品销售形式、集中交易市场开办者、柜台出租者和展销会举办者均做出相关管理规定，实现全程监控、全面监管。

主要监督管理制度包括食品安全风险监测、食品安全风险评估、食品生产经营许可、食品安全全程追溯、食品召回、食品安全信息统一公布制度等。

（二）最严厉的处罚

1. 加大行政处罚力度 对用非食品原料生产食品等严重违法行为的，最高处货值 30 倍罚款；情节严重的，吊销许可证，并可以对直接责任人员拘留。

2. 加大民事赔偿责任 符合法定条件，消费者除要求赔偿损失外，还可以要求支付货款十倍或者损失三倍的赔偿金。

3. 加大追究刑事责任 涉嫌食品安全犯罪的，应当按照有关规定及时将案件移送公安机关，依法追究刑事责任。

4. 加大失信惩戒力度 建立食品生产经营者食品安全信用档案，依法向社会公布并实时更新。对有不良信用记录的食品生产经营者增加监督检查频次，对违法行为情节严重的，可以通报相关部门。

（三）最严肃的问责

县级以上地方人民政府或者县级以上食品安全监督管理、卫生行政、农业农村等部门违反《食品安全法》，不履行法定职责，根据情节，对直接负责的主管人员和其他直接责任人员分别给予警告、记过、记大过、降级、撤职、开除处分；造成严重后果的，其主要负责人还应当引咎辞职；构成犯罪的，依法追究刑事责任。

技术机构出具虚假报告的，对直接负责的主管人员和技术人员给予撤职、或者开除处分，并撤销其执业资格。

第二节　食品安全标准

食品安全标准（food safety standards）是具有法规属性的技术规范，要制定实施“最严谨的标准”，为食品安全监督管理提供技术支撑。

一、食品安全标准概述

（一）食品安全标准概念

标准是指农业、工业、服务业以及社会事业等领域需要统一的技术要求。食品安全标准是对食品生产经营过程中影响食品安全的各种因素所规定的统一技术要求，《食品安全法》规定了制定食品安全标准的具体内容。

食品安全标准是唯一强制执行的食品标准，是食品安全监督管理部门的执法依据，包括食品安全国家标准和食品安全地方标准，按照《食品安全法》进行管理；除了食品安全标准外，还有其他的食品标准，但不能制定为强制性标准，这类标准按照《中华人民共和国标准化法》（简称《标准化法》）管理。2017 年 7 月，国务院卫生行政部门完成对食用农产品质量安全标准、食品卫生标准、食品质量标准和有关食品行业标准中强制执行标准的整合任务，统一公布为食品安全国家标准。食品安全标准是食品生产经营者必须遵循的最低要求，其他非食品安全方面的食品标准是食品生产经营者自愿遵守的。

（二）食品安全标准内容

根据《食品安全法》规定，食品安全标准应当包括以下内容，即以下事项可以制定为食品安全标准。

（1）食品、食品添加剂、食品相关产品中的致病性微生物，农药残留、兽药残留、生物毒素、重金属等污染物质以及其他危害人体健康物质的限量规定。

（2）食品添加剂的品种、使用范围、用量。

（3）专供婴幼儿和其他特定人群的主辅食品的营养成分要求。

（4）对与卫生营养等食品安全要求有关的标签标志说明书的要求。

（5）食品生产经营过程的卫生要求。

（6）与食品安全有关的质量要求。

（7）与食品安全有关的食品检验方法与规程。

（8）其他需要制定为食品安全标准的内容。

二、食品安全标准分类

（一）食品安全国家标准

食品安全国家标准包括通用标准、产品标准、生产经营规范、检验方法四大类。食品安全国家标准分类框架图（图 10-1）。

通用标准是从健康影响因素出发，按照健康影响因素的类别，制定出各种食品、食品相关产品的限量要求或者使用要求或者标示要求；产品标准是从食品、食品添加剂、食品相关产品出发，按照产品的类别，制定出各种健康影响因素的限量要求或者使用要求或者标示要求。

通用标准也称基础标准，产品标准应与通用标准协调一致。通用标准中对该产品已经有规定的，应当直接引用，如污染物、致病菌、食品添加剂等均直接采用相应的通用标准。在通用

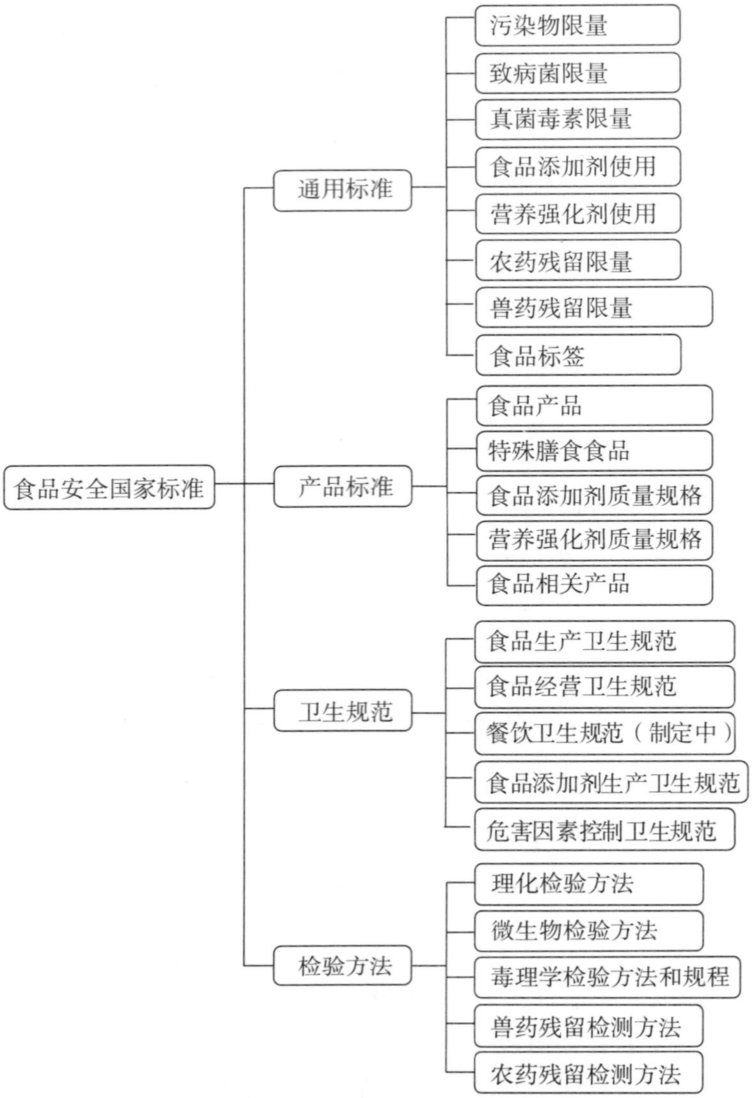

图 10-1　食品安全国家标准分类框架图

标准中未做规定的特定污染因素、与食品安全有关的质量指标，可制定产品标准。

（二）食品安全地方标准

食品安全地方标准仅限定在地方特色食品，且该食品没有食品安全国家标准。由省级卫生行政部门制定并公布，报国务院卫生行政部门备案。地方特色食品是指在部分地域有 30 年以上传统食用习惯的食品，包括地方特有的食品原料和采用传统工艺生产的、涉及的食品安全指标或要求现有食品安全国家标准不能覆盖的食品。

食品安全地方标准不得与法律、法规及食品安全国家标准相矛盾。食品安全国家标准（包括通用标准）已经涵盖的食品，以及婴幼儿配方食品、特殊医学用途配方食品、保健食品、食品添加剂、食品相关产品、农药兽药残留、列入国家药典的物质（列入按照传统既是食品又是中药材物质目录的除外）等不能制定食品安全地方标准。食品安全国家标准制定后，该地方标准即行废止。

（三）食品企业标准

食品企业标准不属于食品安全标准的范畴。《食品安全法》规定，国家鼓励食品生产企业制定严于食品安全国家标准或者地方标准的企业标准，在本企业适用，并报省（自治区、直辖市）人民政府卫生行政部门备案。企业标准备案是指食品生产企业将企业标准中食品安全相关内容材料向省级卫生行政部门进行登记、存档、公开、备查。

备案不是行政许可，也不是行政审批。卫生行政部门不对备案内容进行实质性审查，只对备案材料及其内容是否齐全、是否属于备案范围进行核对。企业标准备案后，并不代表备案机构对其进行了批准或认可。

三、食品安全标准制定与实施

制定食品安全标准的基本原则是，以保障公众身体健康为宗旨，做到科学合理、安全可靠。

（一）食品安全标准制定

1．制定机关 食品安全国家标准由国务院卫生行政部门会同国务院食品安全监督管理部门制定、公布，食品中农药残留、兽药残留的限量规定及其检验方法与规程由国务院卫生行政部门、国务院农业行政部门会同国务院食品安全监督管理部门制定，食品安全地方标准由省级人民政府卫生行政部门制定并公布。

2．制定依据 《食品安全法》规定："制定食品安全国家标准，应当依据食品安全风险评估结果并充分考虑食用农产品安全风险评估结果，参照相关的国际标准和国际食品安全风险评估结果"。食品安全风险评估是指对食品、食品添加剂中生物性、化学性和物理性危害对人体健康可能造成的不良影响所进行的科学评估，包括危害识别、危害特征描述、暴露评估、风险特征描述等。风险评估是专业机构的专业人员完成的工作，是制定食品安全标准的主要依据。

3．制定程序 食品安全标准制定要经过立项、起草、征求意见、审查、批准、编号、公布等程序。在征求意见阶段，将食品安全国家标准草案向社会公布，广泛听取食品生产经营者、消费者、有关部门的意见。食品安全国家标准要按照规定履行向世界贸易组织的通报程序，并经国务院卫生行政部门组织的食品安全国家标准审评委员会审查通过。

如果发生一些紧急情况，评估结果证明食品存在安全隐患，国务院卫生行政部门应当会同有关部门规定临时限量值和临时检验方法。

4．并非所有食品所有危害物质都应制定标准 限量标准的设立应当以食品安全风险评估结果为依据，当结果表明危害物质可能对人体健康造成不良影响，涉及的食品对消费者危害物质总暴露量有显著性意义，制定标准后对消费者可以产生公共卫生保护意义的才制定食品安全标准。

标准是一种高成本的风险管理措施，如果对危害物质暴露量极少的食品或风险较低的危害物质设立限量标准，将会带来极大的成本而保障公众身体健康的收效甚微。

（二）食品安全标准实施

1．强制执行 食品、食品添加剂、食品相关产品生产经营者和食品安全监管部门、检验机构必须严格执行食品安全标准，禁止生产经营不符合食品安全标准的食品、食品添加剂和食品相关产品，否则将承担相应的法律责任。

2．宣传培训 执行标准的前提是正确理解标准，《食品安全法》分别赋予卫生行政、食品安全监管、农业行政等部门及食品行业协会食品安全标准宣传培训、指导解答的职责，目前标准使用者对食品安全标准的正确理解还有较大差距，履行好标准宣传培训的职责还有许多工作要做。

3．准确判别食品类别 食品安全标准实施时遇到最普遍问题是食品分类不清晰，造成对标准适用范围产生异议。目前，不同的食品安全国家标准对应不同的食品分类系统，在使用时一定要选择该标准对应的食品分类系统并确定食品的类别。例如，食品添加剂使用标准的分类系统用于界定食品添加剂的使用范围，污染物限量标准的分类系统只适用于污染物限量，生产许可证的分类系统只适用于生产许可。

四、国际食品标准

（一）国际食品标准概念

国际食品标准指的是国际组织和机构制定的标准。国际标准对于各国没有强制的法律效力，一般仅供各国参考，仅在需要协调国际间食品贸易争端或纠纷时发挥作用。国际上存在众多制定食品领域国际标准的组织，如 FAO 和 WHO 联合建立的政府间国际组织——国际食品法典委员会（Codex Alimentarius Commission，CAC）、国际非政府组织——国际标准化组织（International Standard Organization，ISO）、国际乳品行业成立的非政府组织——国际乳品联盟（IDF）等。

国际食品法典委员会受到世界贸易组织（World Trade Organization，WTO）的认可，其制定的国际标准可以作为各世贸成员在食品贸易争端时的仲裁标准，因此食品安全领域的国际标准一般指国际食品法典标准，即 Codex 标准。

（二）各国食品标准差异

按照 WTO 相关协议规定，各国可以根据本国食品消费、膳食结构、风险评估结果和食品生产经营状况，制定不同于 Codex 的安全标准。对于标准的内容，由于膳食结构和食品污染情况不同，因此各国食品安全标准规定的食品污染物种类、食品类别和限量规定可能存在一定差异。

（三）我国标准与国际食品标准比较

我国已经基本建立与国际接轨的食品安全国家标准体系。食品安全国家标准是运用我国监测数据进行食品安全风险评估，同时参考国际食品标准和部分发达国家的标准，经过食品安全国家标准审评委员会审查通过等科学程序制定的。简单地通过标准数量的多少和指标的高低来评判标准水平是片面的，适合本国食物消费量及健康保护水平的标准才是好标准，最严谨的标准才是最好的标准。

第三节　食品安全监督管理主要内容

一、食品安全监督管理体制

我国食品安全监督管理体制处于不断调整完善过程中。现行监督管理体制是由 2018 年 3 月第十三届全国人民代表大会第一次会议批准的《国务院机构改革方案》确定的，《食品安全法》中食品安全监督管理部门是指各级市场监督管理局，卫生行政部门是指各级卫生健康委员会，农业行政部门是指农业农村部及地方各级农业农村局，国家出入境检验检疫部门是指各地海关。现行食品安全监督管理体制是一个政府主导、企业负责、广泛参与、社会共治的监管体制，明确了政府、企业、社会、消费者各方的权利和义务。

（一）政府部门

1．中央政府　国务院设立食品安全委员会，负责研究部署、统筹指导食品安全工作。国务院食品安全监督管理部门负责对食品、食品添加剂、食品相关产品的生产经营活动实施监督管理，国务院卫生行政部门负责组织开展食品安全风险监测和风险评估、会同国务院食品安全监督管理部门制定并公布食品安全国家标准，国务院农业行政部门负责食用农产品质量安全监督管理，国家出入境检验检疫部门负责对进出口食品安全实施监督管理，国务院其他相关部门承担相应的食品安全工作。

2．地方政府　县级以上地方人民政府对本行政区域的食品安全监督管理工作负责，同级食品安全监督管理、卫生行政部门、农业行政部门和其他有关部门按照《食品安全法》和《农产品质量安全法》的规定，负责相应的食品安全监督管理职责。

（二）相关企业

食品生产经营者对其生产经营食品的安全负责，依照法律、法规和食品安全标准从事生产经营活动，保证食品安全，诚信自律，对社会和公众负责，接受社会监督，承担社会责任。

（三）行业协会

食品行业协会加强行业自律，按照章程建立健全行业规范和奖惩机制，提供食品安全信息、技术等服务，引导和督促食品生产经营者依法生产经营，推动行业诚信建设，宣传、普及食品安全知识。

（四）社会监督

消费者协会和其他消费者组织对违反《食品安全法》规定，损害消费者合法权益的行为，依法进行社会监督。任何组织或者个人有权举报食品安全违法行为，对食品安全监督管理工作提出意见和建议。对查证属实的举报，给予举报人奖励。新闻媒体对食品安全违法行为进行舆论监督。

二、政府部门主要监管措施

（一）行政许可

1．生产经营活动许可　县级以上地方食品安全监督管理部门负责食品生产、食品销售、餐饮服务及食品添加剂、食品相关产品生产活动的行政许可。销售食用农产品，不需要取得许可。原国家食品药品监督管理总局公布的《食品生产许可管理办法》《食品经营许可管理办法》（包括食品销售、餐饮服务、单位食堂）是生产经营活动许可的主要依据，食品相关产品按照国家有关工业产品生产许可证管理的规定实施生产许可。

2．新食品原料、食品添加剂新品种、食品相关产品新品种许可　国务院卫生行政部门对利用新的食品原料生产食品，或者生产食品添加剂新品种、食品相关产品新品种进行行政许可。原国家卫生计生委制定《新食品原料安全性审查管理办法》《食品添加剂新品种管理办法》和《食品相关产品新品种行政许可管理规定》，是行政许可的依据。

新食品原料是指在我国无传统食用习惯的动物、植物、微生物及其他新研制的食品原料，传统食用习惯是指某种食品在省辖区域内有30年以上作为定型或者非定型包装食品生产经营的历史，并且未载入《中华人民共和国药典》。

3．行政许可改革　近年来，党中央、国务院持续推进“放管服”（简政放权、放管结合、优化服务）改革和优化营商环境工作，不断压减行政许可事项、简化行政许可程序。食品安全事关公众健康和生命安全，仍然保留行政许可，但对申报材料、审批程序、获证时限等进行了简化或压缩，更加注重许可后的监督管理。

（二）监督检查

1．监督检查方式 食品安全监督管理部门对生产经营者遵守《食品安全法》的情况进行日常监督检查，依据原国家食品药品监督管理总局《食品生产经营日常监督检查管理办法》开展，遵循属地负责、全面覆盖、风险管理、信息公开的原则。

市、县级食品安全监督管理部门根据食品类别、企业规模、管理水平、食品安全状况、信用档案记录等因素，编制年度日常监督检查计划，实施食品安全风险管理，并全面推行“双随机、一公开”监督检查模式，即随机抽取检查对象，随机选派执法检查人员，抽查情况及查处结果及时向社会公开。

2．监督检查重点事项

（1）专供婴幼儿和其他特定人群的主副食品。

（2）保健食品生产活动。

（3）发生食品安全事故风险较高的食品生产经营者。

（4）食品安全风险监测结果表明可能存在食品安全隐患的事项。

3．监督检查关键环节

（1）食品生产环节：食品生产者的生产环境条件、进货查验结果、生产过程控制、产品检验结果、贮存及交付控制、不合格品管理和食品召回、从业人员管理、食品安全事故处置等情况，保健食品生产环节还包括生产者资质、产品标签及说明书、委托加工、生产管理体系等情况。

（2）食品销售环节：食品销售者资质、从业人员健康管理、一般规定执行、禁止性规定执行、经营过程控制、进货查验结果、食品贮存、不安全食品召回、标签和说明书、特殊食品销售、进口食品销售、食品安全事故处置、食用农产品销售等情况，以及食用农产品集中交易市场开办者、柜台出租者、展销会举办者、网络食品交易第三方平台提供者、食品贮存及运输者等履行法律义务的情况。

（3）餐饮服务环节：餐饮服务提供者资质、从业人员健康管理、原料控制、加工制作过程、食品添加剂使用管理及公示、设备设施维护和餐饮具清洗消毒、食品安全事故处置等情况。

4．违法行为查处 在日常监督检查中发现食品安全违法行为的，进行立案调查，依法做出行政处罚。对不属于本部门职责或者超出管辖范围的，及时移送有权处理的部门。涉嫌构成犯罪的，及时移送公安机关。

（三）监督抽检

1．监督抽检计划 国家食品安全监督管理部门按照科学性、代表性的要求，制定全国性食品安全抽样检验年度计划，县级以上地方食品安全监督管理部门制定本行政区域的食品安全年度抽样检验工作方案，根据工作需要可以不定期开展食品安全抽样检验工作。

2．监督抽检重点 食品安全监督管理部门按照公开、公平、公正的原则，以发现和查处食品安全问题为导向，依法组织开展食品安全监督抽检工作。将下列食品作为监督抽检的重点。

（1）风险程度高以及污染水平呈上升趋势的食品。

（2）流通范围广、消费量大、消费者投诉举报多的食品。

（3）风险监测、监督检查、专项整治、案件稽查、事故调查、应急处置等工作表明存在较大隐患的食品。

（4）专供婴幼儿和其他特定人群的主辅食品。

(5) 学校和托幼机构食堂以及旅游景区餐饮服务单位、中央厨房、集体用餐配送单位经营的食品。

(6) 有关部门公布的可能违法添加非食用物质的食品。

(7) 已在境外造成健康危害并有证据表明可能在国内产生危害的食品。

(8) 其他应当作为抽样检验工作重点的食品。

3. 不合格食品处理 食品生产经营者收到监督抽检不合格检验结论后，应当立即封存不合格食品，暂停生产、经营不合格食品，召回已上市销售的不合格食品，排查不合格原因并进行整改，及时向住所地食品安全监督管理部门报告处理情况，积极配合监督管理部门的调查处理，不得拒绝、逃避，并按照国家市场监督管理总局的规定在被抽检经营场所显著位置公示相关不合格产品信息。

食品安全监督管理部门收到监督抽检不合格检验结论后，应当及时启动核查处置工作，督促食品生产经营者履行法定义务，依法开展调查处理。

食品安全监督管理部门应当通过政府网站等媒体及时向社会公开监督抽检结果和不合格食品核查处置的相关信息，并按照要求将相关信息记入食品生产经营者信用档案。任何单位和个人不得擅自发布、泄露食品安全监督管理部门组织的食品安全监督抽检信息。

(四) 事故处置

1. 应急预案 食品安全事故指食源性疾病、食品污染等源于食品，对人体健康有危害或者可能有危害的事故。为高效、及时处置食品安全事故，国务院组织制定国家食品安全事故应急预案，县级以上地方人民政府应当按照规定制定本行政区的食品安全事故应急预案。食品生产经营企业也应制定食品安全事故处置方案，定期检查本企业各项食品安全防范措施的落实情况，及时消除事故隐患；应对应急预案开展培训，并按照应急预案开展事故处置演练，及时修订完善应急预案。

2. 事故报告 发生食品安全事故的单位和接收病人的医疗机构应当及时向事故发生地县级食品安全监督管理部门、卫生行政部门报告；发现食品安全事故，卫生行政部门、农业行政部门应当立即向同级食品安全监督管理部门通报；接到报告的县级食品安全监督管理部门、县级人民政府应当按照应急预案的规定上报。任何单位和个人不得对食品安全事故隐瞒、谎报、缓报。

3. 事故查处 食品安全监督管理部门接到食品安全事故的报告后，应当立即会同同级卫生行政、农业行政等部门进行调查处理，采取措施，防止或者减轻社会危害。

(1) 开展应急救援工作，组织救治因食品安全事故导致人身伤害的人员。

(2) 封存可能导致食品安全事故的食品及其原料，并立即进行检验；对确认属于被污染的食品及其原料，责令食品生产经营者召回或者停止经营。

(3) 封存被污染的食品相关产品，并责令进行清洗消毒。

(4) 做好信息发布。

需要启动应急预案的，县级以上人民政府应当立即成立事故处置指挥部，按照应急预案的规定进行处置。县级以上疾病预防控制机构应当对事故现场进行卫生处理，并对与事故有关的因素开展流行病学调查。调查食品安全事故，应当坚持实事求是、尊重科学的原则，及时、准确查清事故性质和原因，认定事故责任，提出整改措施。任何单位和个人不得隐匿、伪造、毁灭有关证据，不得阻挠、干涉食品安全事故的调查处理。

三、食品生产管理

食品生产环节除遵守食品安全法律法规和食品安全标准的基本要求外，《食品安全法》第四十八条规定，国家鼓励食品生产经营企业符合良好生产规范，实施危害分析与关键控制点体系，提高食品安全管理水平。

（一）食品生产卫生规范

1. GMP 起源 良好生产规范（Good Manufacturing Practice，GMP）是一种具有专业特性的品质保证（quality assurance，QA）或制造管理体系。GMP 最早应用于制药工业，许多国家也将其用于食品工业。1985 年 CAC 制定了《食品卫生通用良好生产规范》，并被多个国家用于食品质量管理。

原卫生部在 1988 年发布《糕点厂卫生规范》（GB8957—1988）等 9 项食品卫生国家标准，将 GMP 管理体系引入食品卫生管理。1994 年发布《食品企业通用卫生规范》（GB 14881—1994），共先后发布食品良好生产规范或者卫生规范近 20 项。2009 年《食品安全法》实行后，原卫生部开始对各类食品强制性标准进行整合，将这类标准名称多数统一为卫生规范特殊食品仍保留良好生产规范的名称。

GMP 更加突出全面质量管理，卫生规范更加突出食品安全过程控制。省级地方卫生行政部门也公布了一批卫生规范类食品安全地方标准。各行业主管部门公布了一批良好生产规范，但均为推荐性标准。

2. 食品生产卫生规范 食品生产卫生规范是食品生产的基本条件和卫生要求，是对《食品安全法》规定的食品生产过程、设施设备、人员卫生、管理制度等要求的具体化，是食品生产企业实施食品安全管理的主要遵循，是食品安全监管部门开展监督检查的主要依据。

食品生产卫生规范包括通用卫生规范和专项卫生规范，在某类食品生产加工过程中食品安全控制有特殊要求，通用卫生规范不能满足食品安全管理需要时，可以制定专项生产卫生规范，但没有特殊要求的部分，直接引用通用卫生规范的内容。

2013 年原国家卫生计划生育委员会公布《食品生产通用卫生规范》（GB14881—2013），代替《食品企业通用卫生规范》（GB14881—1994）。该规范规定了食品生产过程中原料采购、加工、包装、贮存和运输等环节的场所、设施、人员的基本要求和管理准则，包括 14 个方面：适用范围、术语和定义、选址及厂区环境、厂房和车间、设施与设备、卫生管理、食品原料（食品添加剂和食品相关产品）、生产过程的食品安全控制、检验、食品贮存和运输、产品召回、人员培训、管理制度、记录和文件。

该规范不适用食品生产加工小作坊，《食品安全法》授权由省、自治区、直辖市制定具体管理办法对小作坊进行管理。

（二）危害分析与关键控制点体系

1. 危害分析与关键控制点体系的发展 危害分析与关键控制点（Hazard Analysis and Critical Control Point，HACCP）体系是国际公认的科学高效的食品安全保证体系。该管理理念由美国在 20 世纪 60 年代提出，并首先应用于航天食品的安全质量控制，1993 年 CAC、欧盟推荐应用 HACCP 管理体系，受到世界各国认可。

在我国，1990 年北京亚运会食品卫生保障中引入 HACCP 管理理念，科技部、原卫生部、国家认证认可监督管理委员会先后开展研究项目、发布实施指南、制定认证管理规定，推进我国食品行业 HACCP 管理体系的应用和发展。2004 年原国家质量监督检验检疫总局、国家标准委发布《危害分析与关键控制点（HACCP）体系及其应用指南》（GB/T19538）。

HACCP 是以科学为基础，通过系统地确定具体危害及其控制措施，以保证食品安全的系统。该系统着眼于预防而不是依靠对最终产品的检验来保证食品的安全，是一个适用于各类食品企业的简便、易行、合理、有效的食品安全控制体系。

2．HACCP 管理体系的建立　建立一套完整的 HACCP 管理体系，一般需要 12 个步骤。

（1）组建 HACCP 工作组：工作组应由食品生产企业最高领导担任组长，由生产、质控、检验、维修等相关部门负责人组成，主要负责制定 HACCP 计划并组织实施。

（2）产品描述：包括产品的原料成分、水分、pH、杀菌（抑菌）方法、包装、储存条件、保质期限、销售方式等，以便于开展危害分析。

（3）确定预期用途：包括食用方法、食用人群，是直接食用还是加热后食用，食用人群是否包括儿童、老年人、免疫力低下的患者，是否为人数众多的集体用餐。

（4）制作加工流程图：包括从原料接受、加工、到成品储藏运输的所有环节，可以配文字说明。

（5）现场确认流程图：到加工现场对流程图进行确认，并修改完善。

（6）危害分析：危害是指食品中可能造成年人体健康损害的生物性、化学性、物理性污染物。列出与各环节有关的所有危害，进行危害分析，包括以下因素：①危害产生的可能性及其影响健康的严重性；②危害存在的定量或者定性评价；③相关微生物的存活或者繁殖；④食品中产生的毒素，化学或者物理因素的产生及其持续性；⑤导致上述因素的条件。

HACCP 小组应识别哪些危害必须消除或者降低至可以接受的水平，并对识别出的每个危害提出可应用的控制措施。

（7）确定关键控制点：某一环节存在危害，如果不加以控制或者降低到安全水平，则将影响到终产品的安全，从而危害人体健康，这一环节即为关键控制点，就是能将危害预防、消除或者降低到可接受水平的关键环节。确定关键控制点要考虑以下因素。

1）该环节是否有影响终产品安全的危害存在；

2）该环节是否有消除或者减小危害的控制措施；

3）该环节以后的环节是否有有效的控制措施。

（8）建立关键限值：是指采取控制措施时能够确保消除或降低危害的指标。可以理解为将危害控制到可接受水平的指标，达到这一指标即表明危害得到有效控制。每个关键控制点均应建立关键限值，关键限值采用的指标应能快速、方便地进行测量和观察，通常包括温度、时间、pH、Aw、感官指标等。

（9）建立监控程序：对关键控制点的关键限值进行有计划的测量或者观察，以掌握关键控制点是否在控制之中。监控方式必须能迅速得出测量结果，以便及时纠偏，在建立关键限值的指标时应考虑这一要求。

（10）建立纠偏措施：是指在监控发现偏离关键限值时应采取的措施，这些措施应事前设计好，保证关键控制点重新回到受控状态，受影响的产品得以合理处理。

（11）建立验证程序：利用包括随机抽样检验在内的各种方法检查 HACCP 计划是否有效运行，验证频率应足以证实 HACCP 有效运行。验证活动包括审核 HACCP 系统及其记录、审核偏差及相关产品的处理、确认关键控制点处于受控状态。

（12）建立记录保存档案：建立、运行 HACCP 的每个步骤的各种活动均应有记录，HACCP 程序应当文件化。

也有专家将建立 HACCP 归纳为 13 个步骤，第二步骤可以是制定前提方案。HACCP 不是孤立的体系，它要求企业有一个管理基础（如 ISO 9000 等），对食品安全有一个基本的控制水平（如达到 GMP 要求），还要求企业拥有和有效地实施一个卫生标准操作规范（Sanitation Standard Operating Procedure，SSOP），这样才能使 HACCP 体系有效地运行。即首先需要制定并实施一套基础程序来管理企业中的基本操作和卫生条件，这些程序被称为前提方案。

四、食品销售管理

依据《食品安全法》第二条规定，食品销售和餐饮服务统称食品经营。但《食品经营过程卫生规范》(GB31621—2014)、《食品安全国家标准　肉和肉制品经营卫生规范》(GB20799—2016) 均明确规定不适用网络食品交易、餐饮服务、现场制售，适用的其他食品经营活动主要指一般食品销售。

(一) 一般食品销售

一般食品销售过程要达到《食品经营过程卫生规范》的要求。该规范对食品采购、运输、验收、贮存、销售、追溯与召回、卫生管理、培训、管理制度和人员、记录和文件管理等10个方面做出详细规定，是《食品安全法》食品销售相关条款的具体化；它是食品销售必须遵循的行为规范，也是食品安全监督管理部门的执法依据。

肉与肉制品具有较高食品安全风险，销售过程有一些特殊要求，2016年原国家卫生计划生育委员会、原国家食品药品监督管理总局发布《食品安全国家标准　肉和肉制品经营卫生规范》，规定了肉与肉制品采购、运输、验收、贮存、销售过程的食品安全要求。

(二) 网络食品交易

网络食品交易是一种食品销售新业态，发展迅猛，存在食品安全问题也不少，是需要加强监管的环节。《食品安全法》及《网络食品安全违法行为查处办法》《网络餐饮服务食品安全监督管理办法》均对网络食品交易提出了明确规定。

1．交易平台备案　网络食品交易第三方平台提供者、通过自建网站交易的食品生产经营者应当在通信主管部门批准后向所在地食品安全监督管理部门备案，相关备案信息向社会公开。

2．审查登记　网络食品交易第三方平台提供者应当对入网食品生产经营者食品生产经营许可证、入网食品添加剂生产企业生产许可证进行审查登记，如实记录。对入网食用农产品生产经营者营业执照、入网食品添加剂经营者营业执照以及入网交易食用农产品的个人的身份证号码、住址、联系方式等信息进行审查登记，如实记录。

3．制止违法行为　网络食品交易第三方平台提供者应当对平台上的食品经营行为及信息进行检查，发现存在食品安全违法行为的，应当及时制止，并向所在地县级食品安全监督管理部门报告。发现入网食品生产经营者有严重违法行为的，应当停止向其提供网络交易平台服务

4．真实公示信息　通过第三方平台进行交易的食品生产经营者应当在其经营活动主页面显著位置公示其食品生产经营许可证，通过自建网站交易的食品生产经营者应当在其网站首页显著位置公示营业执照、食品生产经营许可证。入网销售保健食品、特殊医学用途配方食品、婴幼儿配方乳粉的食品生产经营者，还应当公示产品注册证书或者备案凭证。各种信息应当真实，不得有扩大、虚假信息。

(三) 其他食品销售

1．集中交易市场开办者、柜台出租者和展销会举办者　审查入场食品经营者的许可证，未依法取得许可的食品经营者不能进入市场销售食品。告知入场食品经营者的责任，签订食品安全责任书，并对其经营现场进行检查。发现入场食品经营者有违反《食品安全法》的行为应当及时制止并立即报告所在地县级食品安全监督管理部门。

2．食用农产品批发市场　应当配备检验设备和检验人员，也可以委托有资质的食品检验机构进行检验，对进入批发市场销售的食用农产品抽样检验，发现不符合食品安全标准的，要

求销售者立即停止销售，并向所在地县级食品安全监督管理部门报告。配备的检验人员要具备相应的能力，保证检验结果准确可靠。

3．小食杂店、食品摊贩　《食品安全法》授权由省（自治区、直辖市）制定具体管理办法对小食杂店、食品摊贩进行管理，小食杂店、食品摊贩应遵守相关管理办法的规定。

五、餐饮服务管理

餐饮服务包括餐饮服务经营者和单位食堂等，特定餐饮服务提供者指学校（含托幼机构）食堂、养老机构食堂、医疗机构食堂、中央厨房、集体用餐配送单位、连锁餐饮企业等。

（一）餐饮服务特点

餐饮服务与食品生产、食品销售相比，在加工制作方法、消费方式等方面有其自身特点。

1．膳食品种繁多，制作工艺复杂　餐饮服务提供的产品均为直接入口食品，既有经过热加工的热菜，也有大量无需加热即可食用的凉菜，且人们越来越习惯吃生鲜食物。餐饮食品缺乏标准化制作程序，仍以手工操作为主，容易受到人为因素影响，微生物污染很难避免，给保证饮食安全带来难度。

2．原料多种多样，来源不易控制　所使用的原料包括畜肉、禽肉、水产、粮油、蔬菜等几乎所有食品原料品种，也包括熟肉制品、豆制品等直接入口食品。其来源多为送货上门，容易成为伪劣食品的销售场所。

3．进餐人员集中，即时加工、即时食用　每餐集中供应，就餐人数多，特别是单位食堂、集体用餐配送单位、重大活动供餐。餐饮食品无法做到检验合格后食用，通过检验保证食品安全几乎失效。

4．从业人员流动性大，难以管理　从业人员一般文化程度不高，经过简单培训就从事厨师或者服务员的工作，尚未养成良好的卫生习惯、安全意识。人员流动性大，给安全知识培训，人员管理带来一定难度。

5．食品安全事故易发，成为高风险性行业　餐饮食品加工制作和消费特点，导致餐饮服务业最易发生食物中毒和其他食源性疾病。特别是集体用餐配送单位，膳食加工完毕后，还要经过存放、运输等环节才能被食用，且食用人数多，一旦受到致病菌污染，极易造成食物中毒，且影响范围广。

（二）食品安全操作规范

国家市场监管总局公布修订后的《餐饮服务食品安全操作规范》（国家市场监督管理总局公告 2018 年第 12 号，简称《餐饮规范》），自 2018 年 10 月 1 日起施行。《餐饮规范》突出风险管理原则，就具体经营业态、具体加工环节、具体操作行为、具体食品品种、具体危害因素、具体风险大小进行了全面分析研判，提出了餐饮服务食品安全管理的具体措施，是餐饮服务提供者必须遵循的基本要求。

《餐饮规范》分主体和附件两部分。主体部分包括总则、术语和定义、通用要求、建筑场所与布局、设施设备、原料管理、加工制作、供餐用餐与配送、检验检测、清洗消毒、废弃物管理、有害生物防治、食品安全管理、人员要求、文件和记录、其他等 16 项内容。附件共有 13 个。《食品安全国家标准餐饮服务通用卫生规范》正在制定中。

（三）《餐饮规范》特别强调事项

根据流行病学资料显示的食源性疾病暴发原因，在实施《餐饮规范》时，以下事项应当予以特别强调。

1．原料控制 选择的供货者应具有相关合法资质。特定餐饮服务提供者应建立供货者评价和退出机制，对供货者的食品安全状况等进行评价，将符合食品安全管理要求的列入供货者名录，及时更换不符合要求的供货者。鼓励建立固定的供货渠道，与固定供货者签订供货协议，明确各自的食品安全责任和义务。

2．从业人员健康管理 强调从业人员保持良好健康状况，应每天对从业人员上岗前的健康状况进行检查，患有发热、呕吐、腹泻、咽部炎症等病症及皮肤有伤口或感染的从业人员，应主动向管理人员报告，暂停从事接触直接入口食品的工作，待查明原因并将有碍食品安全的疾病治愈后方可重新上岗。

3．从业人员洗手消毒 从业人员在加工制作食品前应洗净手部，在加工制作过程中应保持手部清洁，在加工制作不同状态的食品前和清理环境卫生、接触化学物品或者不洁物品（落地的食品、餐厨废弃物、钱币、手机等）及咳嗽、打喷嚏、擤鼻涕后应重新洗净手部，并进行消毒。

4．严防交叉污染 不同类型的食品原料、不同存在形式的食品（原料、半成品、成品）分开存放，各类工具和容器应有明显的区分标识，可使用颜色、材料、形状、文字等方式进行区分，接触直接入口食品的餐用具应进行彻底清洗消毒，严防交叉污染。

5．控制温度时间 需要烧熟煮透的食品，加工制作时食品的中心温度应达到70℃以上。高危易腐食品冷却时，使食品的中心温度在2 h内从60℃降至21℃，再经2 h或更短时间降至8℃。在烹饪后至食用前需要较长时间（超过2 h）存放的高危易腐食品，应在高于60℃或低于8℃的条件下存放。在8 ~ 60℃条件下存放超过2 h，食用前应进行再加热，食品的中心温度应达到70℃以上。

集体用餐配送单位的食品配送在烧熟后2 h，食品的中心温度要保持在60℃以上（热藏）的，其食用时限为烧熟后4 h；烧熟后按照高危易腐食品冷却要求，将食品的中心温度降至8℃并冷藏保存的，其食用时限为烧熟后24 h。

6．严控亚硝酸盐 餐饮服务业不得采购、贮存、使用亚硝酸盐，亚硝酸盐包括亚硝酸钠、亚硝酸钾。

7．菜豆烧熟煮透 在食堂最易发生菜豆中毒，每次烹饪量不得过大，烹饪时使菜豆均匀受热，烧熟煮透。

六、食品进出口管理

随着食品国际贸易不断增长，食品进出口食品安全管理越来越重要。食品进出口不仅要遵守《食品安全法》及其实施条例，还要遵守《中华人民共和国进出口商品检验法》及其实施条例。

（一）检验合格入境

从国外进口到我国的食品、食品添加剂、食品相关产品，必须符合我国食品安全国家标准。进口的食品、食品添加剂应当经出入境检验检疫机构依照进出口商品检验相关法律、法规检验合格，检验不合格无法通关入境。

进口尚无食品安全国家标准的食品，由境外出口商、境外生产企业或者其委托的进口商向国务院卫生行政部门提交所执行的相关国家（地区）标准或者国际标准，经审查，认为符合食品安全要求，决定暂予适用，并及时制定相应的食品安全国家标准。出入境检验检疫部门可以依据暂予适用的标准进行检验。

（二）国外企业备案与注册

向我国境内出口食品的境外出口商或者代理商、进口食品的进口商必须向国家出入境检验检疫部门备案。向我国境内出口食品的境外食品生产企业必须经国家出入境检验检疫部门注册。

国家出入境检验检疫部门定期公布已经备案的境外出口商、代理商、进口商和已经注册的境外食品生产企业名单。

（三）中文标签要求

进口的预包装食品、食品添加剂应当有中文标签；依法应当有说明书的，还应当有中文说明书。标签、说明书应当符合《食品安全法》以及我国其他有关法律、行政法规的规定，符合食品安全国家标准《预包装食品标签通则》和《预包装食品营养标签通则》的要求，并载明食品的原产地以及境内代理商的名称、地址、联系方式。

预包装食品没有中文标签、中文说明书或者标签、说明书不符合规定的，不得进口。

（四）进口商建立进口和销售记录制度

进口商应当建立食品、食品添加剂进口和销售记录制度，如实记录食品、食品添加剂的名称、规格、数量、生产日期、生产或者进口批号、保质期、境外出口商和购货者名称、地址及联系方式、交货日期等内容，并保存相关凭证，以便于食品追溯和召回。

（五）进口商建立境外出口商、境外生产企业审核制度

审核内容包括以下几方面。

(1) 境外出口商、或者代理商是否向国家出入境检验检疫部门备案，境外食品生产企业是否经国家出入境检验检疫部门注册。

(2) 进口的食品、食品添加剂是否随附合格证明文件。

(3) 进口的食品、食品添加剂、食品相关产品是否符合我国食品安全国家标准。

(4) 进口的预包装食品、食品添加剂是否有符合我国食品安全国家标准要求的中文标签或者必要的中文说明书。

审核不合格的，不得进口。发现进口食品不符合我国食品安全国家标准或者有证据证明可能危害人体健康的，进口商应当立即停止进口，并依照《食品安全法》第六十三条的规定召回。

（六）出口食品要求

出口食品生产企业应当保证其出口食品符合进口国（地区）的标准或者合同要求。

出口食品生产企业和出口食品原料种植、养殖场应当向国家出入境检验检疫部门备案。

小　结

食品安全监督管理是保障食品安全的基本手段，本章介绍了目前我国食品安全监督管理的基本内容，包括：①从农田到餐桌的食品安全监管体制；②食品安全法律法规体系，即食品安全法律、法规、规章、行政规范性文件；③食品安全标准的概念、内容、分类、制定与实施；④食品安全监管部门实施的监管措施；⑤食品生产、食品销售、餐饮服务及食品进出口企业食品安全管理。希望能通过本章的阅读学习，对我国食品安全监督管理制度有所了解，为今后从事这方面工作打下一定基础。

思考题

1．简述目前政府各部门食品安全监管的分工。
2．简述食品安全监督管理“四个最严”是指什么。
3．简述食品安全监督管理部门的监管措施。
4．简述制定食品安全国家标准的依据。
5．简述一家食品生产企业可以从哪些方面开展食品安全管理。

拓展延伸

目前，我国距离基本实现食品安全领域国家治理体系和治理能力现代化还有较大差距。食品安全监督管理要更加突出风险管理、坚持改革创新、实现共治共享。强化食品安全风险监测与风险评估，通过风险评估，以公众健康的影响程度来科学安排监管资源；推进大数据、云计算、物联网、人工智能、区块链等技术在食品安全监管领域的应用，实施智慧监管；进一步完善食品安全监管体制机制，逐步形成生产经营者自觉履行主体责任、政府部门依法科学监管、公众积极参与社会监督的食品安全监管格局。

参考文献

1．孙长颢．营养与食品卫生学．8版．北京：人民卫生出版社，2017.
2．袁杰，徐景和.《中华人民共和国食品安全法》释义．北京：中国民主法治出版社，2015.
3．食品安全国家标准审评委员会秘书处．食品安全国家标准常见问题解答．北京：中国标准出版社，2016.

实习　食品生产企业食品安全管理

一、实习目的

通过实习，了解作为一名食品生产企业食品安全管理负责人，应当如何进行食品安全管理。

二、实习内容

（一）学习研究相关法律法规及标准

收集、学习、研究食品安全相关法律法规及标准。

1．法律法规：《食品安全法》《食品安全法实施条例》《食品生产许可办法》《食品生产许可审查通则》及食品类别对应的审查细则、《食品召回管理办法》等。

2．食品安全标准：食品生产通用、专项卫生规范，食品添加剂使用标准，预包装食品标签及营养标签通则，污染物、致病菌、真菌毒素限量标准等。

了解上述内容，根据本企业食品类别，掌握对应的食品安全要求和管理规定。

(二) 办理食品生产许可证

准备向食品安全监督管理部门递交的申请材料，包括以下几方面。

1. 食品生产许可申请书。

2. 食品生产设备布局图和食品生产工艺流程图。

3. 食品生产主要设备、设施清单。

4. 专职或者兼职的食品安全专业技术人员、食品安全管理人员信息和食品安全管理制度。

认真研究食品安全监督管理部门的食品生产许可管理规定，制作符合本企业实际情况的申请材料。

(三) 建立食品安全管理组织

根据食品类别和规模，组建负责食品安全管理的部门，可以是质量管理部门的一部分，确定该部门的职责与任务，确定是否建立食品检验室还是委托检验。确定专职食品安全管理人员，明确生产部门的兼职食品安全管理人员。建立并不断完善覆盖相关各部门的食品安全管理网络。

(四) 建立并实施食品安全管理制度

食品安全管理制度包括：①供应商及原料采购验收制度；②人员培训管理管理制度；③人员健康管理制度；④检验合格出厂制度；⑤食品投诉处理制度；⑥食品追溯召回制度；⑦食品安全检查及奖惩制度；⑧食品安全事故处置方案。

制定管理制度一定要结合本企业实际情况，能够操作，并落地执行。结合执行中遇到的问题，可以及时修改，逐步完善。各项制度绝不是为取得许可证而定、为应对食品安全监督管理部门的检查而定。

(五) 采用先进管理体系

卫生规范类食品安全国家标准必须严格执行，在此基础上可以自行建立 HACCP 管理体系，也可以引入认证机构的服务，获得 GMP、HACCP 认证。

上述五个方面的内容是相互联系的，可以按照统筹协调、突出重点的原则，全面推进食品生产企业食品安全管理工作并持续改进。

三、注意事项

(一) 食品类别确定

正确确定本企业生产的食品归属哪个食品类别，是正确使用食品安全标准的前提。特别是一些新品种，当不能确认食品类别时，应当及时咨询行业协会或者政府部门。确定食品类别后，要确定适用的食品安全国家标准，制定实施国家标准的企业标准，确定检验合格出厂的检验项目。

(二) 特殊食品

特殊食品包括保健食品、特殊医学用途配方食品和婴幼儿配方食品。如果生产这些特殊食品，还需要按照规定经国务院食品安全监督管理部门注册或者到省级食品安全监督管理部门备案。如果生产的是新食品原料，该食品原料应取得国务院卫生行政部门许可。是否属于新食品原料，生产企业应首先依据相关资料做出判断，不能做出判断的应向行业协会或者政府部门咨询，或者申请国务院卫生行政部门许可。

（三）食品标签制作

食品标签直接面对消费者，是最方便接受社会监督的内容。食品生产企业必须严格按照《预包装食品标签通则》和《预包装食品营养标签通则》制作食品标签，不得有扩大宣传的内容，更不能有虚假内容。

（郭子侠）

中英文专业词汇索引

W

X

Y

Z